主 编
史建刚 袁 文

脊柱外科手术
解剖图解

上海科学技术出版社

图书在版编目（CIP）数据

脊柱外科手术解剖图解 / 史建刚，袁文主编．—上海：上海科学技术出版社，2015.1

ISBN 978-7-5478-2456-6

Ⅰ.①脊…　Ⅱ.①史…　②袁…　Ⅲ.①脊柱损伤－外科手术－人体解剖－图解　Ⅳ.①R681.5-64

中国版本图书馆 CIP 数据核字（2014）第 264547 号

脊柱外科手术解剖图解

主　编　史建刚　袁　文

上海世纪出版股份有限公司
上 海 科 学 技 术 出 版 社　出版

（上海钦州南路 71 号　邮政编码 200235）

上海世纪出版股份有限公司发行中心发行

200001　上海福建中路 193 号　www.ewen.co

浙江新华印刷技术有限公司印刷

开本 889×1194　1/16　印张 23.75　插页 4

字数 600 千字

2015 年 1 月第 1 版　2015 年 1 月第 1 次印刷

ISBN 978-7-5478-2456-6/R·831

定价：248.00 元

内容提要

脊柱的结构非常复杂，因此脊柱外科手术存在难度大、风险高的特点，对脊柱外科临床医生的要求较高。近年来，虽然脊柱外科手术技术快速发展，但也出现了大量并发症，主要原因是术者对手术关键技术相关的解剖知识掌握不够。本书编者创新性地采用人体尸体标本还原复杂的手术过程，通过大量清晰的图片对手术整个过程进行展示，对手术入路及手术的每个步骤配有简练的文字说明，描述该步骤的关键技术及解剖学要点、易出现的并发症和解决方法等，使读者能清晰、准确、全面地掌握脊柱手术的关键技术。

本书不仅可以帮助脊柱外科的年轻医师熟悉脊柱手术相关的解剖学内容，为提高手术技术打下坚定基础，也可为脊柱外科高年资医师提供技术指导，并为解剖学研究者提供新的研究方向。

编者名单

主　　编　史建刚　袁　文

主　　审　贾连顺　钟世镇

副 主 编　孙璟川　徐　涛　郭晓丹

主编助理　陈可夫　刘　洋　王　元

编　　委　（按姓氏拼音排序）

John Hsiang　美国西雅图Swedish Neuroscience Institute教授、主任医师

陈德玉　上海长征医院骨科医院脊柱外科教授、主任医师

陈华江　上海长征医院骨科医院脊柱外科副教授、副主任医师

陈雄生　上海长征医院骨科医院脊柱外科教授、主任医师

何海龙　上海长征医院骨科医院脊柱外科副教授、副主任医师

贺西京　西安交通大学第二附属医院骨科教授、主任医师

贾连顺　上海长征医院骨科医院脊柱外科教授、主任医师

卢旭华　上海长征医院骨科医院脊柱外科副教授、副主任医师

倪　斌　上海长征医院骨科医院脊柱外科教授、主任医师

沈建雄　北京协和医院骨科教授、主任医师

史国栋　上海长征医院骨科医院脊柱外科副教授、副主任医师

史建刚　上海长征医院骨科医院脊柱外科教授、主任医师

作中，坚持不懈地整理自己工作中获得的资料，并积累经验，相信我国脊柱外科在未来一定能够获得更快的发展。希望广大读者能喜欢这部专著。

上海长征医院骨科医院脊柱外科教授

2014年9月于上海

序 二

“请君莫奏前朝曲，听唱新翻杨柳枝”。随着脊柱外科手术技术的快速发展，介绍脊柱外科手术的大量专著应运而生。目前已出版的专著中，多以文字为主，图谱相对较少，而且多为手绘图谱；使用真实人体作为图谱内容的，实为凤毛麟角。

“独留巧思传千古”。史建刚和袁文教授主编的《脊柱外科手术技术解剖图解》承前启后，继往开来，标新立异，自成一格。按照“百闻不如一见”的原则，以固定标本和新鲜标本手术图片为主，将手术入路和手术技术过程通过图片进行描述。对每个步骤配有一段文字说明，描述该步骤的操作过程、易发并发症和解决方案，对读者清晰、准确、全面掌握手术关键技术有很大的帮助。

“物情无巨细，自适固其常”。全书有固定标本解剖图150余幅，新鲜标本手术图180余幅，术中黑白透视图100余幅，手绘示意图30余幅。固定标本解剖图在将解剖结构完整、清楚地暴露后，使用电脑技术后期加工，将神经、动脉、静脉分别涂以黄、红、蓝色，使解剖结构清晰易懂，可读性强。全书分为颈椎、胸椎、腰椎、骶椎四个主要组成部分，分别介绍脊柱外科常见的关键手术技术步骤和相关解剖知识。

“药灵丸不大，棋妙子无多”。本书凝聚了上海长征医院骨科医院脊柱外科众位专家多年来对脊柱疾患的治疗经验，也凝聚了第二军医大学解剖教研室多年来的脊柱解剖研究成果。

书稿主要由长征医院骨科医院老领导贾连顺教授审阅，是脊柱外科医师的绝好伴侣，欣为之序。

中国工程院院士
南方医科大学教授　钟世镇

2014年冬于广州

序 三

Spine surgery has gone through rapid developments in the past ten years. The advent of sophisticated spine instrumentation and technology is enamoring spine surgeons with new techniques, such as minimally invasive approach and lateral approach that could only be fathomed a decade ago. Spine surgery nowadays demands increasingly on surgical precision and good outcomes, it becomes more important than ever for spine surgeons to survey the anatomy of the surgical field in the finest details in order to achieve the greatest surgical results as well as faster recovery and return to function for the patients.

This book, ***Anatomy Atlas of Spine Surgery***, accentuates the anatomies that are in concert with the surgical techniques of spine surgeries performed from the base of the skull all the way down to the sacrum and the sacroiliac joint. The authors give very extensive descriptions and illustrations that basically cover all major spine surgeries with instrumentations using different operative approaches. The added value of this book is the many high-resolution pictures of operative dissection, cadaveric specimen, and intraoperative imaging that clearly illustrate the relevant anatomy of various spine surgical procedures. They allow spine surgeons to "reconstruct" a three-dimensional anatomical view in their mind when performing the surgery.

Spine surgeons in training will find the materials contained in this book instructional. This book is a must-have educational tool for spine surgery. To the established spine surgeons, this book will serve as a valuable reference, a jewel on their bookshelves and an asset to their career.

John Hsiang, MD, PhD
Seattle, Washington, USA

前 言

清代解剖学家和医学家王清任在编《医林改错》一书中如是说："著书不明脏腑，岂非痴人说梦；治病不明脏腑，何异盲子夜行。"可见解剖对于一名医生做好医疗工作的重要性，对脊柱外科医生也同样如此。随着对脊柱疾病认识的深入，脊柱疾病治疗方法也在与时俱进，包括治疗的手术理念、手术入路和手术技术。要完成这些改进并在临床上熟练运用，必须要有更为清晰的解剖知识，本书的撰写就是基于这一点。本书主编在完成大宗脊柱外科手术的基础上，总结了上海长征医院近30000例的颈椎手术，6000余例寰、枢椎手术和大宗胸、腰椎手术的诊治经验，针对临床中的疑难关键问题和易产生手术并发症的复杂解剖部位，通过各类标本，明确剖析并突显解剖特点。书中每一幅解剖图片都是由编者根据手术需要历时近两年制作完成的，能使脊柱外科医师更加熟悉脊柱和周围组织的结构，以便临床手术时"游刃有余"，减少或避免手术并发症。因此，本书将成为脊柱外科医师的好伴侣。

本书凝聚了上海长征医院骨科医院脊柱外科多年来对脊柱疾病的治疗经验，也凝聚了第二军医大学解剖教研室多年来对脊柱解剖基础研究的成果。尤其可贵的是，主编针对脊柱外科关键技术的疑难问题，通过对解剖难点进行解析，针对性地解释了目前脊柱外科手术中遇到的临床疑难问题。比如大家关注的颈椎前路减压范围问题，通过颈椎前路手术标本清晰而又"看得见"地诠释了颈椎前路手术的层次和最大减压范围。

本书的编写得到了中国医师协会、美国西雅图Swedish Neuroscience Institute、北京大学第三附属医院、中国人民解放军总医院（301医院）、北京积水潭医院、复旦大学附属华山医院、上海交通大学医学院附属瑞金医院、南方医科大学、第二军医大学等机构诸位专家的帮助，在此深表谢意。

第三章
胸椎外科手术解剖图解

第四章
腰椎外科手术解剖图解

第五章
骶椎脊柱外科手术解剖图解

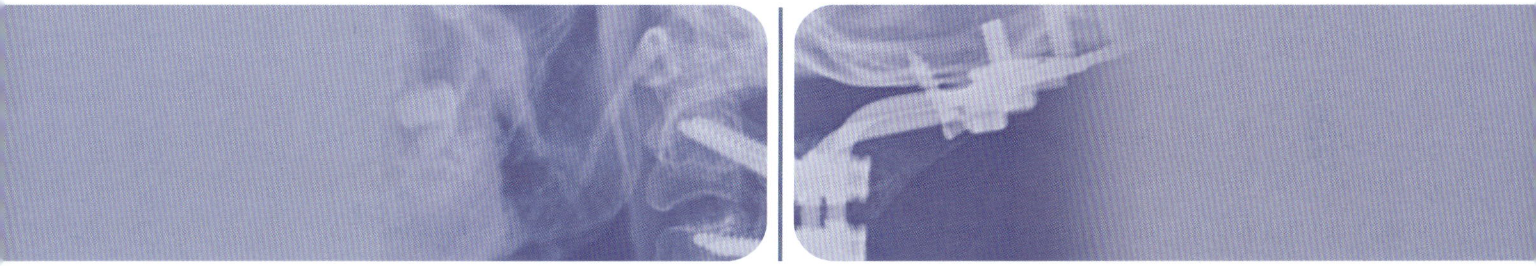

第一章

上颈椎外科手术解剖图解

第一节
经口咽前方寰、枢椎显露技术

[概述]

经口咽入路由Kanavel率先于1917年报道，为枕颈区前方提供了最直接的手术入路。该入路可以较好地显露寰、枢椎前方结构，常用于寰椎前弓切除，齿突基底部内陷、感染、肿瘤、慢性脱位时难复性齿突骨折的治疗，以及寰、枢椎前方的先天性畸形的处理。该术式受到下颌和口腔的限制，视野相对局限，显露范围一般为枕骨斜坡至C3上部，通过切开软腭和硬腭的方式还可向头端扩大显露。术前通过体检和开口位X线片评价下颌关节的活动度，如患者张口困难，则应考虑其他术式。此入路优势是前方无重要的血管和神经，最常见的并发症是感染和脑脊液漏。

[体位]

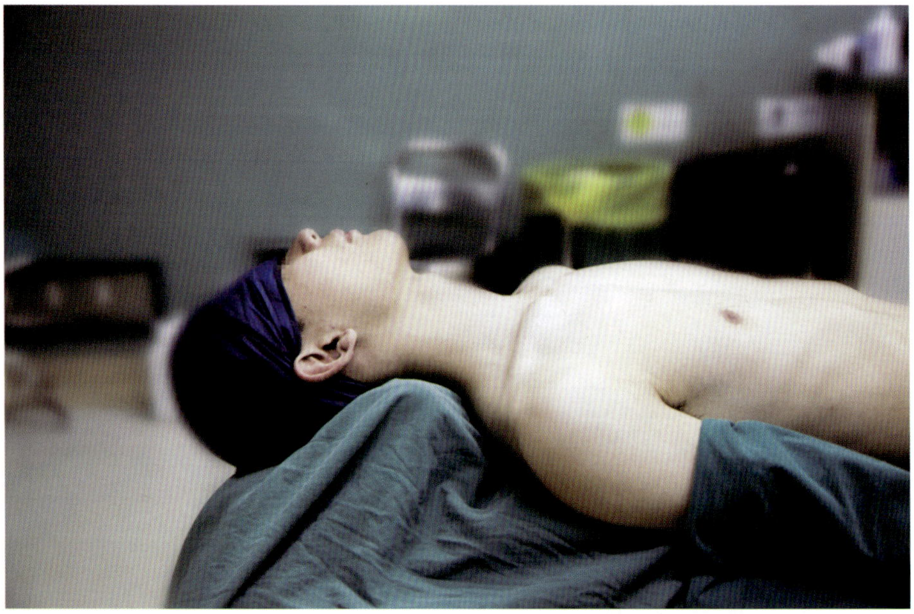

• 患者仰卧，胸部稍抬高，双肩部垫以软枕，颈下垫以颈枕，使颈椎轻度仰伸（图1-1-1）。

图 1-1-1
经口咽前方寰、枢椎显露体位

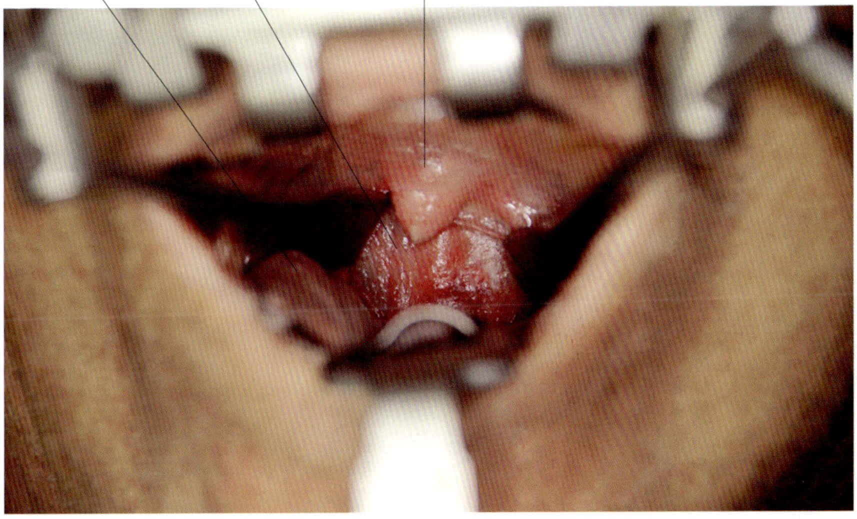

• 置入口咽拉钩和舌拉钩、上颚拉钩、软腭拉钩显露视野。经鼻气管插管和鼻胃管向扁桃体窝处拉开（图1-1-2）。

图 1-1-2
置入口咽自动拉钩，显露咽后壁

[显露]

• 为避免术后口咽水肿导致气道阻塞，应于口咽局部使用激素类气雾剂，同时应调整拉钩至合适位置，避免对软组织过度牵拉和挤压。

• 寰椎前结节处浸润注射肾上腺素和利多卡因，以减少术中出血并撑开咽后壁软组织（图1-1-3）。

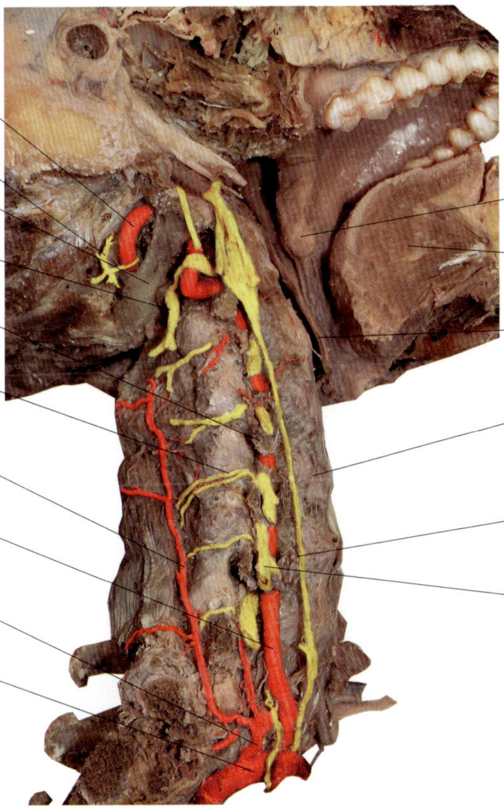

图 1-1-3
固有口腔侧方切面与咽后壁、上颈椎的解剖关系

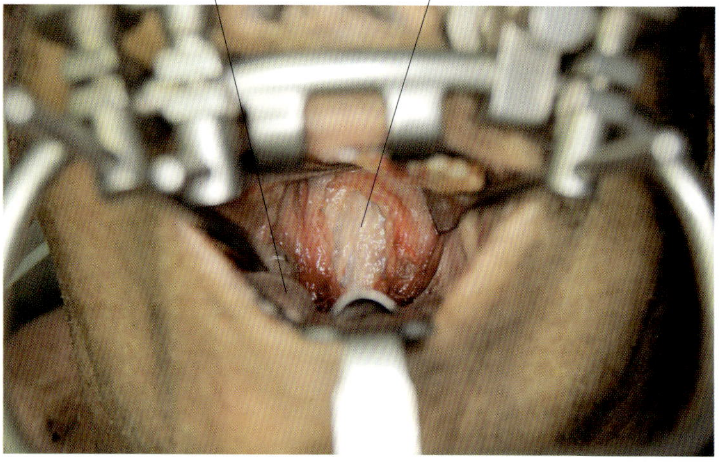

• 以寰椎前结节为中心，做3cm左右纵切口，可延伸到C2或C3水平。逐层切开黏膜、咽上缩肌层和咽底筋膜直达椎前筋膜，显露颈长肌、前纵韧带附着点（图1-1-4）。

• 当寰枢关节脱位时，寰椎前结节位置不在正中，除触摸寰椎前结节外，还可通过观察悬雍垂位置、X线透视等方式确定手术切口位置，以免切口偏斜导致显露不理想或损伤重要结构。

图 1-1-4
切开咽后壁，显露椎前筋膜

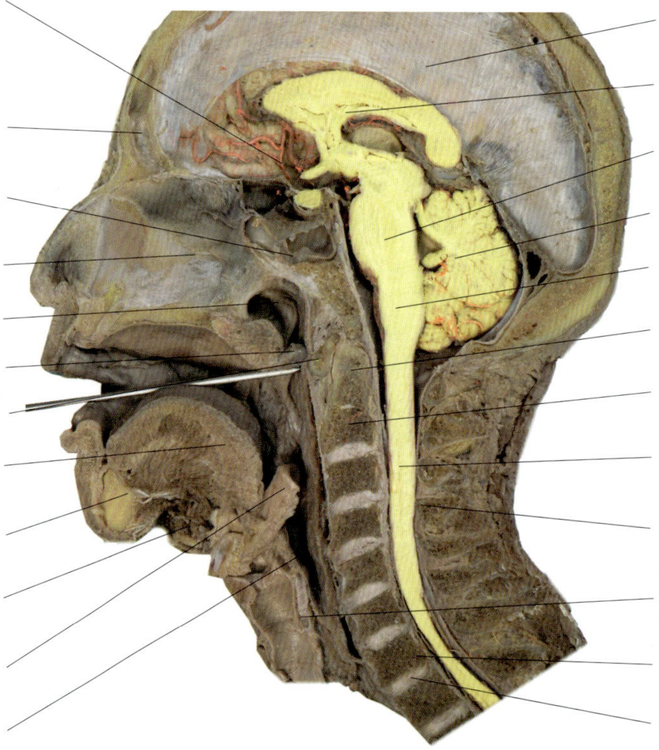

图 1-1-5 头颈部正中矢状切面图

• 咽上缩肌：咽上缩肌是一肌性方形板状结构，比咽中缩肌和咽下缩肌薄。它前端附着于翼钩、翼突下颌缝后缘，以及下颌骨的下颌舌骨肌线后端，少量纤维附着于舌根侧缘。其纤维向后弯曲，止于附着在枕骨基底部咽结节上面的咽缝。咽上缩肌上缘与颅底之间被一新月形间隔分开，此间隔由腭帆提肌、咽鼓管和咽颅底筋膜向上突出部分组成。其下缘与咽中缩肌之间有茎突咽肌和舌咽神经。前方与颊肌之间由翼突下颌缝分开。后方隔咽后间隙与椎前肌和椎前筋膜相邻。外侧有咽升动脉、咽静脉丛、舌咽神经、舌神经、茎突舌肌、咽中缩肌、翼内肌、茎突咽肌和茎突舌骨韧带。内侧有腭咽肌、扁桃体囊和咽颅底筋膜。咽上缩肌受咽升动脉的咽支和面动脉的扁桃体支支配。副神经颅部主要控制咽上缩肌收缩以收缩咽的上部（图1-1-5）。

· 由中线行骨膜下剥离，将颈长肌和前纵韧带牵向两侧，显露寰椎前弓，继续向外侧显露可显露寰枢关节（图 1-1-6）。

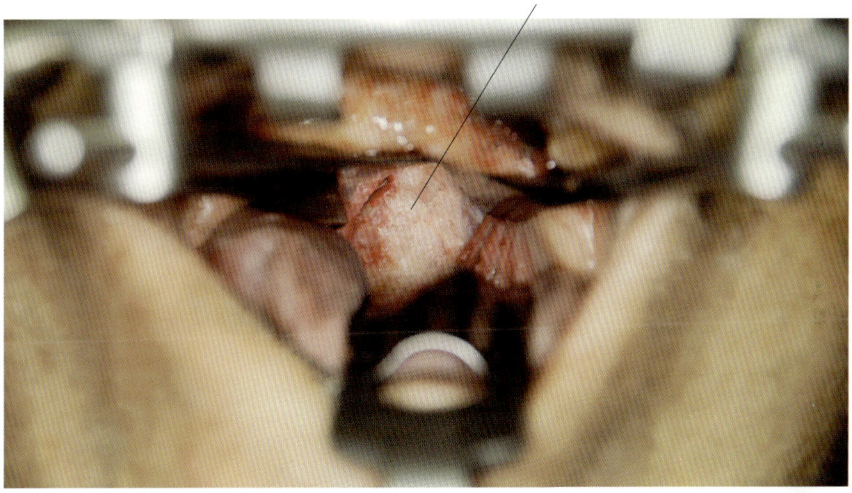

图 1-1-6
剥离颈长肌和前纵韧带，显露枢椎

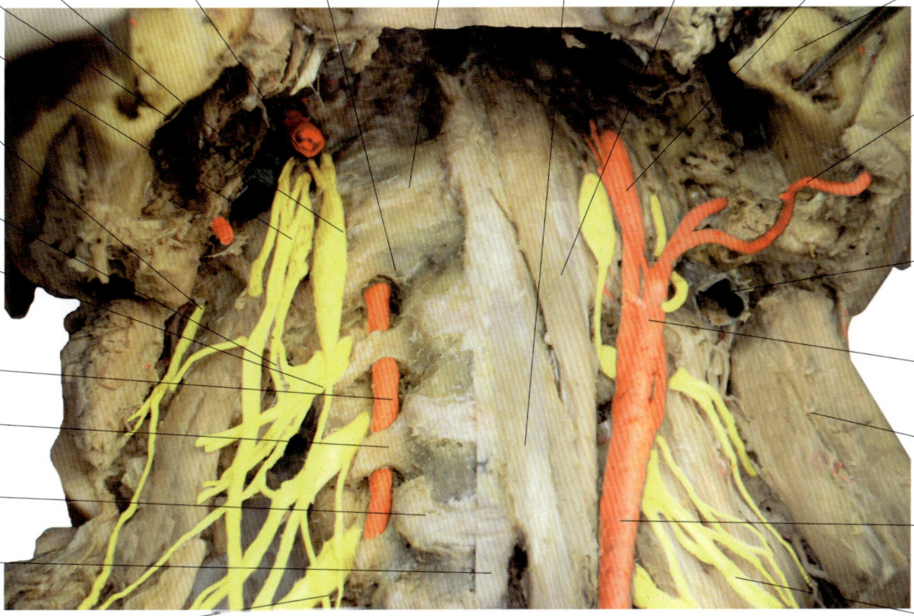

图 1-1-7 图示颈椎椎体前部神经血管及肌肉、韧带结构

▪ 寰椎两侧显露15mm以内，枢椎两侧显露10mm以内，以避免颈上神经节损伤，术前影像学检查明确动脉走行，以避免损伤椎动脉、颈内动脉。

▪ 为避免术后发生感染和促进伤口愈合，可用3-0可吸收缝线逐层缝合咽上缩肌和咽黏膜。

▪ 颈上神经节：颈上神经节是颈部三个交感神经节中最大的一个，与第2和第3颈椎相邻。其前方是颈内动脉和鞘，后方是头长肌。此神经节的下端通过节间支与颈中神经节相连。其节后分支加入颈内动脉神经，与颈内动脉伴行上升经颈动脉管进入颅内。颈上神经节的分支还有外侧支、内侧支和前支，它们提供面部和颈部的血管收缩神经和汗腺分泌的运动神经，扩张眶内和眼睑的平滑肌及瞳孔（图1-1-7）。

▪ 寰枕前膜：寰枕前膜是一个宽阔致密的纤维结构，连接枕骨大孔前缘和寰椎前弓上缘。外侧与寰枕关节囊相融合。

［小结］

• 咽后壁由浅至深可分为黏膜层、咽后间隙、椎前筋膜和椎前间隙。

• 头长肌和颈长肌位于椎前间隙的两侧，中线区域的血管稀疏。

• 寰椎和枢椎两侧的剥离的范围不能太大，均不能超过寰枢外侧关节前表面的外缘向后方转折处，因为寰椎和枢椎的椎动脉孔恰位于上述外缘的后外侧。

• 经口咽入路向两侧各可显露15~20mm，超过此范围可能会损伤咽鼓管开口、舌下神经以及椎动脉等。

• 门齿至前结节的垂直距离为74~91mm。

• 门齿至寰椎进钉点的垂直距离为86~94mm。

• 门齿至枢椎进钉点的垂直距离为85~93mm。

• 寰椎外侧关节内缘距中线距离为6.8~8.8mm。

• 寰椎外侧关节外缘距中线距离为20~25mm。

• 寰椎进钉点间距为28~35mm。

• 寰椎进钉点距寰椎外侧关节外缘距离为6.0~8.1mm。

• 寰椎进钉点连线和枢椎进钉点连线的垂直间距为16~21mm。

◇参◇考◇文◇献◇

［1］ Hsu W, Wolinsky JP, Gokaslan ZL, et al. Transoral approaches to the cervical spine［J］. Neurosurgery, 2010, 66（3）: A119-A125.

［2］ 艾福志，尹庆水，王智运，等. 经口咽前路寰、枢椎复位钢板内固定的外科解剖学研究［J］. 中华外科杂志，2004，42（21）: 1325-1329.

［3］ 林仲可，池永龙. 枕颈交界区前方手术入路的应用解剖研究进展［J］. 中国脊柱脊髓杂志, 2011, 21（9）: 784-787.

［4］ Youssef AS, Guiot B, Black K, et al. Modifications of the transoral approach to the craniovertebral junction: anatomic study and clinical correlations［J］. Neurosurgery, 2008, 62（3）: 145-155.

［5］ Balasingam V, Anderson GJ, Gross ND, et al. Anatomical analysis of transoral surgical approaches to the clivus［J］. Journal of neurosurgery, 2006, 105（2）: 301-308.

第二节
正中切开下颌骨与舌显露前方寰、枢椎技术

[概述]

经口腔入路对下颈椎显露范围比较有限，而经下颌骨和舌切开途径可以获得从下部斜坡到中上颈椎椎体的广泛显露，自1961年Martin介绍了经中线下颌骨舌体劈开入路以来，越来越多的学者相继报道不同的扩大入路。1980年，Wood等报道了经口下颌骨劈开、舌体劈开扩大入路，同时行软腭切开、硬腭劈开的手术技术。1981年Delgado等报道了经口下颌骨劈开扩大入路切除斜坡及上颈椎区脊索瘤的病例。正中切开下颌骨与舌椎体前方显露技术适用于斜坡、颈枕部以及C5以上颈椎椎体和椎管内的病灶清除。该入路的优点是能同时显露上、下颈椎腹侧，直达病变区域，手术径路上重要血管、神经少，无需向两侧牵拉重要结构。但缺点是容易感染，手术创伤较大。经口咽劈开下颌骨入路主要适用于颈髓腹侧中线部的良恶性肿瘤、先天性和创伤后颅颈交界畸形等病变。

[体位及切口]

- 患者取仰卧位，头部维持牵引略后伸（图1-2-1）。
- 沿中央切口向下纵向切开下唇，绕过凸出的腭部转向下方，在下颌骨下方沿中线切开颈上部至舌骨前方表面皮肤和皮下组织（图1-2-1）。为避免术中颏神经及动脉损伤，骨膜下剥离软组织应控制在距中线2.5cm以内。

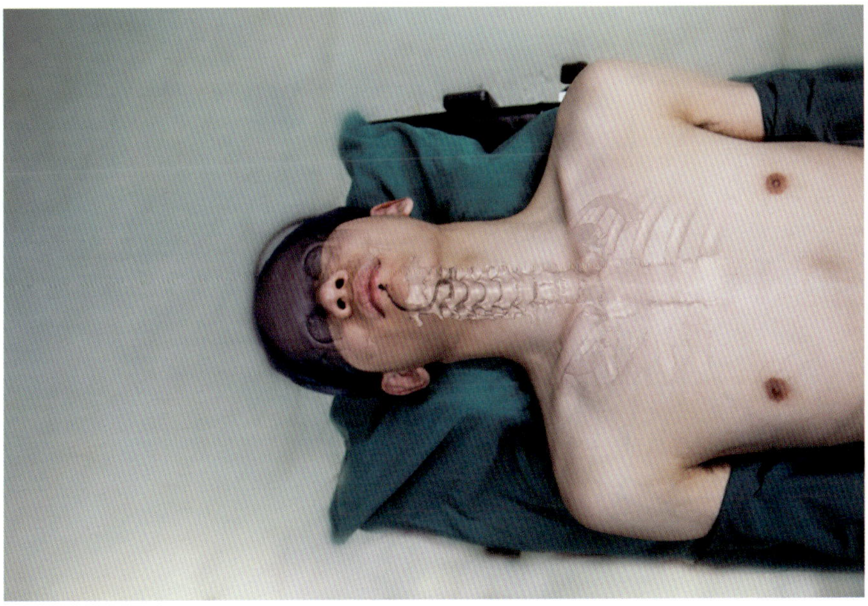

图 1-2-1
正中切开下颌骨与舌显露前方寰、枢椎入路体位

[显露]

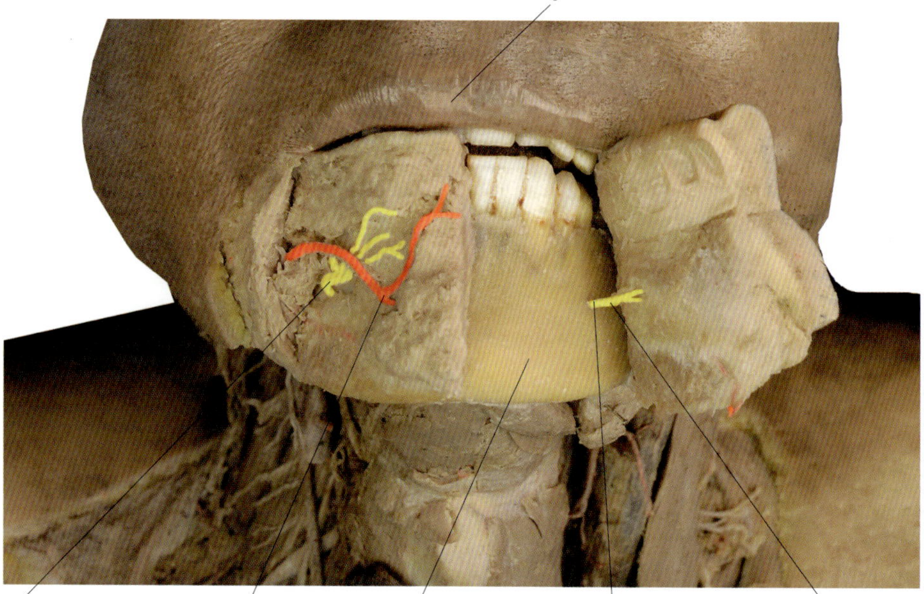

图 1-2-2 颏部重要血管及神经

- 颏孔：颏孔通常位于下颌第二前磨牙根下方，下颌体上、下缘连线的中点，距正中线约2.5cm处。此孔呈卵圆形，开口多向后、上、外方，孔内有颏神经、血管通过（图1-2-2）。
- 颏神经：颏神经是下牙槽神经的终末分支。穿过颏孔进入面部并转向后方，支配下唇皮肤。
- 颏动脉：颏动脉起源于上颌动脉第1段，是下牙槽动脉的终末支。它从颏孔穿出下颌管进入面部，供应颏区肌肉和皮肤。颏动脉与下唇动脉和颏下动脉相吻合。

[切下颌骨]

- 颏以上切开并分离唇黏膜、牙龈和骨膜，切开黏膜前辨别出下唇唇黏膜与皮肤的边界。
- 注射亚甲蓝，从而在闭合时能精确对齐唇黏膜和皮肤的边界，避免出现明显的黏膜阶梯。
- 在下颌骨体表面向两侧锐性分离，充分显露下颌骨体。
- 在下颌骨切开前，应在骨面预先钻孔，以保证手术完成后精确复位下颌骨，避免术后咬合障碍（图1-2-3）。
- 应在术中检查下颌是否脱臼，如出现下颌脱臼应及时复位。

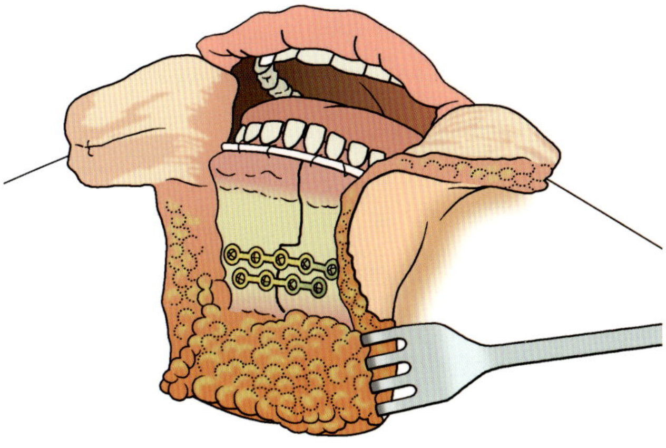

图 1-2-3
“Z”字劈开下颌骨，骨面预先钻孔

[椎体显露]

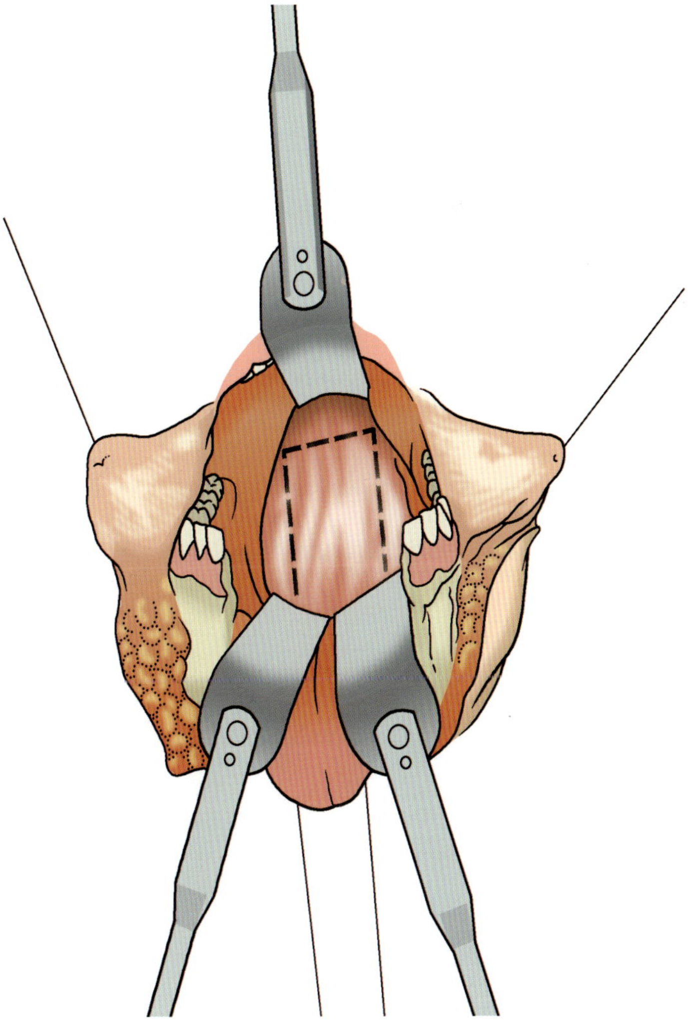

• 用电锯或线锯沿中线或“Z”字切开下颌骨，并向两侧牵开。

• 用挡板向下牵开舌体及舌骨，显露咽喉后壁（图1-2-4）。

• 必要时正中切开舌体。分别于舌尖两侧缝线并保留，边切开边缝扎止血。

• 向两侧牵开舌体和下颌骨，向下牵开舌骨，即可充分显露咽后壁的结构。

• 当切开口腔基底部黏膜时，注意保持切口正中，并小心防止损伤舌系带两侧的唾液腺导管。唾液腺导管损伤可能导致术后皮肤伤口处持续渗出清亮唾液，进食时明显增加。可采用直接加压包扎、瘘口封闭术、导管端-端吻合术、导管改道术治疗，必要时采取腮腺切除术。

图 1-2-4
挡板向下牵开舌体及舌骨，显露咽喉壁

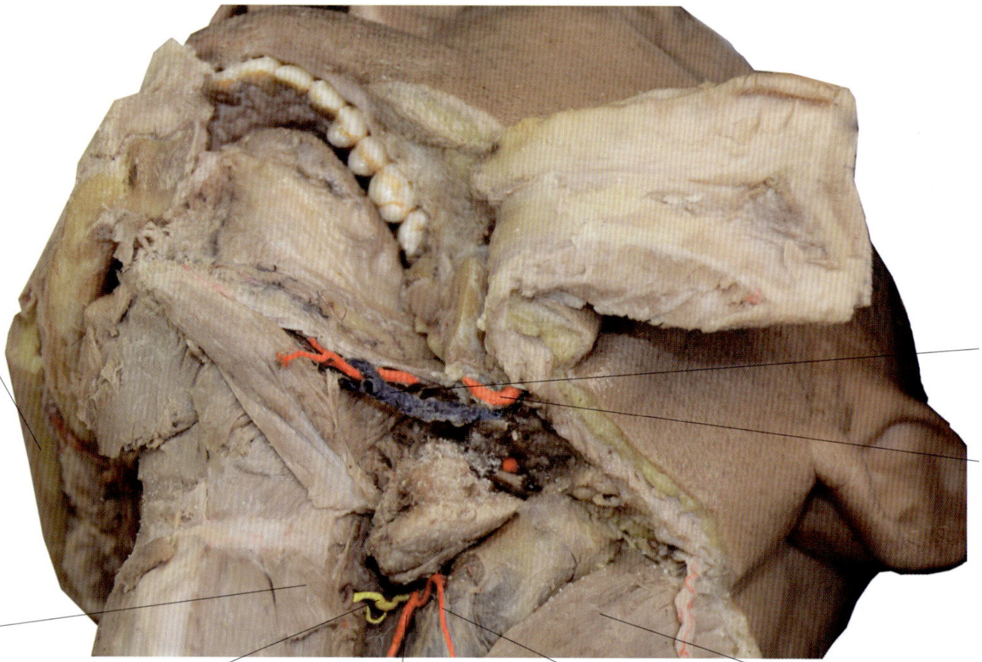

图 1-2-5 下颌骨下方颏下动静脉及二腹肌

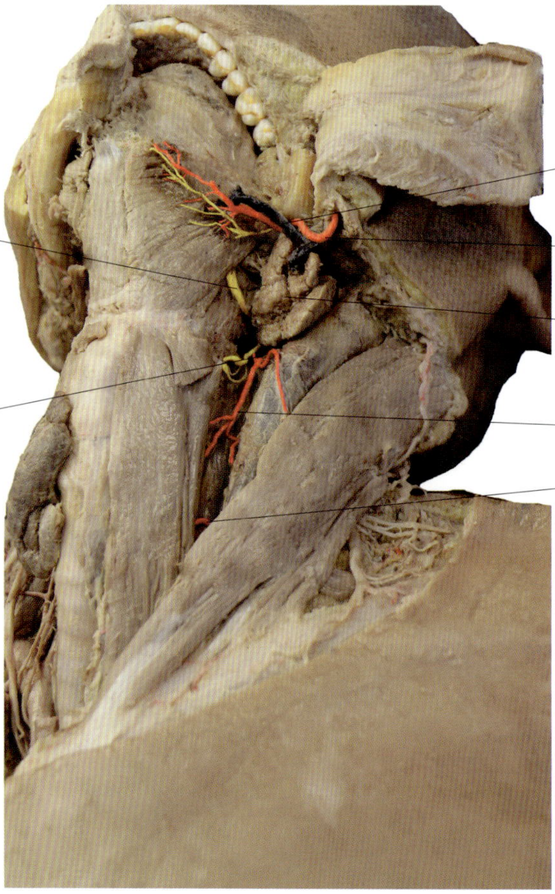

▪ 颏下动脉：是面动脉在颈部的最大分支，它起于面动脉的下颌下腺水平，在下颌骨下方沿下颌舌骨肌表面前行。颏下动脉供应附近的皮肤和肌肉（图 1-2-5、图 1-2-6）。

图 1-2-6
下颌骨下方重要血管神经

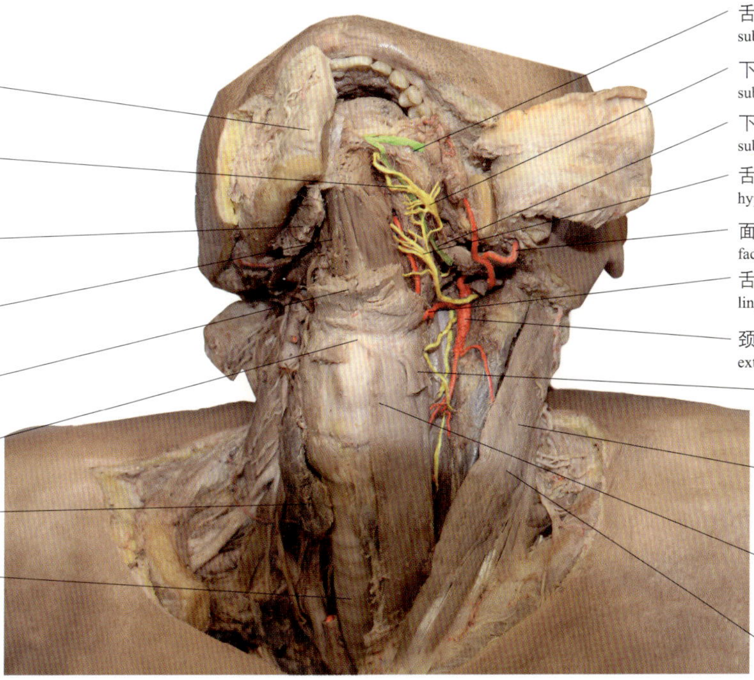

图 1-2-7 舌体下方重要神经、腺体及管道

▪ 下颌下腺导管：下颌下腺导管全长约5cm，管壁较腮腺管薄，由浅部内的许多小管汇合而成，自该部内侧面下颌舌骨肌后缘后方发出，穿过该腺体深部，先于下颌舌骨肌和舌骨舌肌之间向前上走行，继而走行于舌下腺和颏舌骨肌之间，开口于口底舌系带两侧的舌下阜顶端。下颌下腺管在途经舌骨舌肌表面时，行于舌神经和舌下神经之间，约至舌骨舌肌前缘，舌神经绕下颌下腺导管外侧，其终末支沿下颌下腺管的内侧上行（图1-2-7）。

▪ 舌下腺导管：舌下腺有8～20条排泄管。小的舌下腺导管在腺体后部分别开口于舌下襞的顶端。腺体前部小的分支有时形成一舌下腺大管，单独或与下颌下腺共同开口于舌下阜。

▪ 悬雍垂：悬雍垂为软腭下缘正中游离悬垂于口腔与咽之间的圆锥状突起（图1-2-8）。

▪ 会厌：会厌位于舌体和舌骨体的后方，是由弹性纤维软骨构成的叶状斜行向后上方的结构。会厌前下部借有弹性的舌骨会厌韧带连于舌骨上缘。其与甲状舌骨膜之间有脂肪组织相隔，构成会厌前间隙。吞咽时，舌骨向前上运动，会厌由于受舌底和会厌肌收缩压力的影响向后弯曲，遮盖喉口以避免食物进入气道。虽然会厌并非吞咽、呼吸或发音所必需的器官，但会厌损伤将导致以上功能受到影响（图1-2-8）。

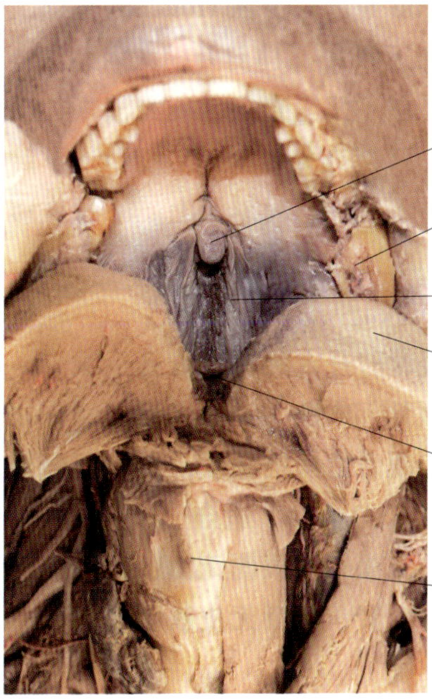

图 1-2-8
劈开舌体后见咽喉壁结构

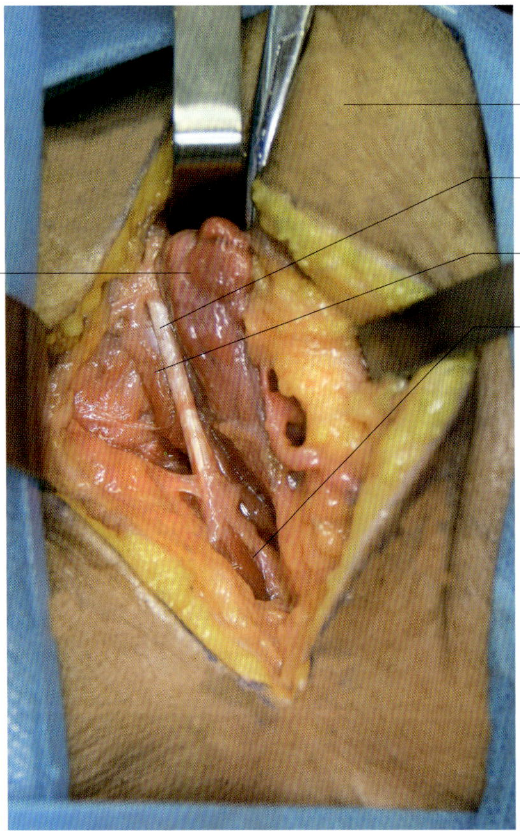

• 当分开浅筋膜和颈阔肌后，在颈静脉与下颌后静脉汇合处结扎或双极电凝下颌后静脉（图1-3-5）。

• 轻柔分离面神经的下颌缘支，面神经的下颌缘支的损伤可导致患者伤侧口角下垂（图1-3-6）。

图 1-3-5
分开浅筋膜和颈阔肌显露下颌下腺及二腹肌

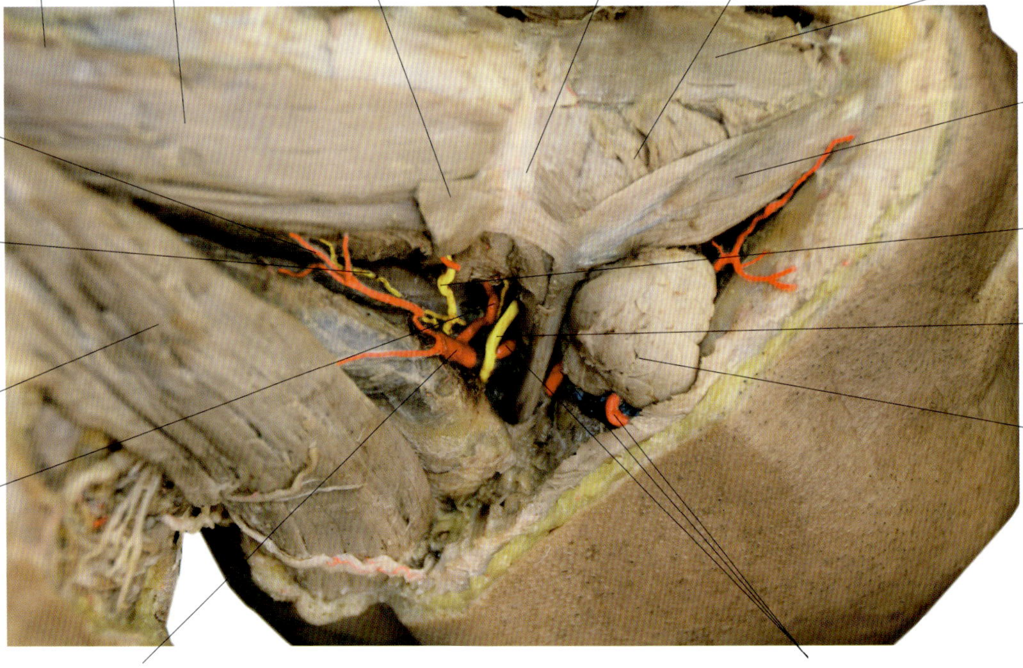

图 1-3-6 二腹肌三角相关解剖

▪ 二腹肌三角：上界为下颌骨下缘至乳突，后下界为二腹肌后腹和茎突舌骨肌，前下界为二腹肌前腹。该三角表面有皮肤、浅筋膜、颈阔肌和深筋膜覆盖，并包含有面神经和颈横神经的分支。三角的深面由下颌舌骨肌和舌骨舌肌构成。二腹肌三角前部有下颌下腺，并有颏下动静脉、面静脉位于其浅面，面动脉位于其深面。下颌舌骨肌动静脉和神经位于下颌舌骨肌表面，下颌下淋巴结和下颌下腺的位置关系不恒定。二腹肌三角后部有腮腺下部。颈外动脉经过茎突舌骨肌深面，并穿过该肌至其浅面上行，进入腮腺前位于其深面（图1-3-6）。

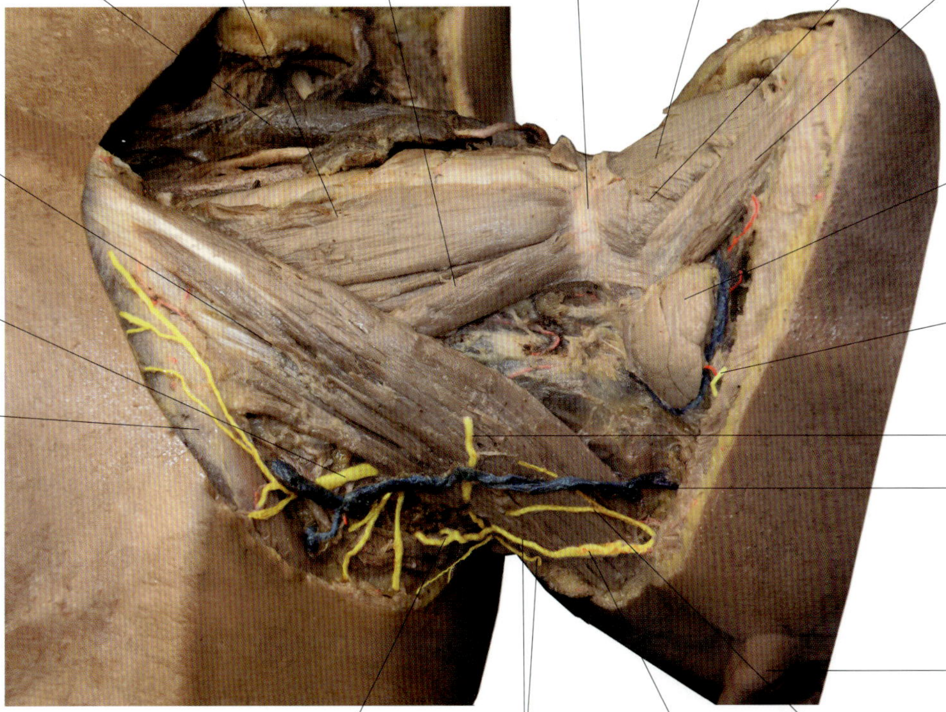

图 1-3-7 左侧颈部深层结构

▪ 面神经下颌缘支：面神经下颌缘支通常有两支，在颈阔肌下朝下颌角向前走行，初走行于下颌下三角上部浅面，后向上向前跨过下颌体，从降口角肌下方通过。分支支配笑肌及下唇的肌肉，并加入颏神经（图1-3-7）。神经下颌缘支位于下颌骨下缘占44%，平下颌骨下缘占51%，远离下颌骨下缘占5%。

▪ 面总静脉：面总静脉常与下颌后静脉伴行。面神经下颌缘支通常跨过下颌后静脉的前上方和面前静脉的前方（图1-3-7）。

▪ 枕小神经：枕小神经是颈丛的分支，自胸锁乳突肌后缘发出后上行，支配耳后上方的头皮（图1-3-7）。

▪ 面静脉：面静脉汇集了滑车上静脉和眶上静脉的血液，是面部的主要静脉。它斜向下走行于鼻旁，从颧大肌、笑肌、颈阔肌下通过，下行至咬肌时从其表面通过，横跨下颌体后在颈部汇入颈内静脉。

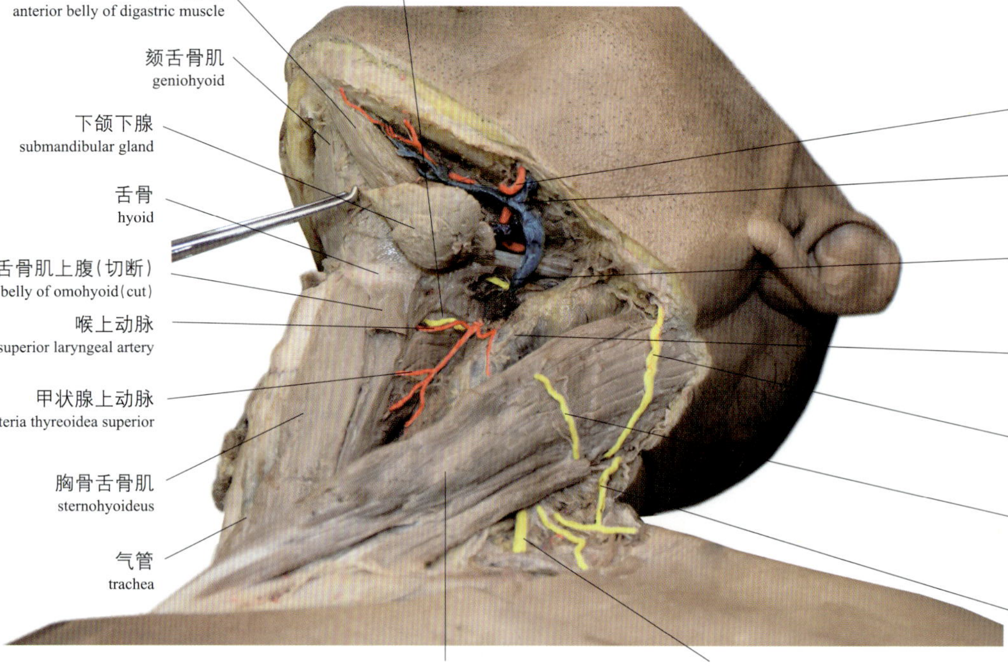

图 1-3-8 左侧颈部深层结构

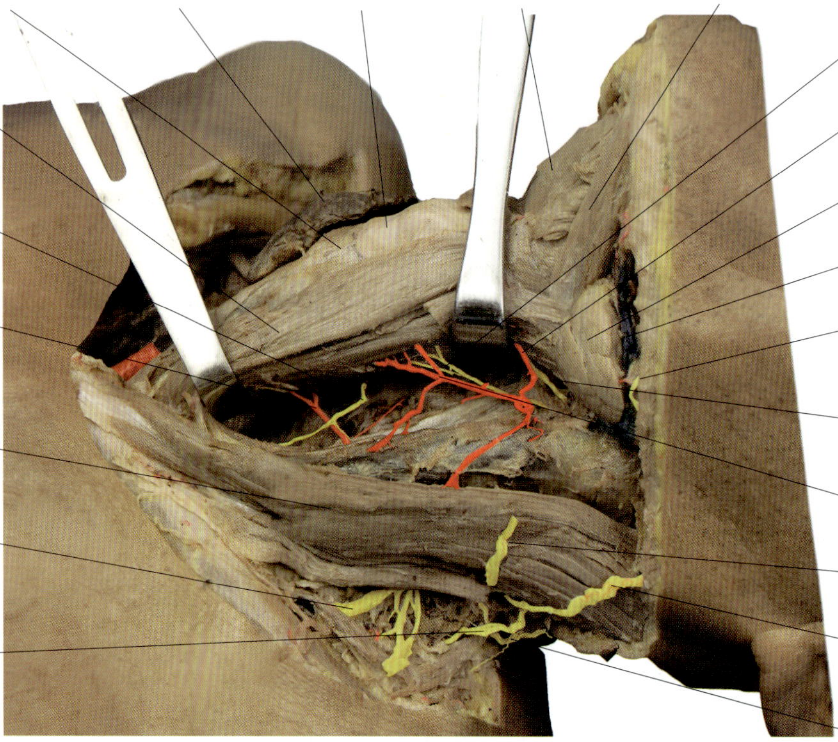

图 1-3-9 左侧颈部深层结构（牵开气管食管，显露椎前筋膜）

▪ 下颌下腺：下颌下腺形状不规则，大小如核桃，可分为较大的浅部和较小的深部，两部在下颌舌骨肌后缘相互延续。下颌下腺浅部位于二腹肌三角内，向前延伸至二腹肌前腹，向后至茎突下颌韧带，借此韧带与腮腺相隔。向上延伸至下颌体内侧，向下覆盖二腹肌中间腱和茎突舌骨肌的止点。该部分腺体分为下、外、内侧三个面，部分腺体被来自舌骨大角的颈深筋膜包绕，浅层附着在下颌骨下缘并覆盖腺体浅面，深层跨过下颌骨内面的下颌舌骨肌，覆盖腺体深面。下颌下腺深部向前延伸至舌下腺后端，位于下外侧的下颌舌骨肌和内测的舌骨舌肌、茎突舌骨肌之间。其上方有舌神经，下方有舌下神经和舌静脉。下颌下腺的血液主要由面动脉和舌动脉的分支供应（图1-3-8、图1-3-9）。

▪ 二腹肌：二腹肌有两个肌腹，它们借一圆形肌腱相连，该肌位于下颌骨下方，从乳突延伸至颏部。后腹较前腹长，起自颞骨乳突切迹，向前下方斜行。前腹附着于下颌骨下缘近中线处的二腹肌窝，向后下方倾斜与后腹汇于中间腱。中间腱系于纤维环，有时有滑液鞘包绕，穿过茎突舌骨肌，连于舌骨体和舌骨大角。二腹肌后腹由耳后动脉和枕动脉供血，前腹主要接受面动脉分支颏下动脉供血。前腹由下牙槽神经的下颌舌骨肌支配，后腹由面神经支配。二腹肌收缩可使下颌舌骨肌下降或上提舌骨，特别在吞咽和咀嚼时，后腹作用较强。二腹肌的浅面是颈阔肌、胸锁乳突肌、头夹肌、茎突舌骨肌、乳突、下颌后静脉、腮腺和下颌下腺。前腹内侧是下颌舌骨肌，后腹内侧是舌骨舌肌、头外直肌、寰椎横突、副神经、颈内静脉、枕动脉、舌下神经、颈内外动脉和舌动脉（图1-3-9）。

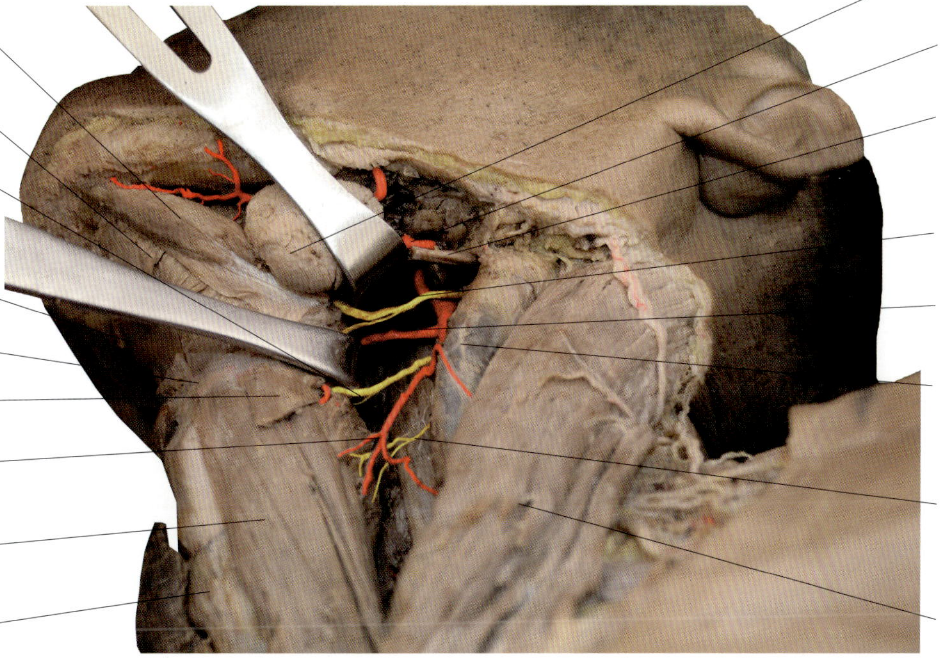

图 1-3-10
左侧颈部深层结构（牵开气管食管，显露椎前筋膜）

▪ 舌动脉：舌和口腔底的主要血供由舌动脉提供。舌动脉于正对舌骨大角末端处由颈外动脉前内侧发出，在甲状腺上动脉与面动脉发出点之间。舌动脉常与面动脉共干，较少与甲状腺上动脉共干。舌动脉发出后，先在内侧上升并向下弯曲向前，经过舌骨舌肌后缘内侧，继而在舌骨舌肌深面水平前行，然后在舌下蜿蜒向前达到舌尖（图1-3-10）。

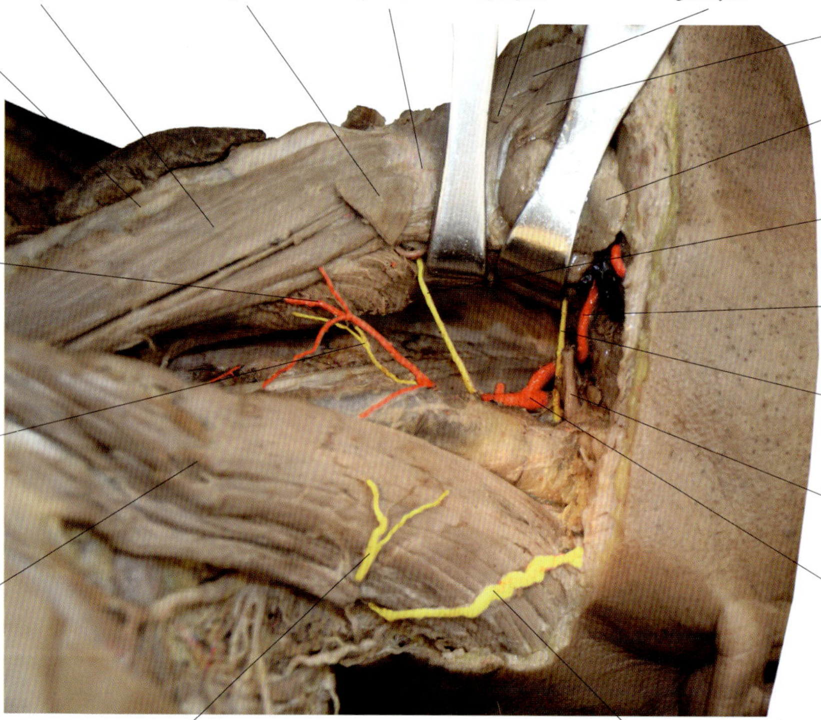

图 1-3-11 左侧颈部深层结构（切断舌动脉，牵开气管食管，显露椎前筋膜）

▪ 面动脉：面动脉在颈动脉三角内于舌动脉上方由颈外动脉前侧发出后，立即升至舌骨大角上方。颈部面动脉起始处位置较浅，其浅面有皮肤、颈阔肌及深筋膜，并常有舌下神经横过。面动脉向前上方走行于二腹肌和茎突舌骨肌深面。在咽中缩肌和茎突舌骨肌深面，在下颌支内侧弓形向上，埋于下颌下腺深面，继而转向下在下颌下腺与翼内肌之间降至下颌骨下缘，弯曲绕过下颌骨下缘，于咬肌前缘处进入面部。面动脉行程多弯曲，在颈部是适应咽的吞咽运动，在面部适应下颌骨、唇和颊的运动（图 1-3-11）。

▪ 舌下神经：舌下神经是支配除腭舌肌外所有舌肌的运动神经。从舌下神经管穿出后，舌下神经位于颈内动静脉内侧，向下外侧走行于颈内动脉及舌咽神经和迷走神经的后方，至颈内动脉与颈内静脉之间下行至下颌角平面。在二腹肌后腹下方变得很表浅，从外侧越过颈内、外动脉和舌动脉，在发出分支与颈神经降支结合形成颈襻前，发出分支支配肩胛舌骨肌上腹，其余神经纤维分布至甲状舌骨肌和颏舌骨肌（图 1-3-11）。

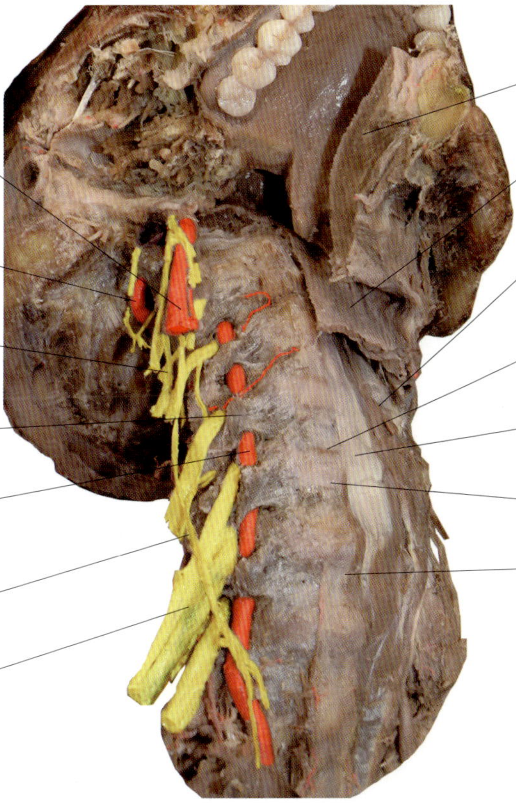

图 1-3-12
椎体前方及侧方各层结构

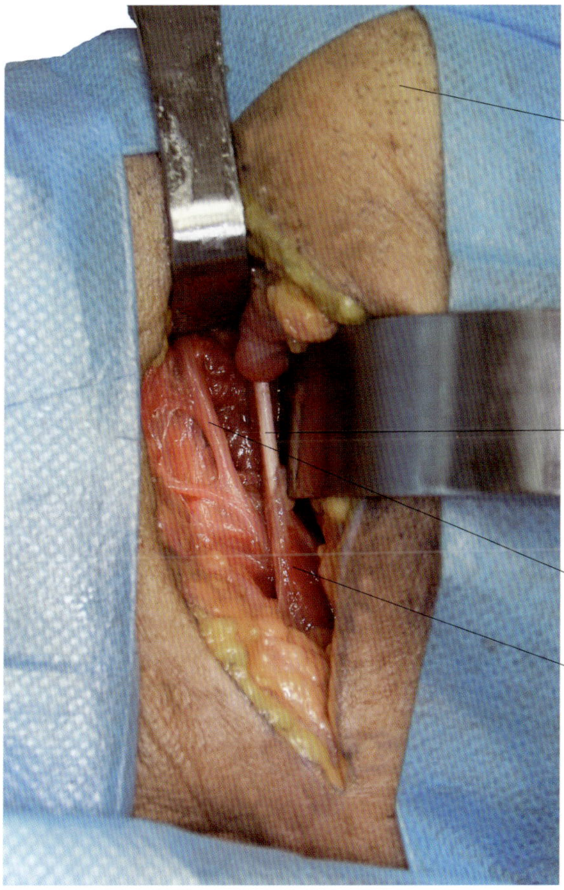

· 在下颌下腺下方找到固定走行于下颌下腺表面的面静脉并结扎。

· 然后向上游离下颌下腺，显露二腹肌与茎突舌骨肌交会点。

· 将二腹肌和茎突舌骨肌向下颌骨方向牵开，显露下一层筋膜（图1-3-12）。

· 舌下神经位于二腹肌腱的深层稍下处，与肌腱方向平行，小心游离舌下神经（图1-3-13）。

· 此入路中二腹肌后腹和茎突舌骨肌是所有操作集中的地方，应注意避免拉钩牵拉二腹肌后腹和茎突舌骨肌起点处，以避免面神经颅骨出口处损伤。

图 1-3-13
二腹肌和茎突舌骨肌向下颌骨方向牵开

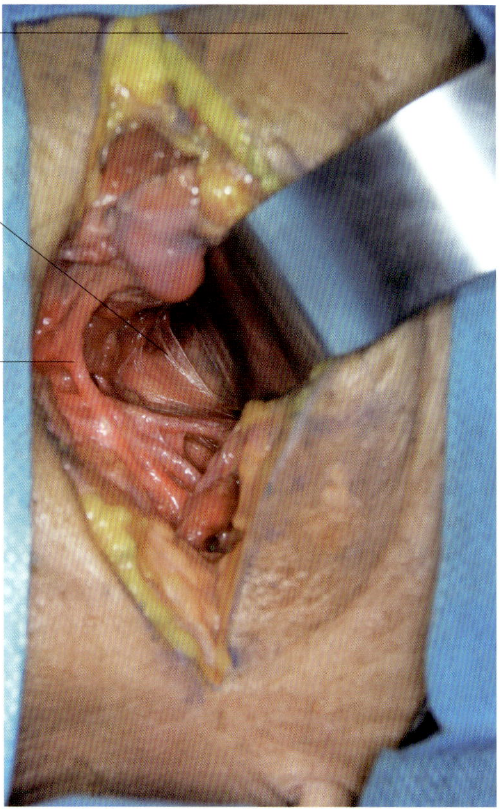

• 将舌下神经向下牵开，沿舌骨切开舌骨表面的筋膜，向外达颈动脉鞘。

• 将颈动脉鞘向外拉开，将咽后缩肌牵开，打开咽喉间隙，若进到咽后间隙内的脂肪垫则证明显露无误（图1-3-14）。

• 舌下神经在迷走神经和颈内动脉内侧、接近下颌角，由外向内走行于舌动脉和面动脉的前方，支配舌肌。

• 如有必要可结扎舌动脉和面动脉，由于它们可以保护舌下神经过度牵拉故应尽量保留。

• 术中发现食管损伤时，应立即反复冲洗和多层缝合，术后保留7天鼻胃管。

图 1-3-14
进入咽后间隙，显露椎前筋膜

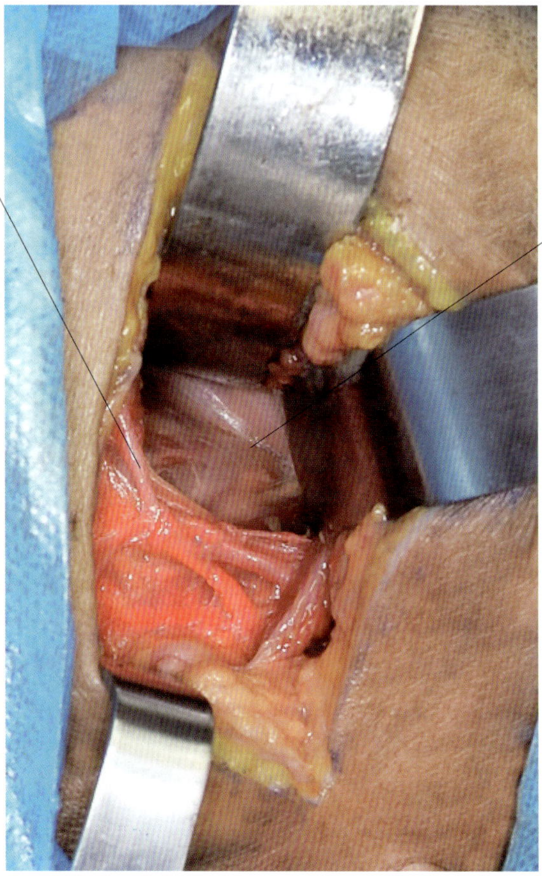

图 1-3-15
拉开咽后壁显露寰椎前方

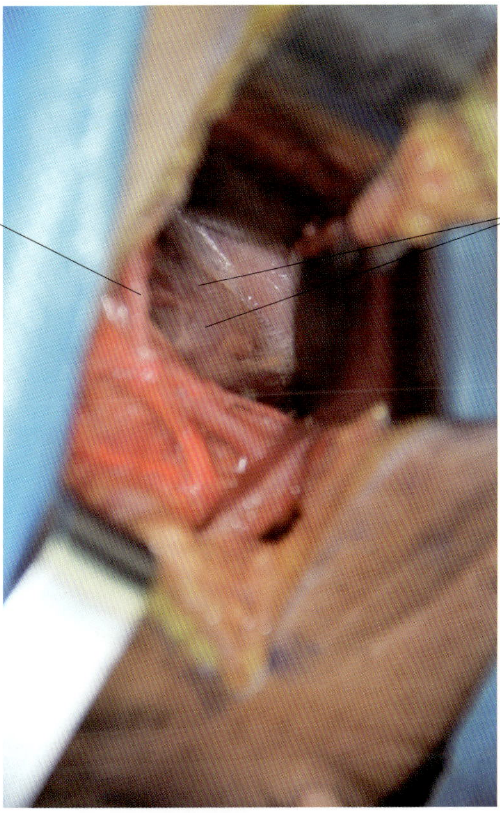

• 使用剥离器清理翼状筋膜及椎前筋膜。
• 可见颈长肌在中线位置纵行分叉并附着在寰椎前弓两侧（图1-3-15、图1-3-16）。

图 1-3-16
拉开咽后壁显露寰椎前方

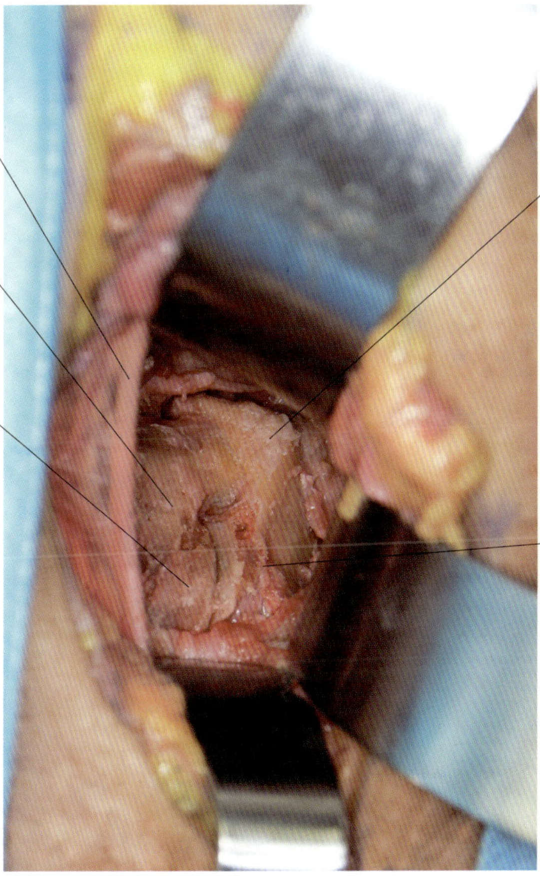

• 向两侧骨膜下剥离颈长肌，颈长肌深面的前纵韧带也应包括在其中。显露寰椎前部和C2椎体（图1-3-17）。
• 为避免侵犯前寰枕膜，切口应避免超过寰椎头侧缘。
• 骨膜下剥离应距寰椎中线不超过15mm，以避免椎动脉损伤。

图 1-3-17
骨膜下剥离颈长肌显露寰椎前部和C2椎体

[齿突切除]

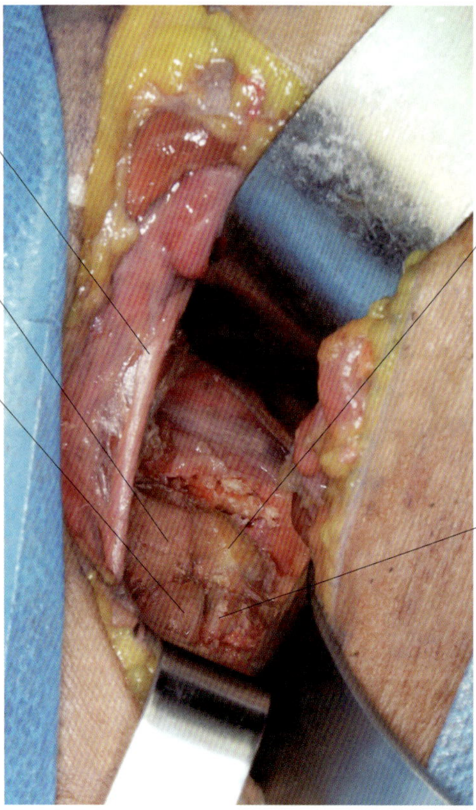

·咬骨钳咬除寰椎前结节，显露枢椎齿突（图1-3-18）。

·术中注意间断放松双侧压迫颈内动脉的拉钩，避免发生脑缺血。

图 1-3-18
咬骨钳咬除寰椎前结节，显露枢椎齿突

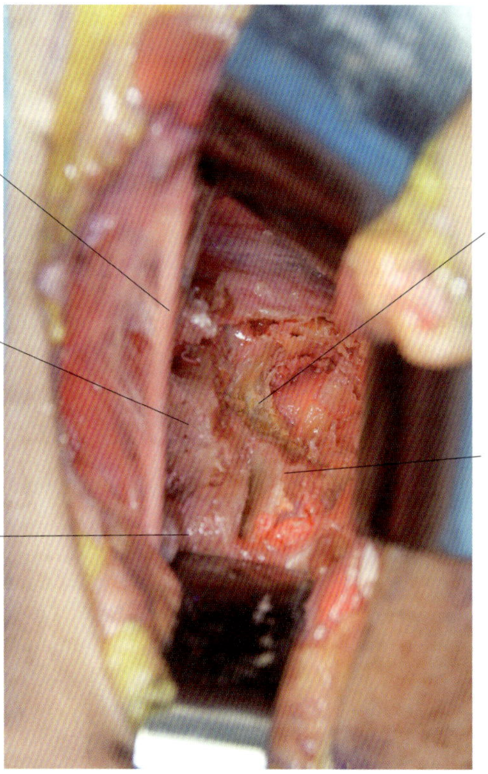

·用高速磨钻切除齿突，直至齿突与枢椎椎体交界处。切除大部骨质即到达十字韧带时，应选用金刚钻钻头削磨，显露十字韧带（图1-3-19）。

·使用锐利的刮匙去除齿突和椎体后缘的骨质，髓核钳咬除十字韧带，使覆膜向前膨隆。

·如果局部有瘢痕组织，应将其切除直至露出覆膜。

·切除覆膜直至见到硬膜的两侧边缘，可见硬膜有活跃的搏动，这说明减压已足够充分。

图 1-3-19
用高速磨钻切除齿突

• 咬除覆膜，可见搏动的硬脊膜（图 1-3-20）。

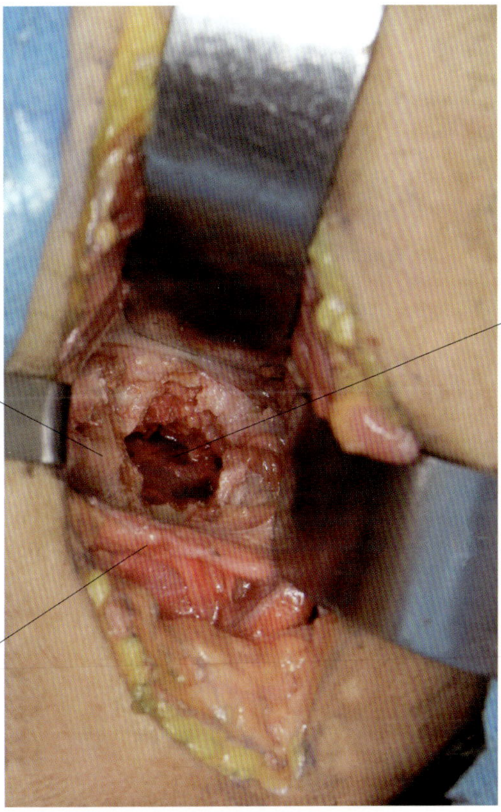

图 1-3-20
咬除覆膜，显露硬脊膜

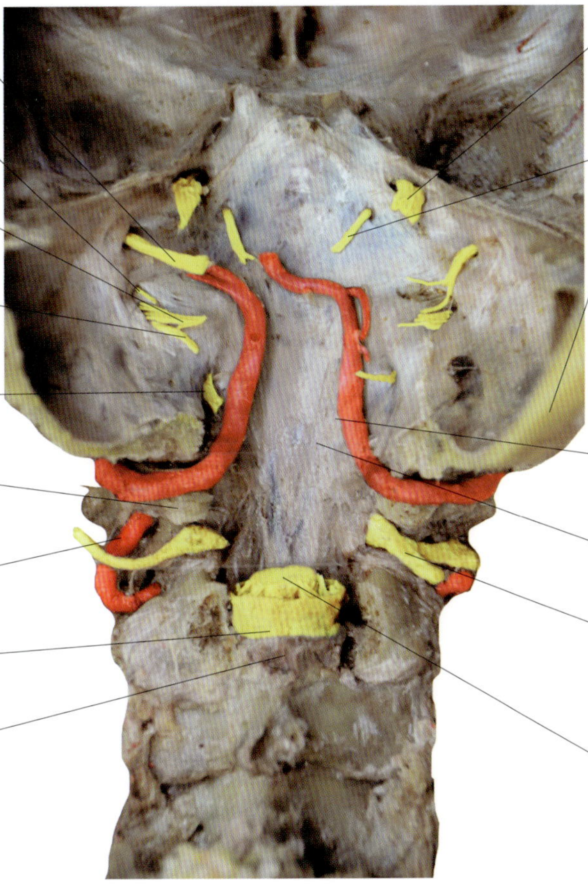

图 1-3-21
上颈椎椎管后壁结构

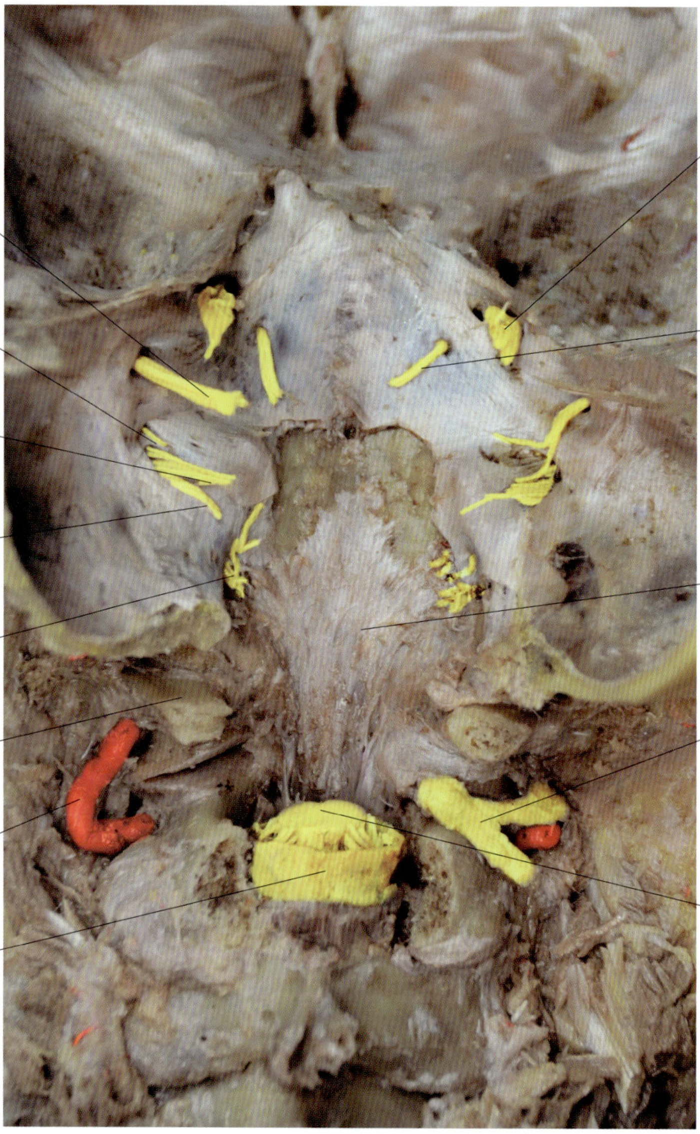

图 1-3-22 上颈椎椎管前壁结构（切开后纵韧带）

▪ 覆膜：覆膜相当于后纵韧带向上的延续部分，是一条宽而坚韧的韧带，它的浅深两层都附着于枢椎椎体的后面相连。浅层在枕骨大孔上方连于颅骨并与颅骨的硬膜相融合。深层由一条坚韧的中央带和两条侧带构成，中央带上行至枕骨大孔，两条侧带行至枕骨大孔后与寰枕关节囊相融合（图 1-3-21、图 1-3-22）。

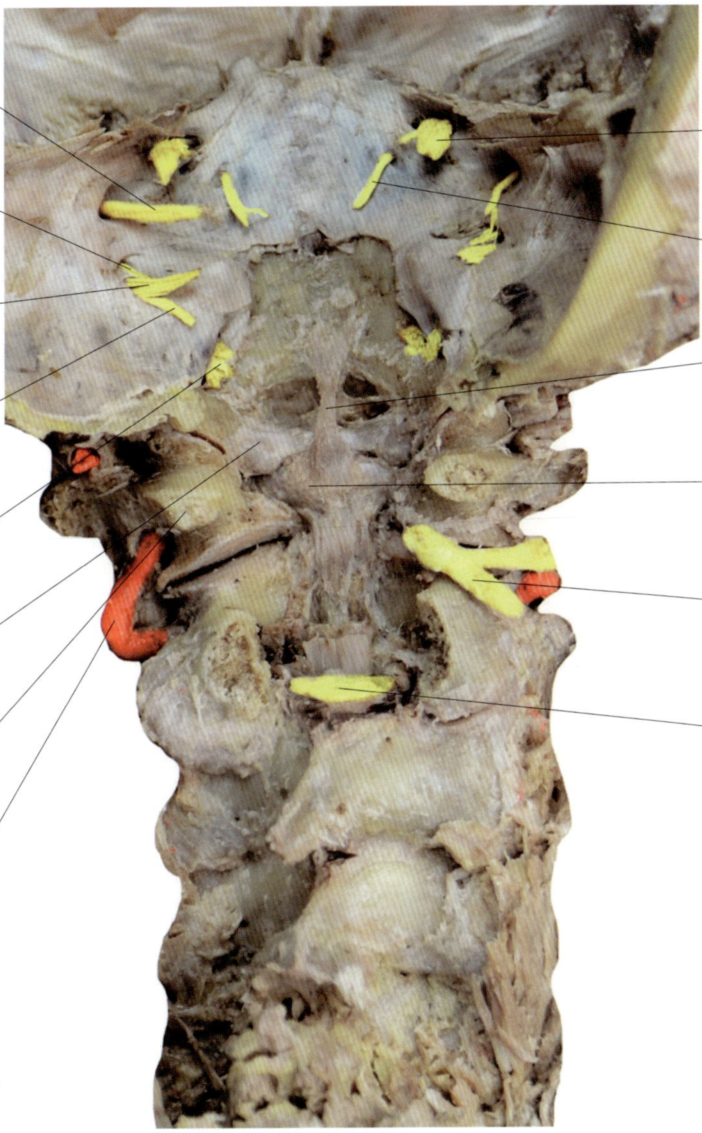

图 1-3-23 十字韧带

▪十字韧带：十字韧带由横韧带和纵韧带共同构成。横韧带宽而坚固，长约2cm，两侧起自寰椎侧块，呈弓形横跨齿突后部。横韧带上缘发出一条坚韧的中央纵带并在齿突尖韧带和覆膜之间上行至枕骨基底部，下部亦发出一条薄弱纵带止于枢椎后缘。横韧带将寰椎椎管分为前后两部分，前部分占1/3包含齿突，后部分占2/3包含脊髓和脊膜（图1-3-23）。

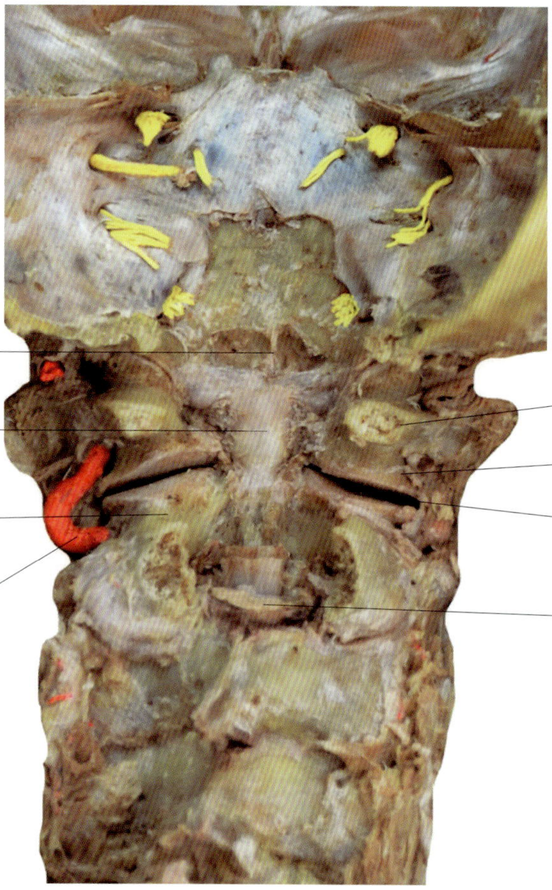

图 1-3-24 翼状韧带及齿突尖韧带

▪ 翼状韧带：翼状韧带是由齿突顶端后外侧面向后外侧走形至枕髁内侧粗糙面的后索，长约1cm。在大多数个体中还存在一条前下侧带，在横韧带之前穿入寰椎侧块。翼状韧带的主要功能是限制寰枢关节向对侧转动（图1-3-24）。

▪ 齿突尖韧带：齿突顶端韧带由齿突顶端呈扇形伸出，并在翼状韧带间伸入枕骨大孔前缘。在其前方的寰枕前膜和后方的十字韧带之间填充有脂肪组织垫（图1-3-24）。

[小结]

· 前方经咽后入路可以清晰显露颈椎C1-C3前方，进行直接有效的手术操作，创伤小，并发症少，是较为理想的显露途径。

· 术中采取头高脚低位可以减少静脉出血，口腔内保持无导管，避免下颌骨向下移位。

· 采用纤维支气管镜经鼻腔行气管插管全身麻醉，可防止颈部的过度活动并避免气管插管在口咽部压迫下颌骨，妨碍手术中的显露。

· 浅层分离时应保护面神经的下颌缘支。牵开下颌下腺，必要时可予切除。

· 切断二腹肌时应注意保护其深面或下缘的舌下神经及血管，紧靠舌骨体外侧切断二腹肌较为安全。

· 游离舌动脉、甲状腺上动脉和喉上动脉时，应注意伴行的舌下神经和喉上神经。

· 舌动脉平对C2或C3起于颈外动脉或舌面干，

于舌骨大角上方与舌下神经伴行，在舌动脉的起始部，动脉与神经伴行较远，且位置表浅，在近动脉起始处结扎，可避免损伤舌下神经。

· 手术中应尽量减少对颈动脉鞘的牵拉，防止因物理刺激使迷走神经或颈动脉窦兴奋所致的心血管反应。

· 术中如不慎切开咽部或食管，需在直视下插入经鼻胃管，确保胃管通过裂口处，随后用可吸收线分两层缝合。

· 鼻胃管留置7～10天，预防食管瘘形成，胃肠外给予广谱抗生素，必须覆盖口腔需氧和厌氧菌群。

· 舌下神经和舌咽神经术后可能发生神经失用，通常在3个月内恢复。

· 在前方经咽喉入路中面神经下颌缘支或喉上神经可能受到牵拉或撕裂，前者损伤可致口轮匝肌瘫痪而致同侧嘴角下垂，口角运动功能障碍。后者损伤致声门上感觉和高音功能丧失，出现呛咳、声音嘶哑。

· 为避免损伤椎动脉和颈脊髓，上颈椎病变切除时应控制手术的宽度和深度：寰椎不超过30mm，枢椎和第3颈椎不超过20mm，椎体切除的深度不超过10mm。

· 上颈椎椎前软组织最薄处只有5～7mm，所以术前需要尽量选用低切迹的内固定器材，以免造成术后咽部有异物感。

◇参◇考◇文◇献◇

［1］胡朝晖，李宁宁，孙宏志，等. 前方经咽后入路切口治疗上颈椎病变［J］. 中国现代手术学杂志，2010（5）：357-362.

［2］McAfee PC, BoHlman H H, Riley L H, et al. The anterior retropharyngeal approach to the upper part of the cervical spine［J］. The Journal of Bone & Joint Surgery, 1987，69（9）：1371-1383.

［3］Vender J R, Harrison S J, McDonnell D E. Fusion and instrumentation at C1-3 via the high anterior cervical approach［J］. Journal of Neurosurgery: Spine, 2000，92（1）：24-29.

［4］任先军，王卫东，张峡，等. 高位颈椎的前路手术治疗［J］. 脊柱外科杂志，2005，3（3）：145-147.

［5］孙俊，徐达传. 上部颈椎经颈前外侧手术入路的应用解剖［J］. 中国临床解剖学杂志，1998，16（1）：43-46.

［6］任先军，周跃. 经咽后入路行高位颈椎前路减压内固定术［J］. 骨与关节损伤杂志，2002, 17（2）：83-85.

［7］Leitner Y, Shabat S, Boriani L, et al. En bloc resection of a C4 chordoma: surgical technique［J］. European Spine Journal, 2007，16（12）：2238-2242.

［8］Chadha M, Agarwal A, Singh AP. Craniovertebral tuberculosis: a retrospective review of 13 cases managed conservatively［J］. Spine, 2007，32（15）：1629-1634.

［9］Govender S, Ramnarain A, Danaviah S. Cervical spine tuberculosis in children［J］. Clinical orthopaedics and related research, 2007，460：78-85.

［10］Özdemir HM, Us AK, Ögün T. The role of anterior spinal instrumentation and allograft fibula for the treatment of pott disease［J］. Spine, 2003，28（5）：474-479.

［11］彭新生，陈立言，李佛保. 经前方咽后入路脊髓减压治疗上颈椎后路融合术后畸形愈合并脊髓压迫［J］. 中国脊柱脊髓杂志，2006，15（11）：654-657.

第四节 前路齿突螺钉固定技术

[概述]

Smith-Robinson入路是最常用的中段颈椎显露方法，可显露C3-T1椎体前方，也可直接显露此段的椎间隙和钩突。

以往常采用后路寰、枢椎融合术治疗不稳定的齿突骨折，虽然融合率较高，但术后颈椎旋转及屈伸功能减少。1981年，Bohler首次使用齿突螺钉内固定术，从生物力学角度来看该术式被称为“生理性重建手术”。适用于Anderson和D’Aionzo分型IIa、IIb型、Ⅲ型中新鲜的和3个月未愈合的齿突骨折，选择此手术前需确认患者的横韧带未断裂。其优点为：保全寰枢关节的正常结构，最大限度地保留了颈椎屈伸及旋转功能，同时提供了坚强的内固定使骨折得到即刻的稳定，手术创伤小，骨愈合率高。

[体位]

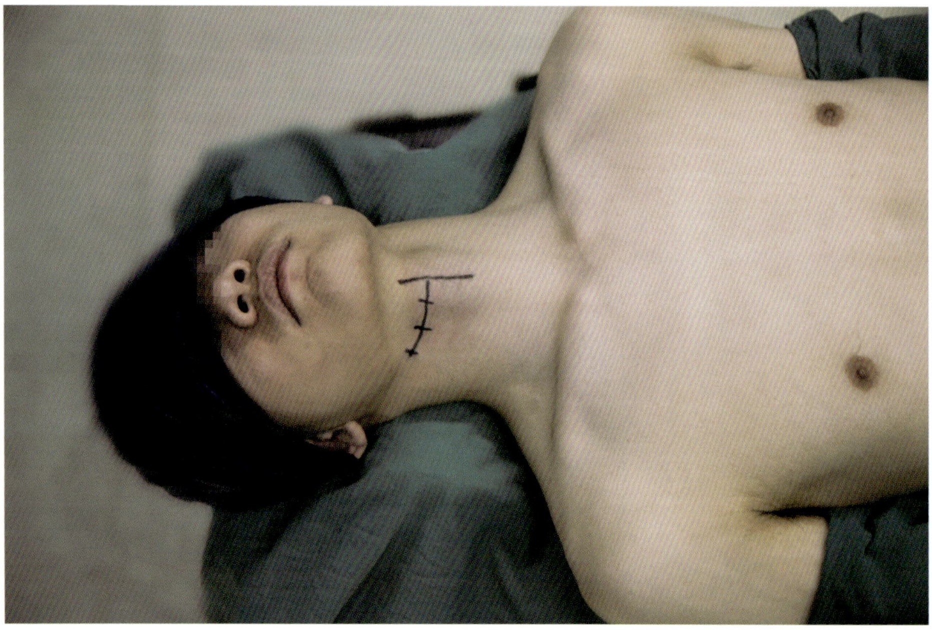

- 患者仰卧位，肩部垫高。颈椎尽量后伸以利于植入螺钉（图1-4-1）。
- 因术中需要张口位透视，摆体位时需使用可透视纱布卷置入患者口中，将气管插管推向一侧。

图 1-4-1
颈椎前路椎体显露的体位和切口

[切口]

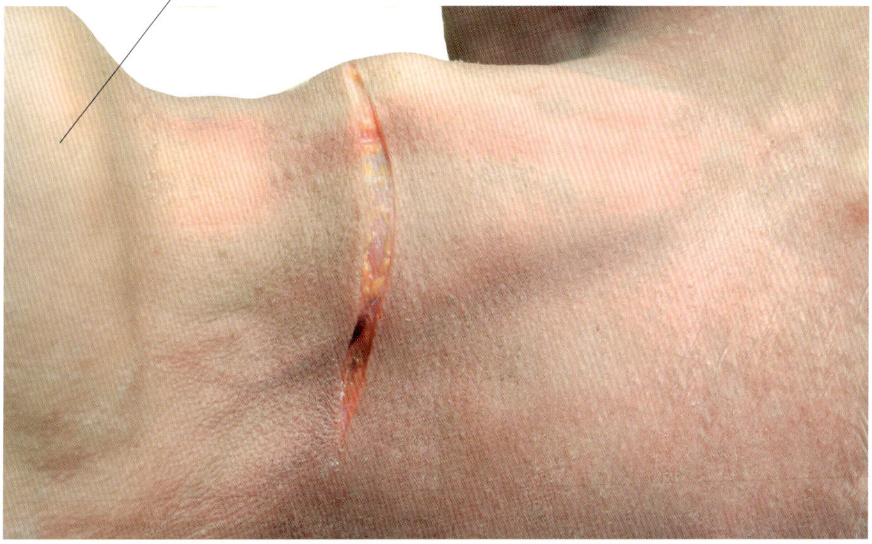

图 1-4-2
颈椎前路椎体显露，切开皮肤显露颈阔肌

• 在甲状软骨水平做横行切口，以便显露C4椎体前方。

• 由于齿突螺钉植入时需要较大的尾倾角度，直接显露C2椎体常不能获得满意的置钉角度。常先显露C4椎体，再向上分离显露C2椎体（图1-4-2）。

[显露]

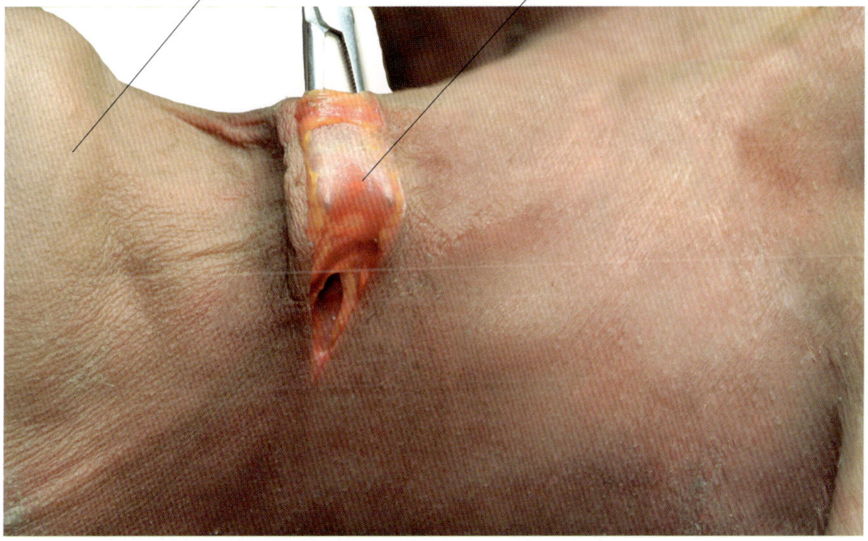

• 分离并切开颈阔肌（图1-4-3）。

图 1-4-3
止血钳提起结构为颈阔肌

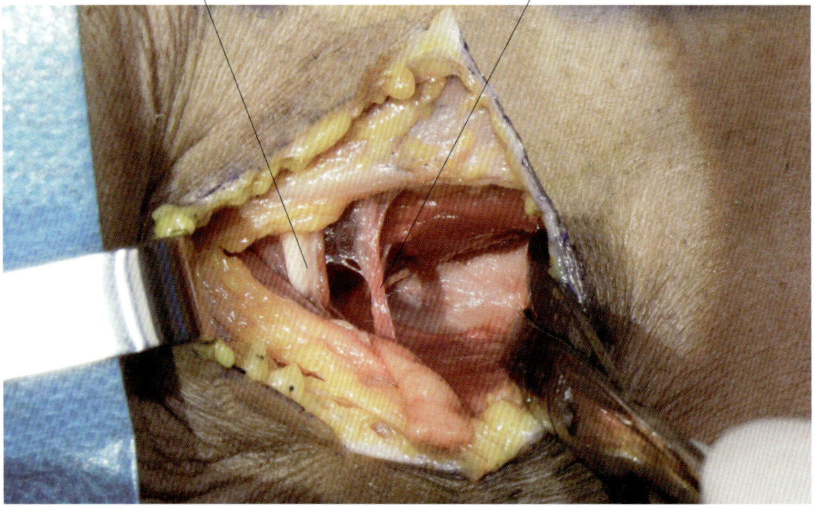

• 甲状腺上动脉可向头端拉开，一般不做结扎（图1-4-4）。

图 1-4-4
甲状腺上动脉和二腹肌肌腱穿过术野

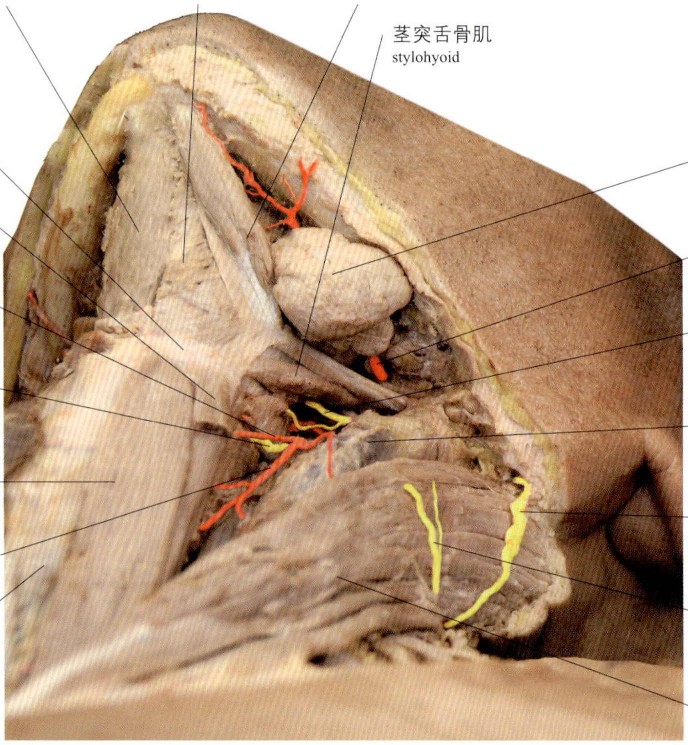

图 1-4-5 左侧颈部深层结构

• 胸锁乳突肌：胸锁乳突肌越过颈侧部由外上向内下斜行下降，并形成一突出的体表标志，尤其在收缩时更加明显。其中部厚而窄，两端宽而扁。其起始点有两个头，胸骨头为一圆形腱束，起于胸骨柄前面的上部，向后外侧上行。锁骨头宽度各异，含有肌纤维束，从锁骨内1/3上缘起始后上行。两头起始处之间有一三角形间隙，在体表形成一个凹陷，即锁骨上小窝。肌束上行过程中，锁骨头的肌束旋转至胸骨头肌束后面，在颈中部稍下方与胸骨头深面的肌纤维融合，形成一个厚而圆的肌腹。该肌向上以一强韧的肌腱止于乳突尖至乳突上外侧面，另以一薄的腱膜止于上项线的外侧半。起自胸骨的肌纤维较表浅和倾斜，延伸至枕部；起自锁骨的肌纤维主要止于乳突。其浅表是皮肤和颈阔肌，在其表面和颈阔肌之间还有颈外静脉、耳大神经、颈横神经和颈深筋膜浅层。胸锁乳突肌上部接受枕动脉和耳后动脉的分支供应；中部接受甲状腺上动脉的分支供应；下部接受肩胛上动脉的分支供应。由副神经的脊髓部及第2、3、4颈神经的腹侧支的分支支配（图1-4-5）。

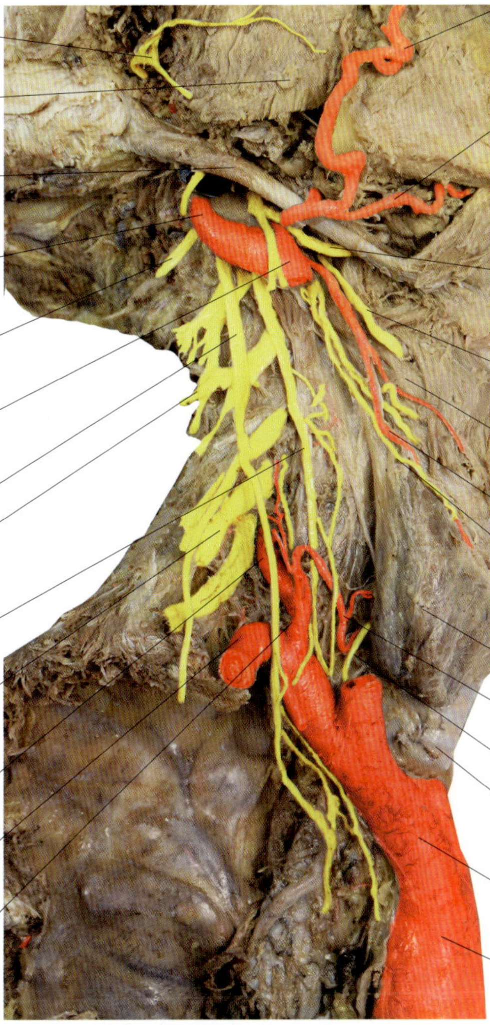

图 1-4-6　右侧颈部深层血管神经

- 甲状腺上动脉：为颈外动脉的第1个分支，在舌骨大角水平稍下方起于颈外动脉前面，沿甲状舌骨肌外缘下降到达甲状腺侧叶尖端。动脉内侧是咽下缩肌和喉上神经外支，后者常位于甲状腺上动脉的后内侧，因此结扎动脉时易被损伤。甲状腺上动脉可直接由颈总动脉发出（图1-4-6）。
- 甲状腺上动脉的分支：甲状腺上动脉供应甲状腺和邻近的皮肤。到甲状腺的分支有3支：前支沿甲状腺侧叶上极的内侧面走行，主要分布于甲状腺的前面；后支在甲状腺侧叶后面下降，供应腺体的内外侧面，并与甲状腺下动脉吻合；外侧支有时存在，供应甲状腺的外侧面。甲状腺上动脉还有以下几条命名的分支：舌骨下动脉、后上动脉、胸锁乳突肌动脉和环甲动脉（图1-4-6）。

▪ 喉上神经：喉上神经起自迷走神经下节中间部，由颈上交感神经节接受一支，沿着咽侧壁下行，初在颈内侧动脉后方，后在其内侧，然后分成喉上神经内支和外支（图 1-4-6）。

▪ 喉上神经内支：由喉上神经分出后下达声襞水平，支配喉的黏膜感觉。喉上神经下行至甲状舌骨膜，在后上动脉上方穿入甲状舌骨膜并分成上下两支。上支是水平支，分布至咽、会厌、会厌谷，以及喉前庭的黏膜。下支在梨状隐窝内侧壁内下行，分布至杓会厌襞和杓状软骨背侧面的黏膜（图 1-4-6）。

▪ 喉上神经外支：比内支细小，它与甲状腺上动脉伴行，但比动脉位置稍深，下行于胸骨甲状肌的后方。起初此神经在咽下缩肌上，继而穿过此肌弯绕甲状软骨下结节，分布至环甲肌（图 1-4-6）。

▪ 喉返神经：左右侧喉返神经在发出部位和行程上有所区别。右侧喉返神经起自锁骨下动脉第 1 段前方的迷走神经干，从下方绕至该动脉后方，斜向上行至气管侧方和颈总动脉后方。接近甲状腺侧叶下极时，该神经与甲状腺下动脉关系密切，或在动脉前方或在其后方，或在动脉分支间穿过。左侧喉返神经在主动脉弓左侧起自迷走神经，向下绕主动脉弓向后，继而在主动脉后方上行到气管左侧。当喉返神经弯绕锁骨下动脉或主动脉弓时发出心支参加心深丛。两侧喉返神经均在气管食管间沟内，或靠近此沟上行，与甲状腺内侧面关系密切。最终在咽下缩肌下缘下方、甲状软骨下角与环状软骨组成的关节后方入喉。喉返神经支配除环甲肌以外的所有喉肌，其感觉纤维分布至声襞以下的喉黏膜（图 1-4-6）。

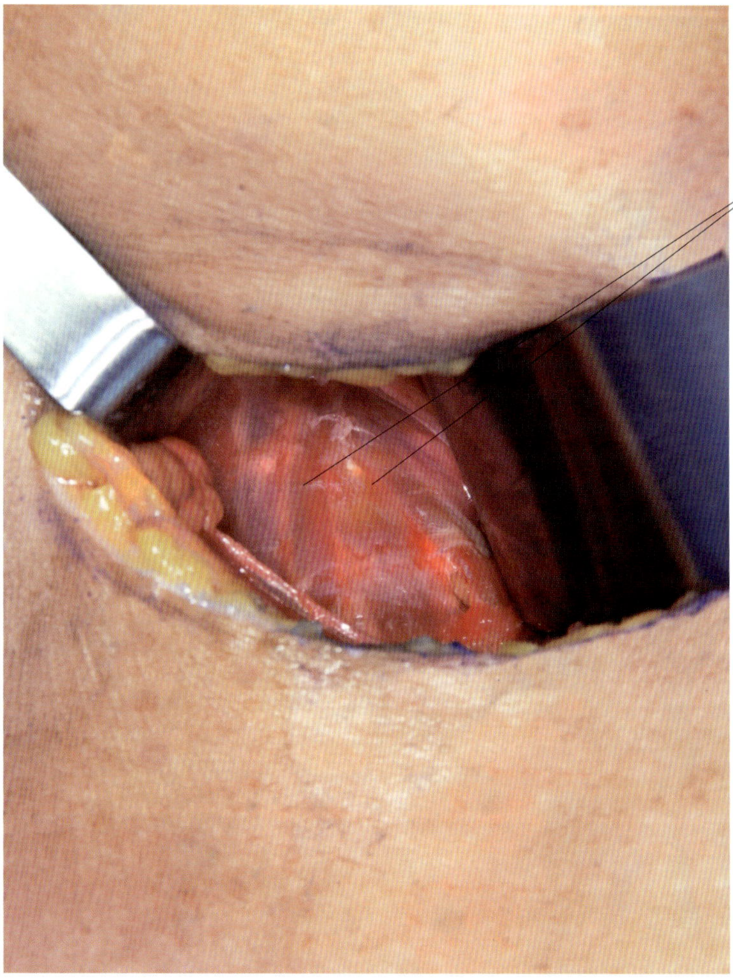

图 1-4-7
沿椎前筋膜与气管前筋膜之间钝性分离到达 C2 下缘

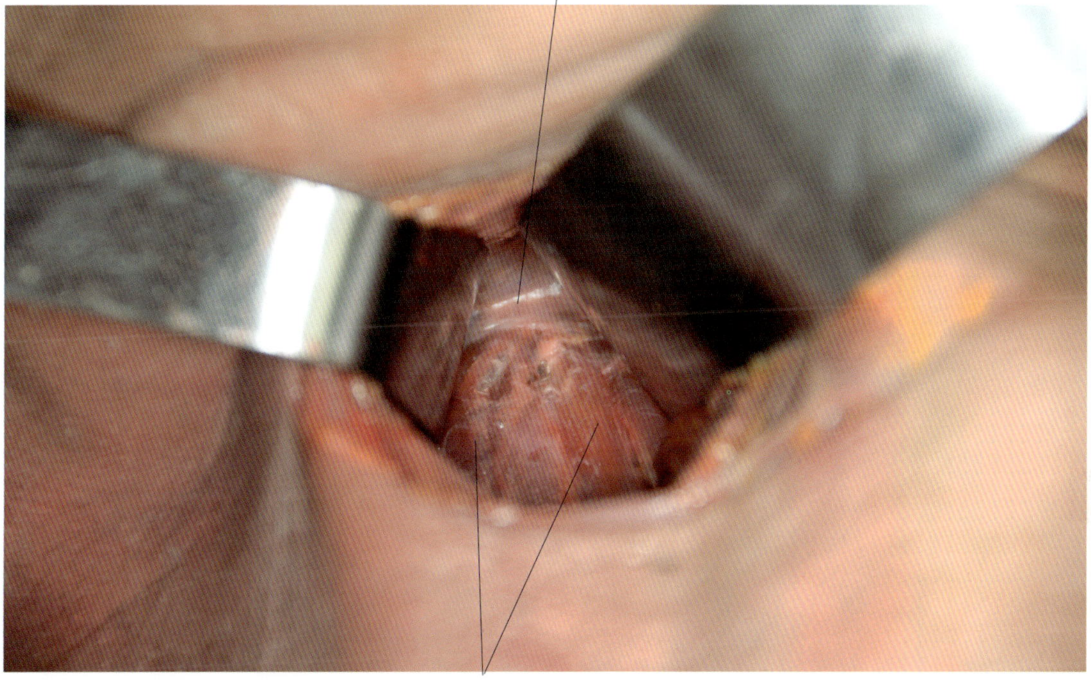

图 1-4-8
沿椎前筋膜与气管前筋膜之间钝性分离到达C2下缘

• 显露至C4椎体前方，沿椎前筋膜与气管前筋膜之间钝性分离到达C2下缘（图1-4-7、图1-4-8）。

• 术中可触摸枢椎椎体下缘前方隆起，并行透视判断枢椎椎体位置。

[置钉]

• 用咬骨钳咬去枢椎椎体下方的唇状缘，也可用磨钻于枢椎椎体下缘打一凹槽。

▪ 枢椎椎体：枢椎椎体两侧微凹，有颈长肌垂直部附着，向下凸的三角形唇状缘有前纵韧带附着（图1-4-9）。

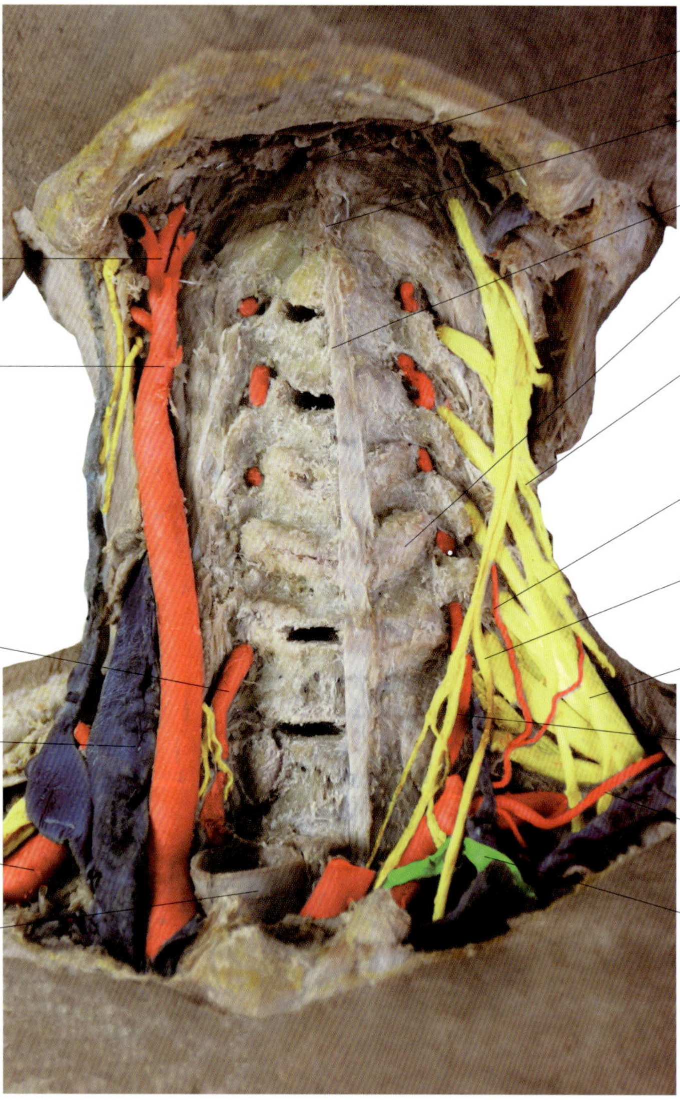

图 1-4-9
颈椎前部深层结构

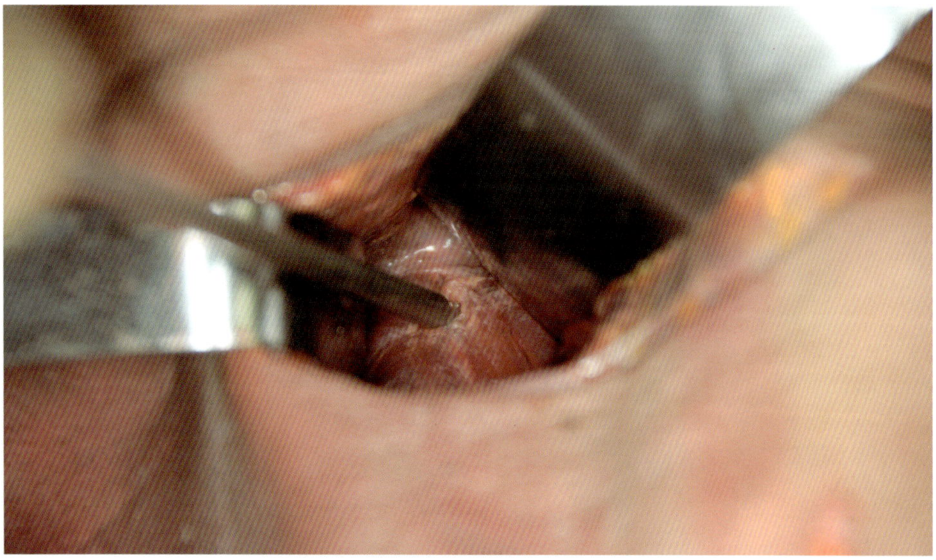

• 将导针定向器顶住C2下缘，用电钻将导针缓慢打入椎体。过程中使用术中透视对进针角度进行调整（图1-4-10）。

图 1-4-10
电钻将导针缓慢打入椎体

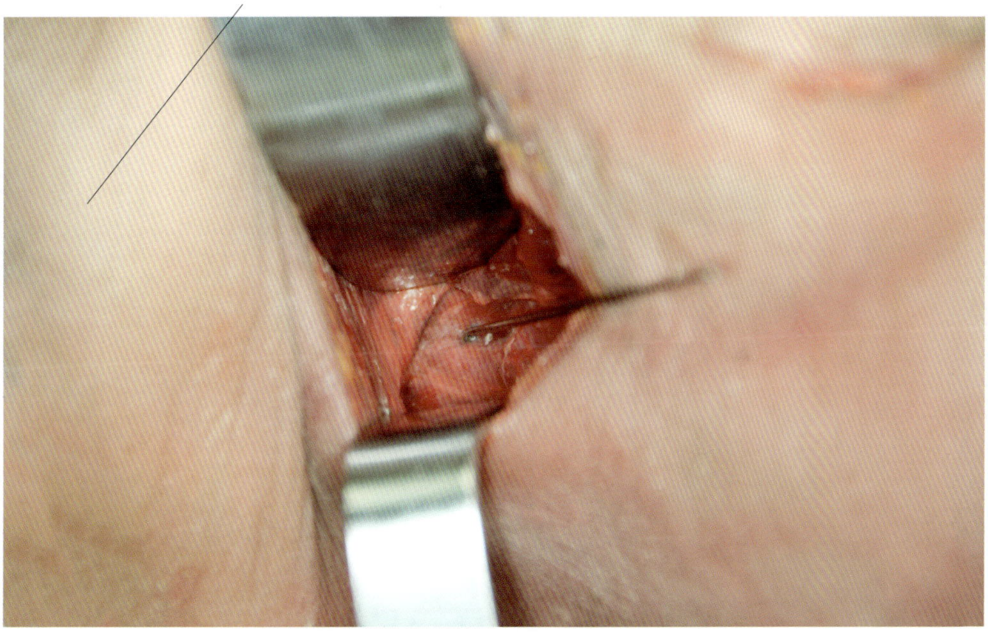

图 1-4-11
退出导针定向器测量导针的植入长度

• 测量导针的置入长度，选择齿突螺钉的长度。导针应尽量置入骨折块远端，其置入部分长度应不短于所选择的螺钉长度，以防止螺钉过长，在置入时将骨折远端顶离骨折面（图1-4-11）。

• 齿突：齿突基底部较细，骨皮质较薄，故齿突骨折中有2/3为基底部骨折（Anderson Ⅱ型）。国人齿突基底部冠状径较窄，可采用一枚直径3.5mm螺钉进行固定，两枚螺钉技术常不适用。齿突长度约为15mm（图1-4-12）。

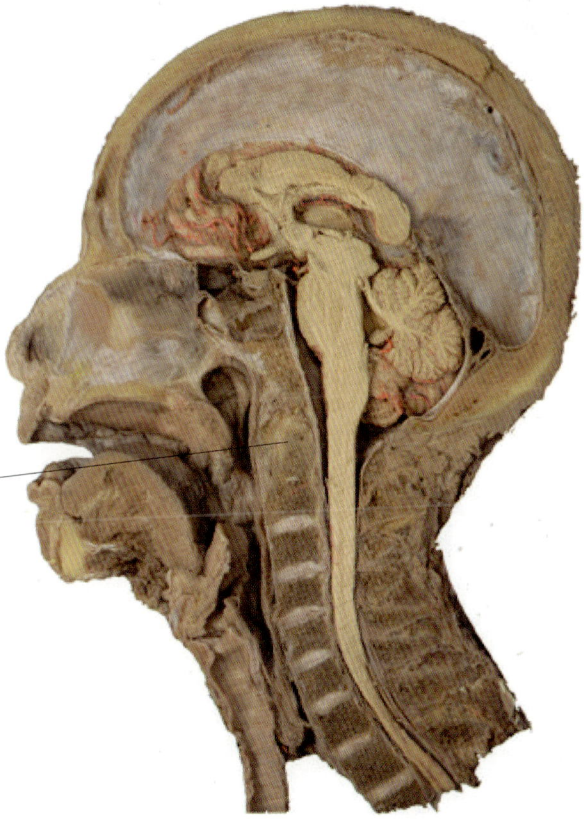

图 1-4-12
头颈部正中矢状面切面图

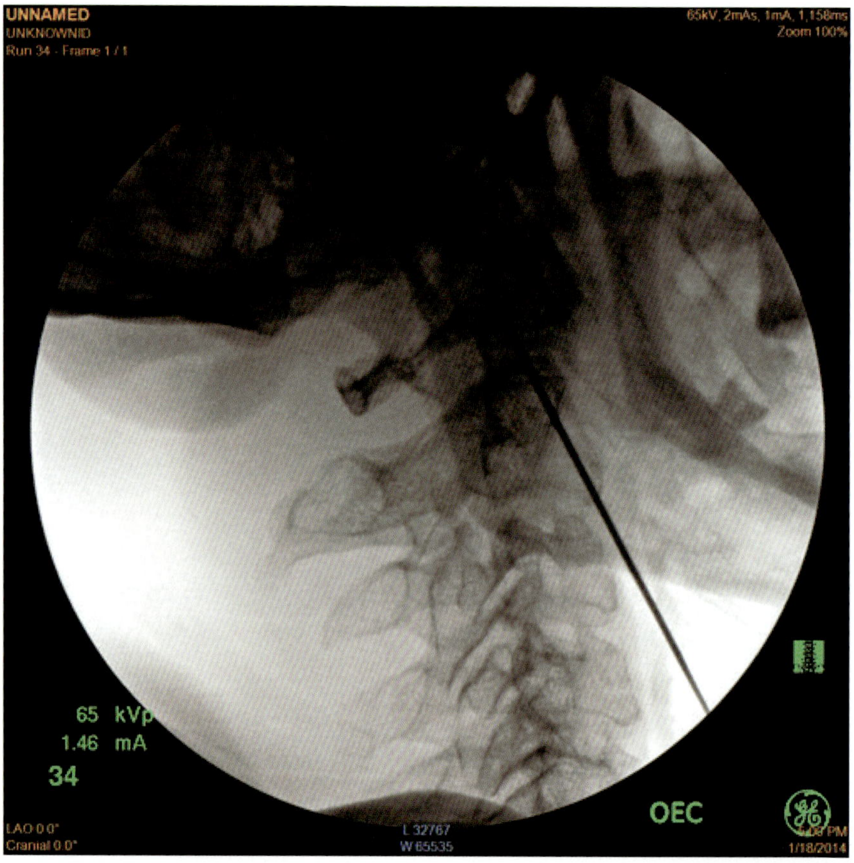

• 术中侧位透视监视导针置入过程。导针应尾倾与中垂线呈约15°，尖端到达齿突尖部（图1-4-13）。

图 1-4-13
术中侧位透视监视导针置入过程

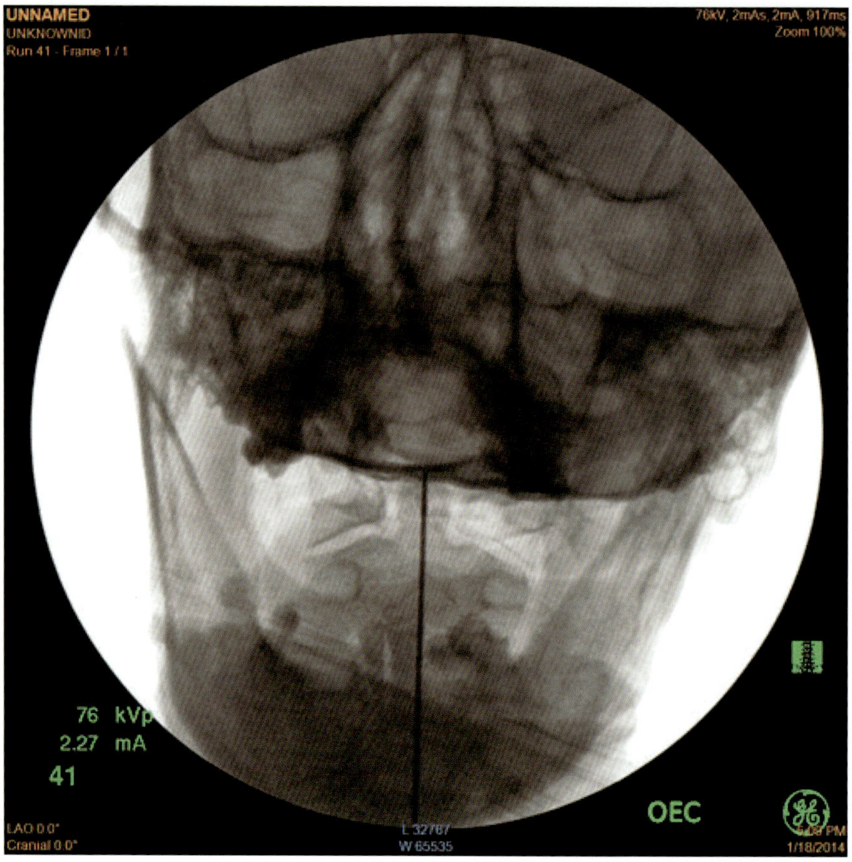

• 术中张口位透视监视导针置入过程。导针应位于齿突正中（图1-4-14）。

图 1-4-14
术中张口位透视监视导针置入过程

• 拧入螺钉时须持稳导针，在透视下监视并确定导针未随螺钉向内进入（图1-4-15）。

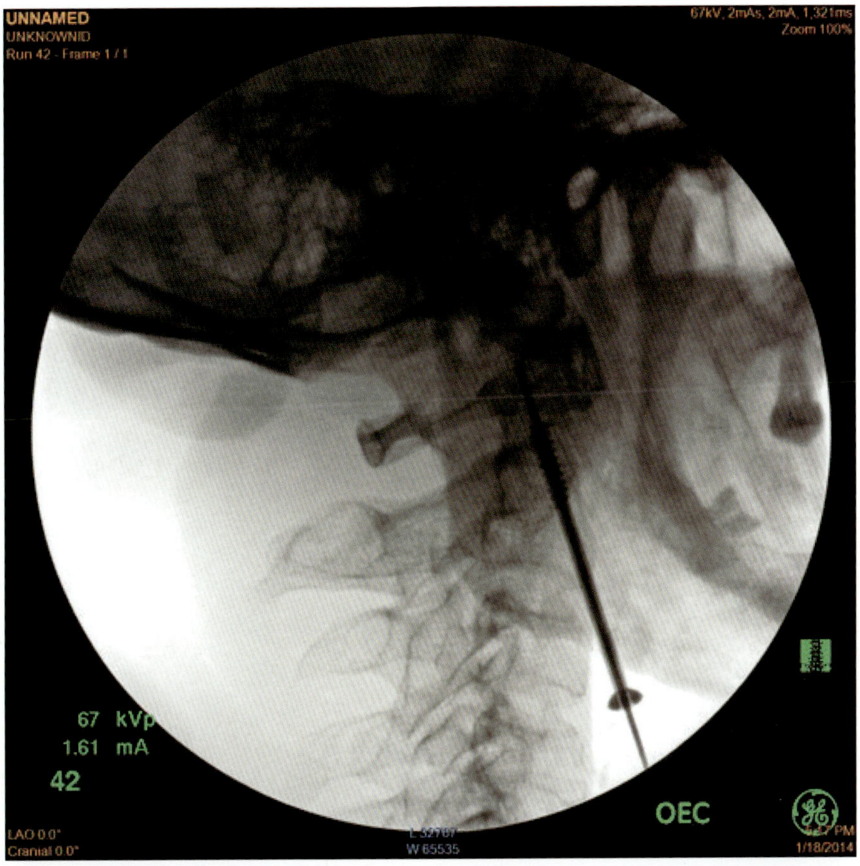

图 1-4-15
在透视监视下置入空心螺钉

• 沿导针拧入齿突螺钉，透视下确定齿突螺钉螺纹部分通过骨折端进入齿突。螺钉尾端到达椎体下缘后，再拧2～3圈对骨折进行加压固定，促进复位和愈合（图1-4-16）。

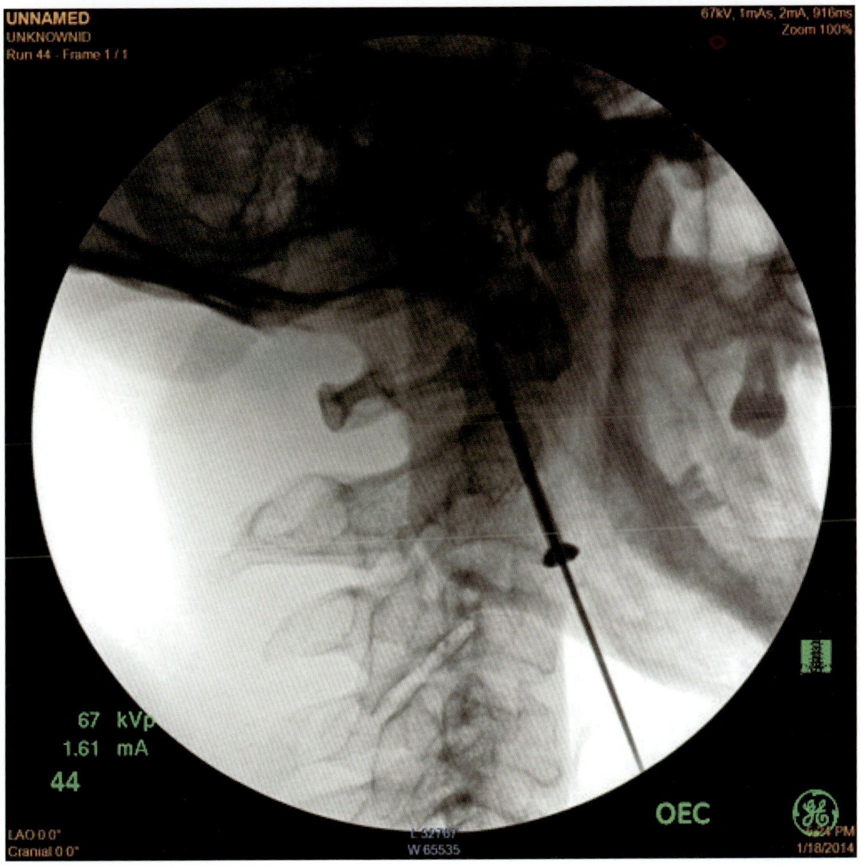

图 1-4-16
在透视监视下置入空心螺钉

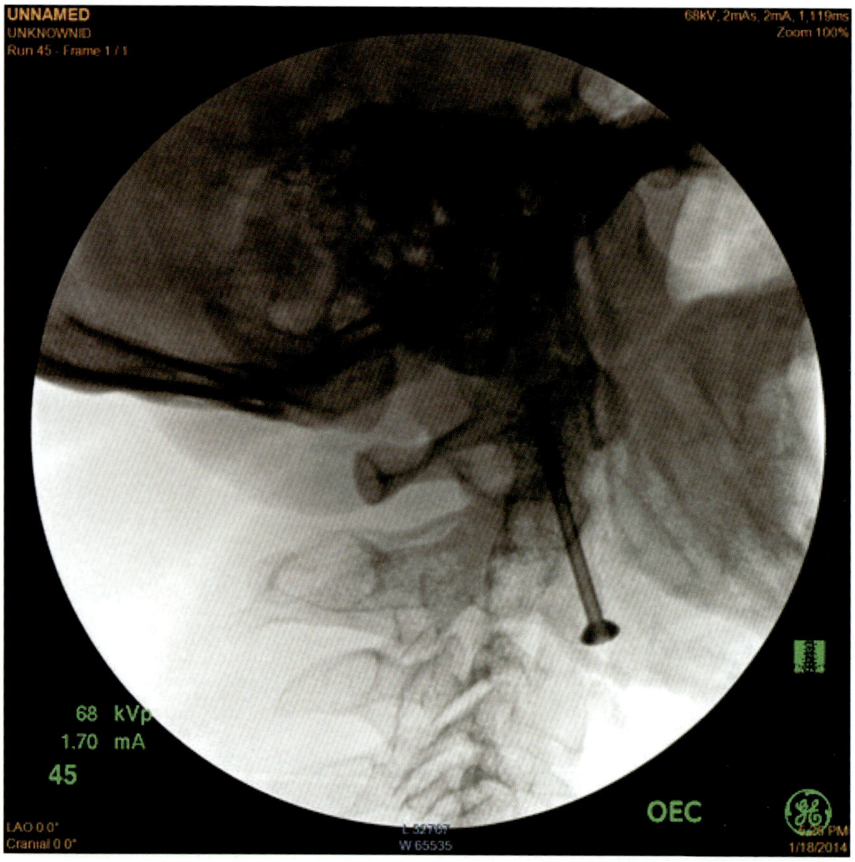

• 拔出导针后在透视下见空心齿突张力螺钉位置良好。螺纹部分应在骨折的远端以起到加压作用（图1-4-17）。

图 1-4-17
透视下见空心齿突张力螺钉位置良好

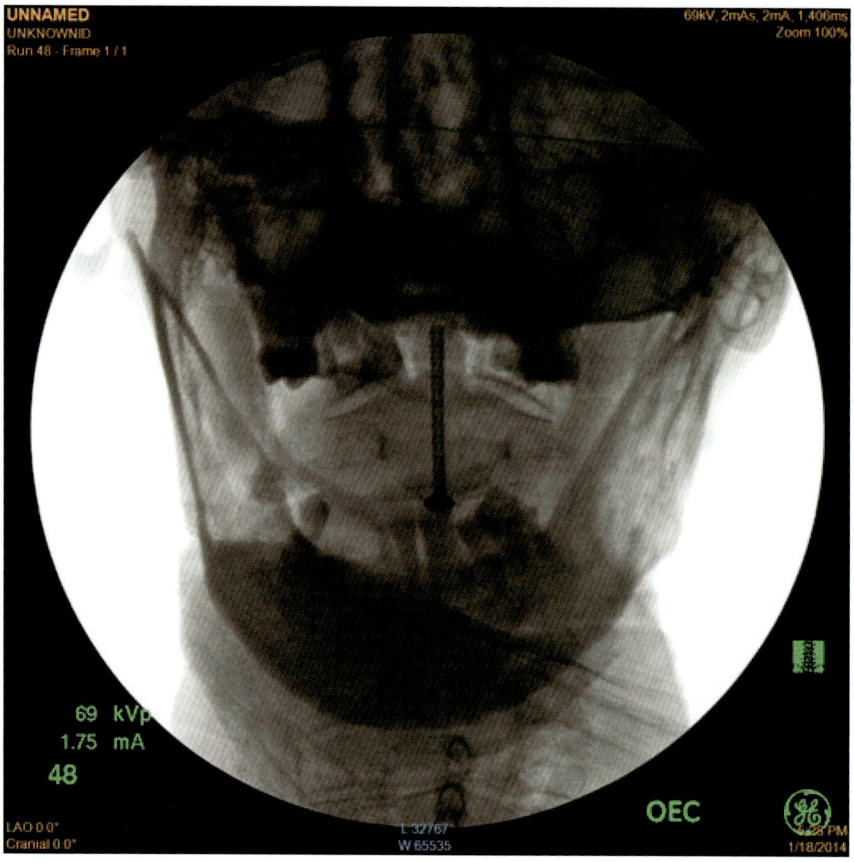

• C臂机张口位透视见空心齿突张力螺钉位置良好（图1-4-18）。

图 1-4-18
透视下见空心齿突张力螺钉位置良好

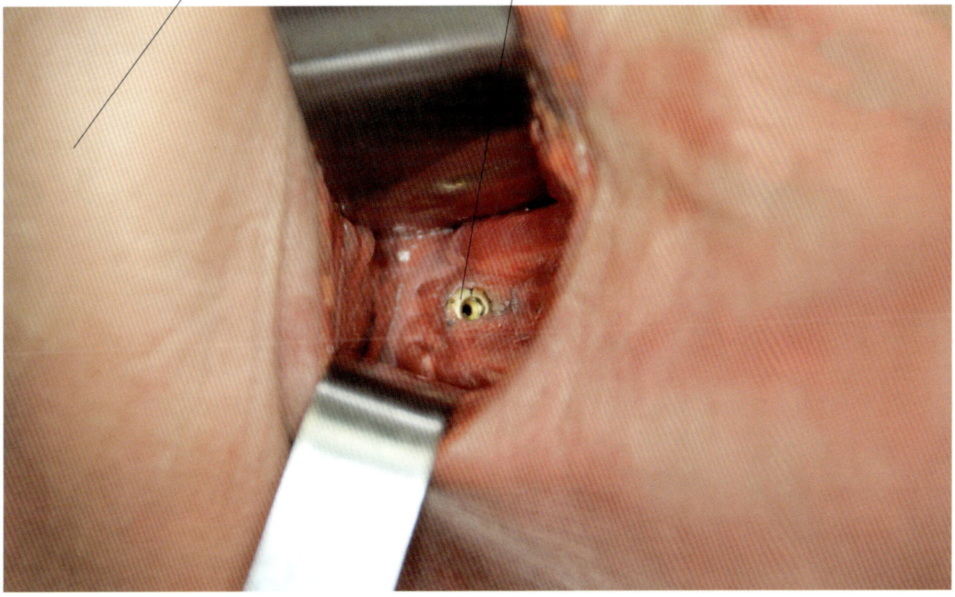

图 1-4-19
拔出导针见齿突螺钉基本埋入枢椎椎体下缘

• 评价齿突螺钉位置后，拔出导针，见齿突螺钉基本埋入枢椎椎体下缘，如此较小的切迹可减少对前方食管的影响（图1-4-19）。

[小结]

• 齿突骨折是成人常见的上颈椎损伤，占颈椎骨折的10%～20%。

• 齿突骨折的Anderson & DAlonzo分型：

• Ⅰ型为横韧带附着处以上，齿突尖部骨折；临床上较少发生，因其不影响寰枢关节稳定性，不需特殊处理，只在有症状时才需治疗。

• Ⅱ型为横韧带附着处与枢椎椎体之间，齿突与枢椎椎体连接处的骨折。Eysel和Roosen等按矢状面上骨折线走向将Ⅱ型骨折又细分为3型，A型骨折线为水平走向，B型为前上向后下斜行，C型为后上向前下斜行。Ⅱ型骨折是一种不稳定骨折，有明显的寰、枢椎不稳倾向，易引起神经损伤，且不愈合率极高，常需内固定治疗。

• Ⅲ型骨折为累及枢椎椎体，骨折较稳定，预后好。其中，Anderson的骨折分型与愈合有关，并能指导治疗，作为判断预后的重要依据。

• Ⅰ型骨折Ⅲ型骨折性闭合复位与固定治疗后愈合率可达96%。

• 前路加压空心齿突螺钉固定技术能在最大限度保存寰、枢椎正常生理活动范围的同时，直接对骨折进行内固定，固定牢固，不需植骨，利于骨折愈合。

• 对于IIC型骨折，由于术后齿状突向前方的应力将使齿突螺钉对枢椎前方的骨皮质造成切割作用，易发生固定失效，故不是齿突螺钉固定的适应证。

• 选择前路加压空心齿突螺钉固定技术前需确认患者的横韧带未断裂。

• 齿突螺钉置入分为一枚法与两枚法，理论上二枚螺钉具有较强的抗旋转性。

• 国人齿突较细，二枚螺钉在临床实际操作中几乎不可能做到，应用一枚3.5mm螺钉也可以起到很好的固定效果。

• 进针时，必须使用C臂机X线透视，冠状位位于齿状突中央，矢状位向后倾斜10°～15°。

• 临床治疗的重点是恢复齿突在枕颈部的枢轴作用，恢复齿状突骨折后结构的完整与稳定，尤其是恢复齿突的倾角和齿突的轴线。

• 齿突加压螺钉内固定后，仅能提供完整状态下约50%的稳定性，故术后有效的制动，才能维持骨折愈合过程中所必需的稳定性。

◇参◇考◇文◇献◇

［1］孙海燕，贾连顺. 齿突骨折诊断和治疗进展［J］. 中国中医骨伤科杂志，2004，12（2）：49.

［2］卢小兵，徐南伟. 颈前路齿状突螺钉内固定治疗齿状突骨折［J］. 实用临床医药杂志，2010，14（012）：26-27.

［3］王晓东，马迅. 颈前路螺钉内固定齿状突骨折的研究进展［J］. 山西医药杂志，2009，38（4）：353-354.

［4］庄怀铭，郭跃跃，林勇彬，等. 颈前路加压螺钉内固定治疗齿状突骨折的临床研究［J］. 中华全科医学，2012，10（7）：1063-1065.

［5］刘世桢，刘先银，李佛保，等. 齿状突螺钉固定治疗齿状突骨折效果评价［J］. 南方医科大学学报，2008，28（10）：1919-1920.

［6］金大地，陈建庭，瞿东滨，等. 颈前路中空螺钉直接内固定治疗齿突骨折［J］. 中华骨科杂志，1999，19（8）：453.

［7］Anderson LD, D’Alonzo RT. Fractures of the odontoid process of the axis［J］. The Journal of Bone & Joint Surgery, 1974，56（8）：1663-1674.

［8］杨双石，刘景发. 齿状突Ⅱ型骨折加压螺丝钉内固定的实验和临床研究［J］. 中华创伤杂志，2000，16（1）：20-22.

［9］倪文飞，池永龙，徐华梓，等. 经皮前路螺钉内固定治疗齿状突骨折的疗效与并发症分析［J］. 中华医学杂志，2007，86（43）：3047-3050.

第五节
寰、枢椎后方显露及寰枢、枕颈融合技术

[概述]

颈椎椎板切除减压术、椎管成形术及多种颈椎融合内固定手术均采用后入路。枕颈部为连接头颅和颈椎的重要结构，其结构复杂、肌肉丰富、骨性结构深在，显露时必须熟知其结构特点。上颈椎后正中手术入路能显露枕骨大孔后缘、寰椎后弓和后结节、枢椎棘突、椎板和侧块关节。

上颈椎融合可分为寰枢融合及枕颈融合两大类。单纯的寰、枢椎融合术用于治疗寰、枢椎不稳，可以保留枕颈的活动度。枕颈融合用于治疗因类风湿关节炎、肿瘤等有大面积骨质破坏、寰椎后弓因先天或后天原因缺损、先天性枕寰关节异常、齿突嵌入枕骨大孔的颅底凹陷症、不能复位的寰椎前脱位、寰椎粉碎性骨折等疾病。1937年Cone首次采用钢丝捆扎固定髂骨植骨条进行枕颈融合，随着上颈椎侧块螺钉、椎弓根螺钉技术的成熟，枕颈融合技术主要发展为钉棒 / 钉板技术。

[体位]

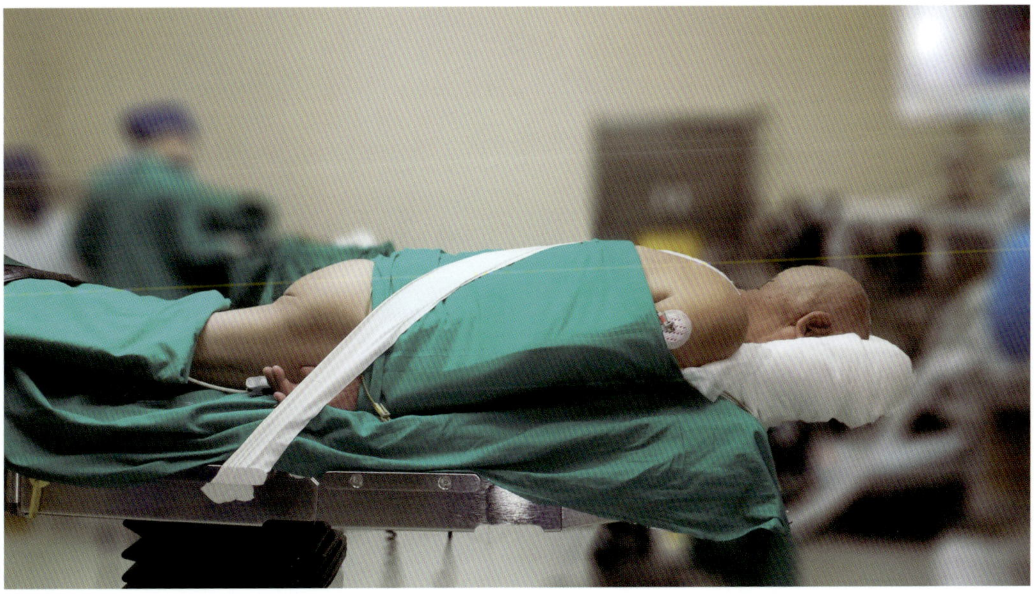

图 1-5-1
寰、枢椎后方显露体位

俯卧位，轻度头高位以获得良好的术野和静脉引流。颈部稍屈曲，以利于术中显露。可应用术前预制的头颈胸腹石膏床，使头颈部保持中立（图1-5-1）。

[切口]

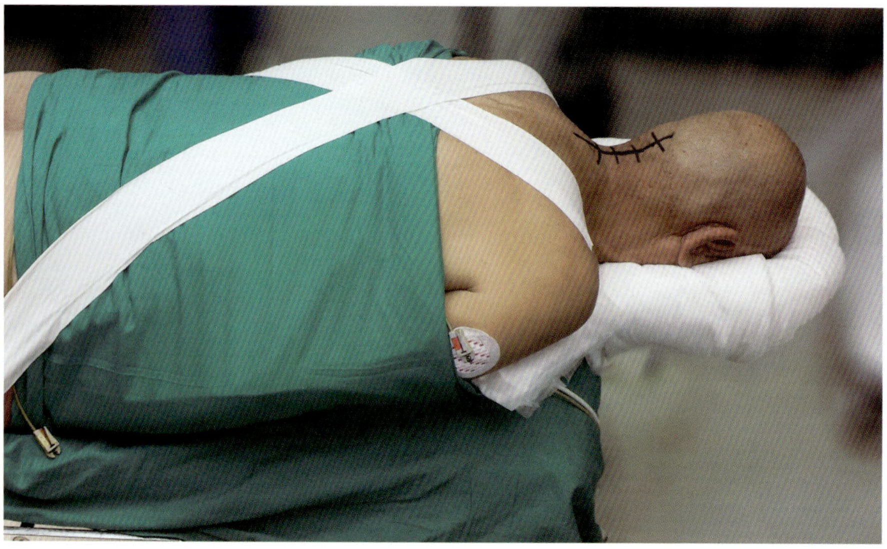

• 自枕外隆凸向下至所需融合节段的下一颈椎棘突做正中切口。根据手术操作需要，切口可向上下延长（图1-5-2）。

图 1-5-2
寰、枢椎后方显露体位及切口

[显露]

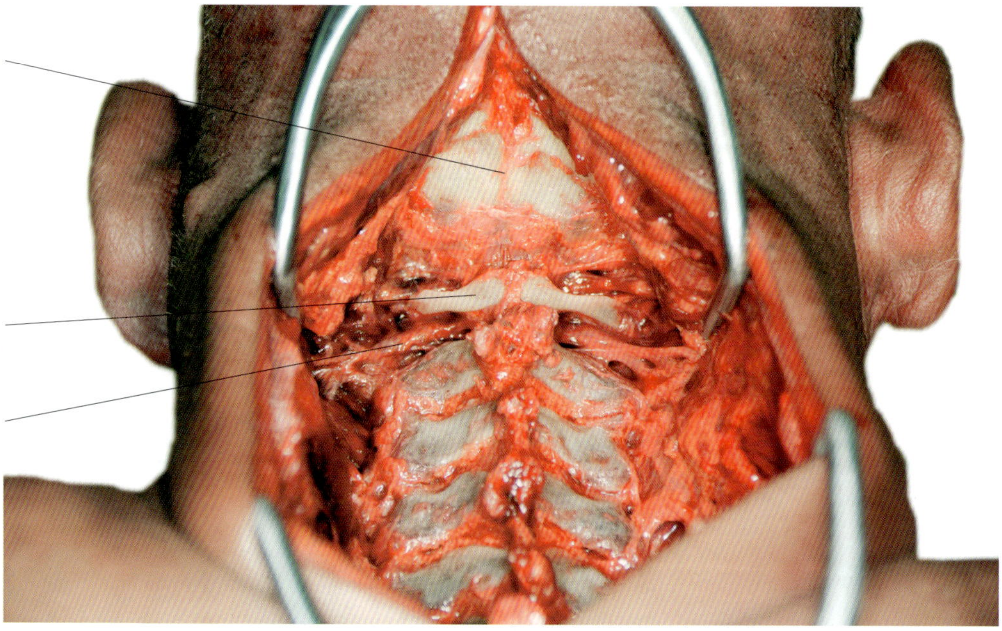

图 1-5-3 显露颈椎椎板及侧块

• 沿皮肤切口在后正中线逐层切开筋膜和项韧带，直至C2棘突。

• 将筋膜层切口向远端延至C3棘突，向近端延至枕外隆凸和C1后结节。

• 由于寰椎后弓较难触诊，显露时可遵循先显露枢椎棘突和椎板，再显露枕骨和枕骨大孔后缘，最后显露寰椎后弓的顺序。

• 切开项韧带前触摸骨性标志以确定切口位于中线上，以免导致切口偏离中线导致出血、神经损伤和层次不清晰。

• 显露C1后结节时触诊以确定其完整性、深度和位置。以免显露C1后结节时误入椎管。

• 沿棘突分叉向两旁骨膜下剥离棘突上附着的肌肉，包括头直肌和头下斜肌，显露至侧块外侧缘。

• 沿着椎板上缘和椎管外界可以显露枢椎峡部（图1-5-3）。

• 枕骨部显露至旁开2cm，在寰椎后弓显露旁开不超过1.5cm。

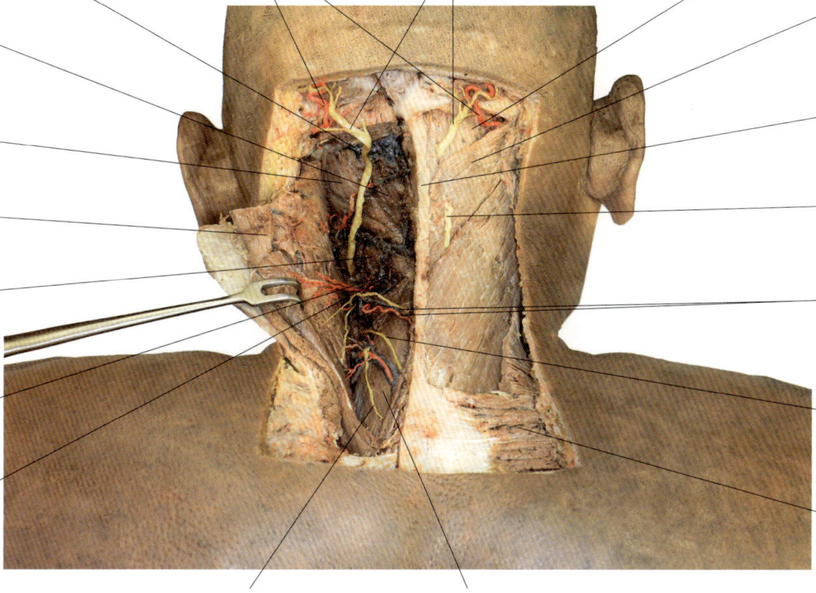

图 1-5-4 头半棘肌深层血管神经及肌肉结构（左侧）、头半棘肌浅层结构（右侧）

▪ 第2颈神经背支：第2颈神经背支比其前支及所有其他颈神经后支都大。它出现在寰椎后弓与枢椎椎板之间及其支配的下斜支以下。它与第1颈神经背支相连接并分成大的内侧支和小的外侧支。内侧支又称为枕大神经（图1-5-4）。

▪ 枕大神经：枕大神经是第二颈神经内侧支，它在头下斜肌和头半棘肌之间上升，在靠近斜方肌和上项线连接处穿过斜方肌，与来自第3颈神经背支的内侧支纤维连接，然后上行至颅骨顶并支配枕部皮肤。对枕大神经的过度牵拉和压迫可造成枕大神经支配区疼痛即枕大神经痛（图1-5-4）。

▪ 枕动脉：枕动脉起自颈外动脉，上行与颞骨乳突内侧，穿过斜方肌和胸锁乳突肌相连的颈深筋膜后进入头皮枕部，与枕大神经伴行。弯曲分支走行于皮肤和枕额肌枕腹之间，与对侧枕动脉、耳后动脉、颞浅动脉和锁骨下动脉的颈横支相吻合。供应枕额肌枕腹、枕部皮肤和颅骨骨膜（图1-5-4）。

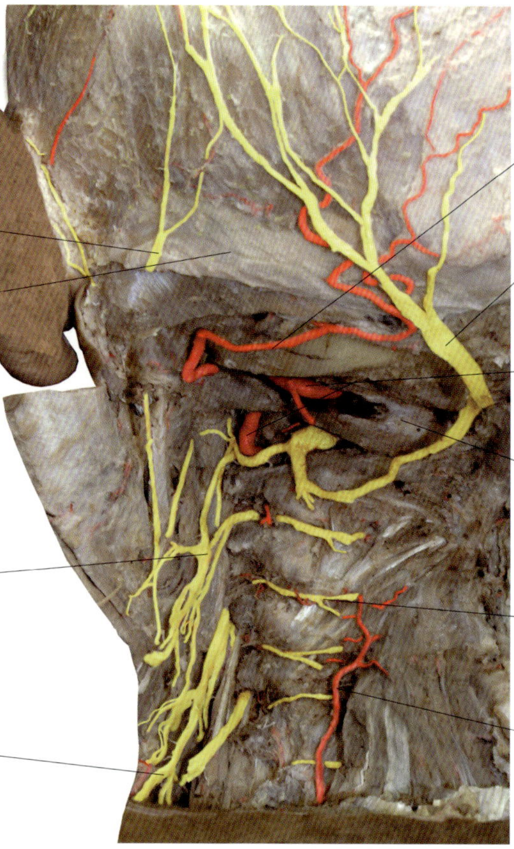

图 1-5-7
颈后部深层血管神经结构

▪ 椎动脉：椎动脉行至第3段时，由头外直肌内侧穿出，弯曲行向后方至寰枕关节后方，在寰椎后弓上缘的椎动脉沟内向内走行，在寰枕后膜下缘下方进入椎管。此段位于枕下三角内，由头半棘肌覆盖，第1颈神经后支将其与寰椎后弓分开。椎动脉在枕下三角处发出肌支供应枕下区深层肌肉并与枕动脉、颈升动脉和颈深动脉相吻合（图1-5-7）。

[枕颈融合]

• 使用神经剥离钩在寰椎后弓前侧向两侧探查并确定椎弓根内侧缘，为寰椎椎弓根螺钉进钉点做精确定位（图1-5-8）。

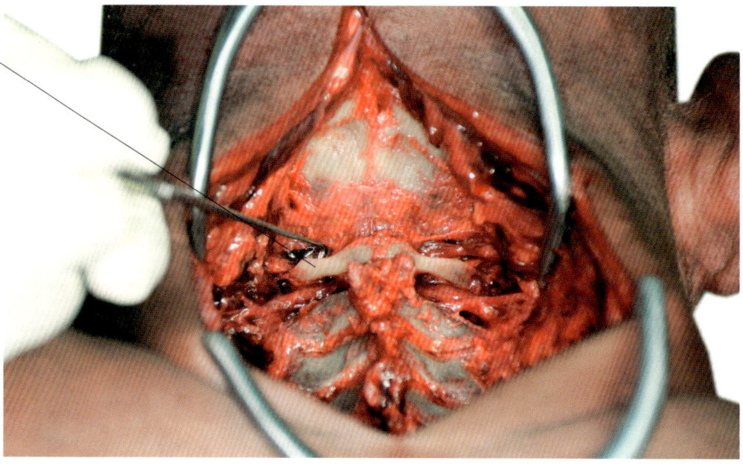

图 1-5-8
使用神经剥离钩确定寰椎后弓处确定椎弓根内侧缘

头端
rostral

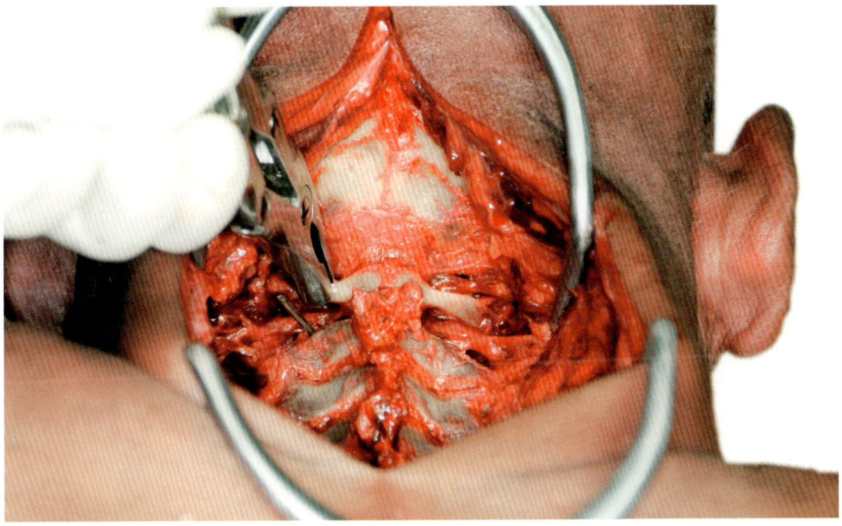

• 若患者寰椎后弓较窄无法直接置钉，故用咬骨钳或磨钻去除进钉点骨皮质，显露侧块，确定进钉方向（图1-5-9）。

图 1-5-9
咬骨钳去除进钉点骨皮质

头端
rostral

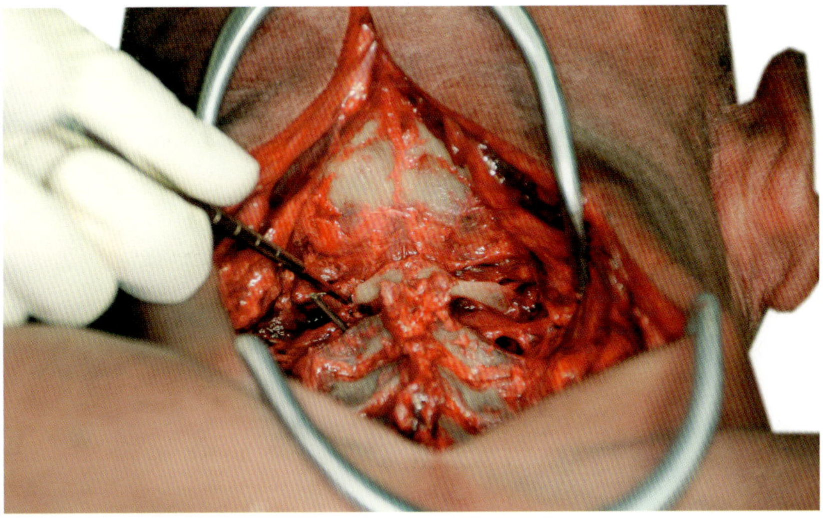

图 1-5-10
开路器钻入椎弓根

头端
rostral

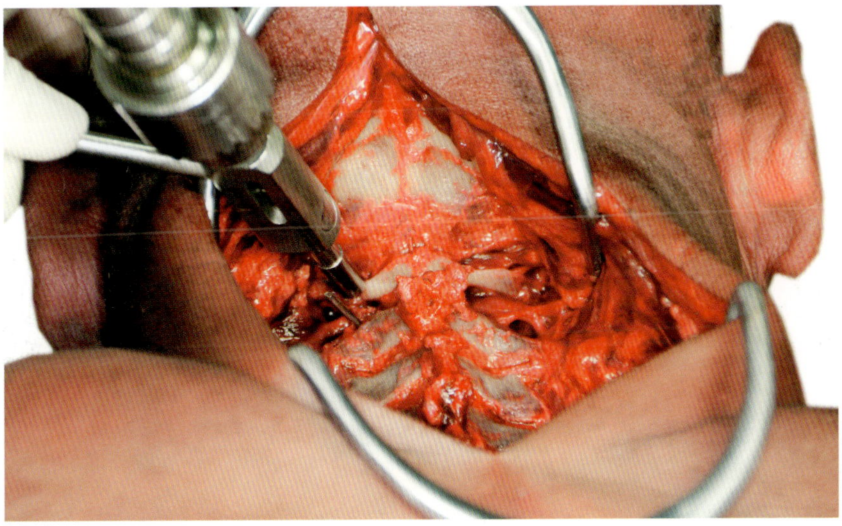

• 用开路器或2.5mm钻头的限深手钻钻入椎弓根，钻孔时需在侧位透视机监控下进行（图1-5-10、图1-5-11）。

图 1-5-11
限深手钻钻入椎弓根

头端
rostral

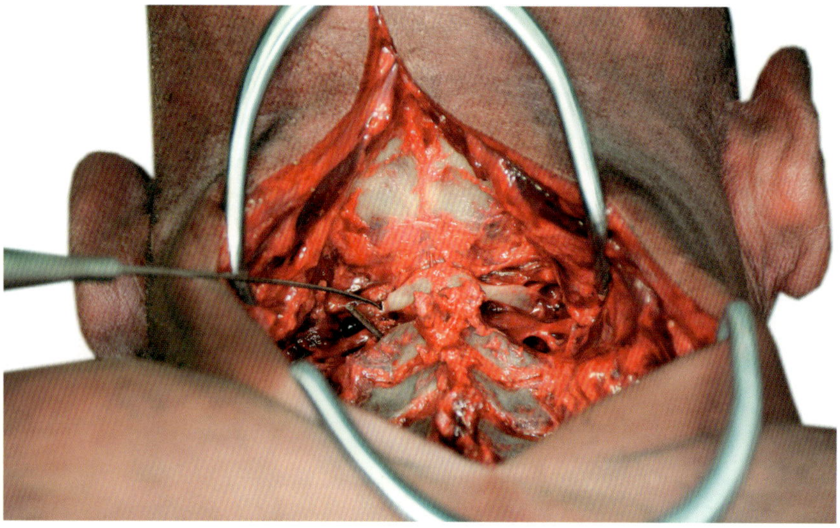

• 椎弓根探子探查孔道的四周均为骨质，并未穿出骨皮质（图1-5-12、图1-5-13）。

图 1-5-12
椎弓根探子探查孔道

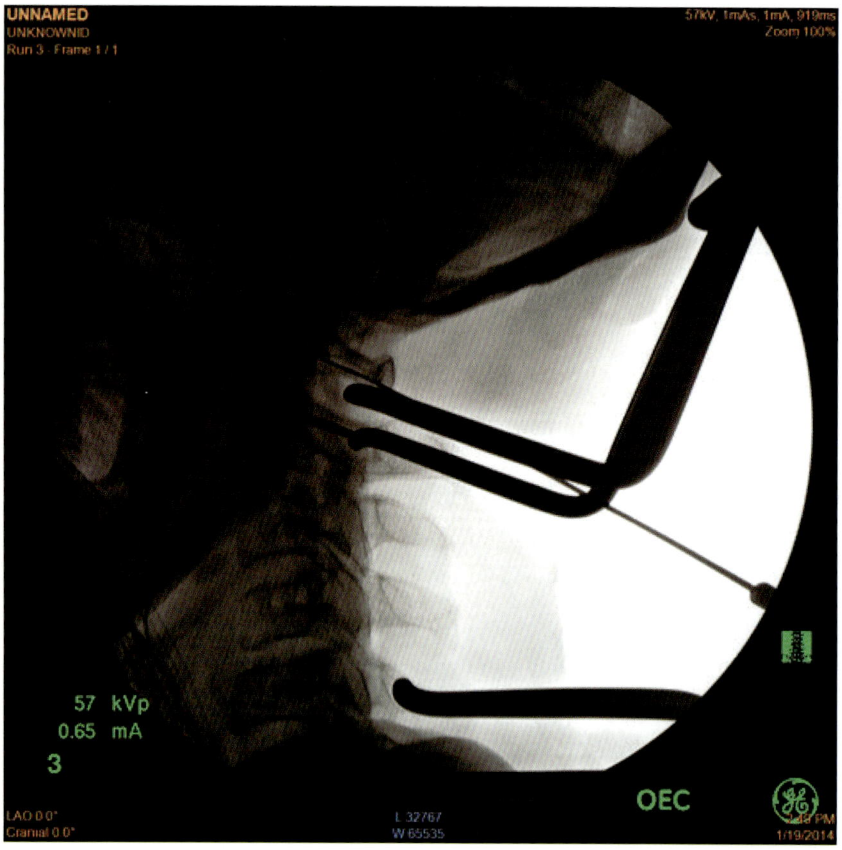

图 1-5-13
术中透视观察孔道深度及位置

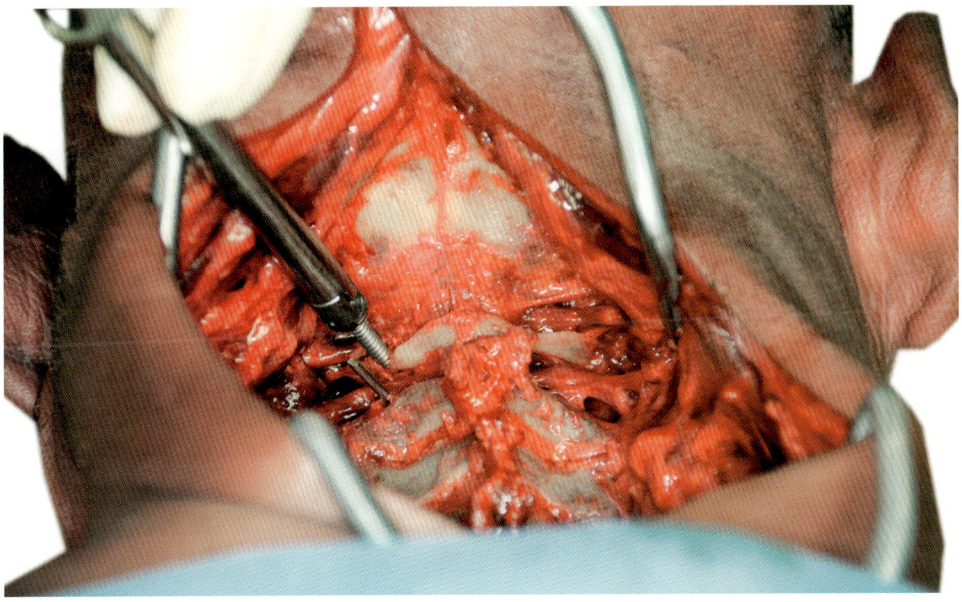

• 选择适当直径的椎弓根螺钉按钻孔方向置入，一般选用3.0～3.5mm 皮质骨螺钉（图1-5-14）。

图 1-5-14
置入椎弓根螺钉（强生公司，美国）

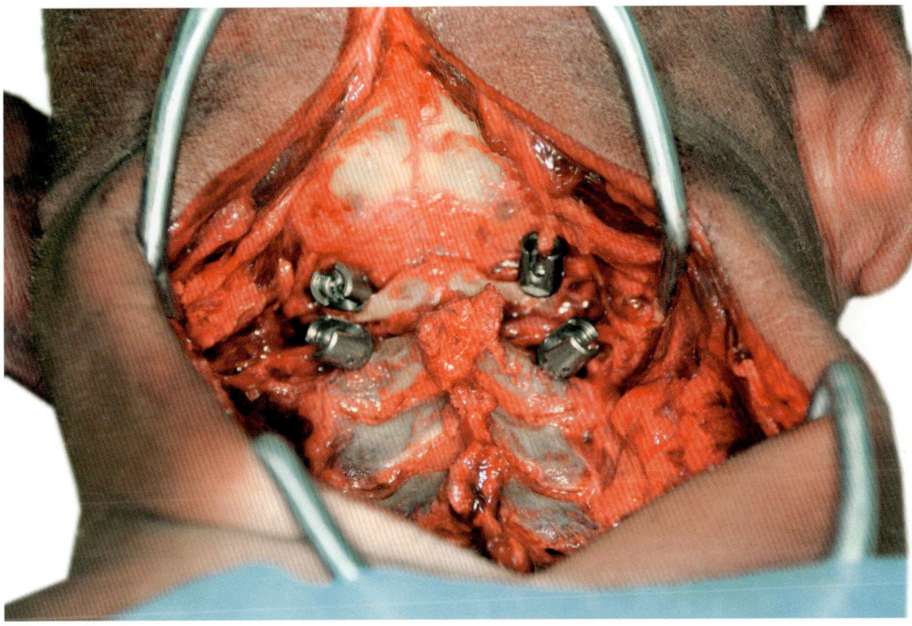

• 置入对侧寰椎椎弓根螺钉及两侧枢椎椎弓根螺钉（图1-5-15）。

图 1-5-15
置入两侧寰、枢椎椎弓根螺钉

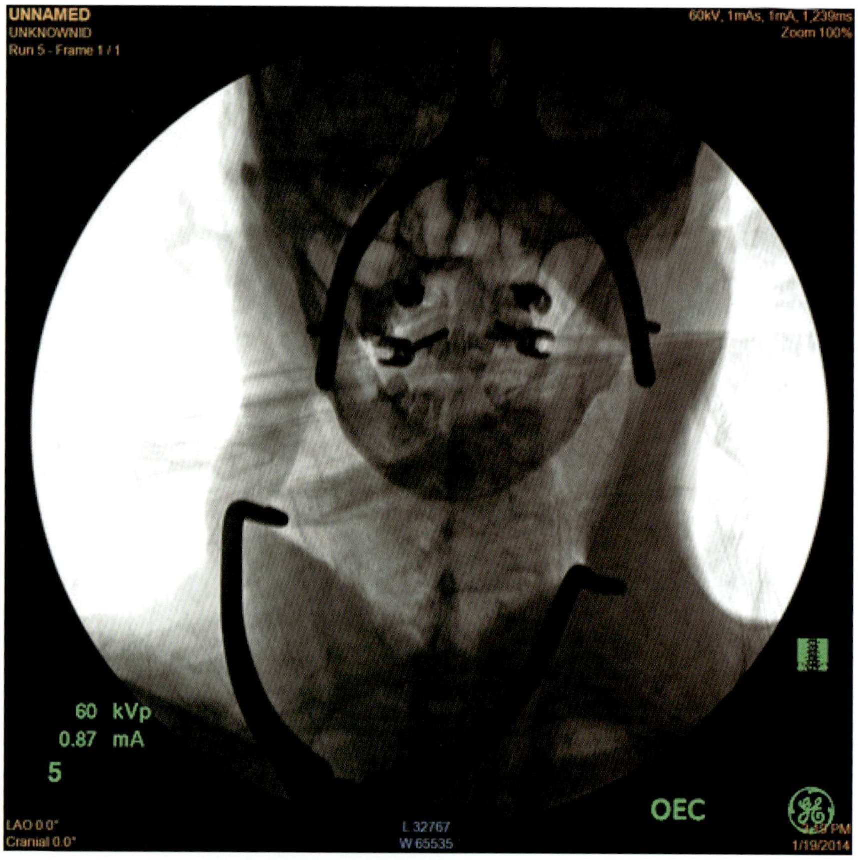

图 1-5-16

术中正位透视寰、枢椎椎弓根螺钉置入位置良好

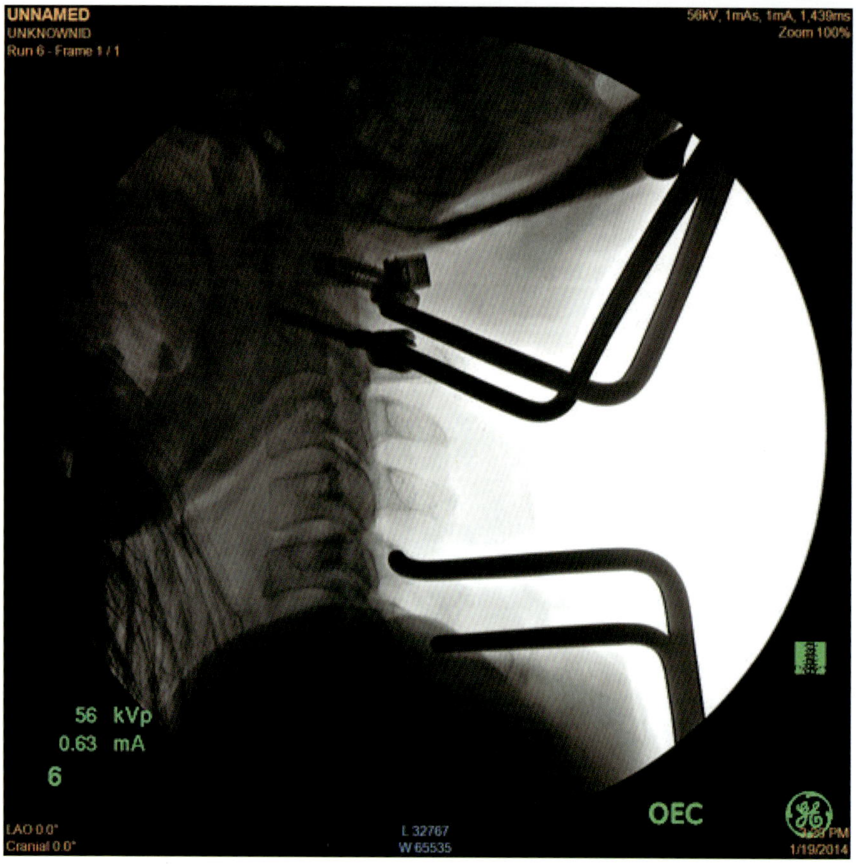

· 术中正侧位透视寰、枢椎椎弓根螺钉置入位置良好。(图 1-5-16、图 1-5-17)

图 1-5-17

术中侧位透视寰、枢椎椎弓根螺钉置入位置良好

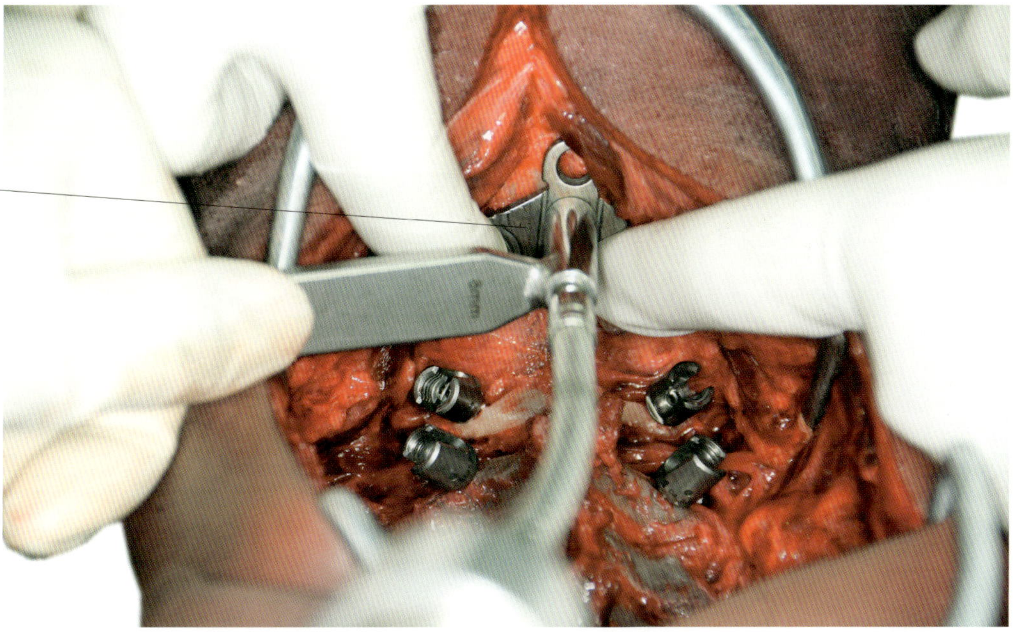

图 1-5-18 置入枕骨螺钉

· 在枕骨板的相应位置置入枕骨螺钉（图1-5-18）。

· 枕骨螺钉获得坚强固定的最佳位置是颅中线区域，中线以外的骨皮质逐渐变薄。

· 为避免颅内静脉窦损伤，螺钉不能在枕外隆突或其上方置入。钻孔及拧入时应避免损伤小脑。

· 硬脑膜破裂引起脑脊液渗漏，拧入枕骨螺钉后一般可以止住。

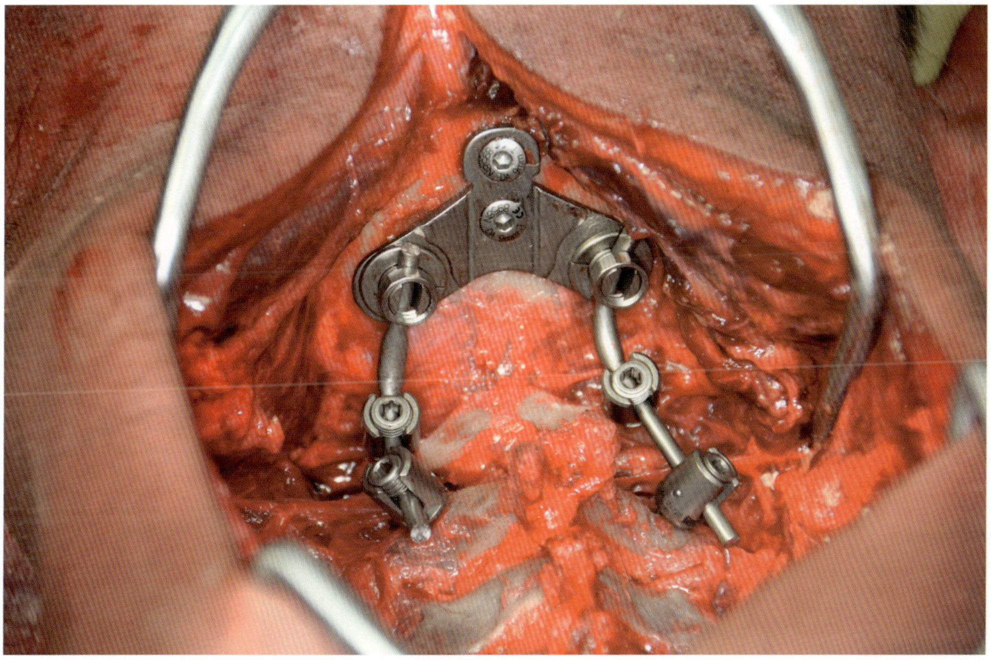

图 1-5-19 置入并固定枕颈连接棒

• 用2.5mm直径钻头在初始设定为8mm的长度可调式钻套导引下钻孔，钻到设定长度后，每次增加2mm钻套长度，直至钻透对侧皮质。

• 钻透对侧皮质后测量钉孔深度，攻丝并拧入螺钉。

• 预弯并置入枕颈连接棒（图1-5-19）。

• 在去骨皮质的椎板和侧块上植骨。枕骨与枢椎棘突之间植入修剪成合适大小的自体髂骨块也可起到植骨融合作用。

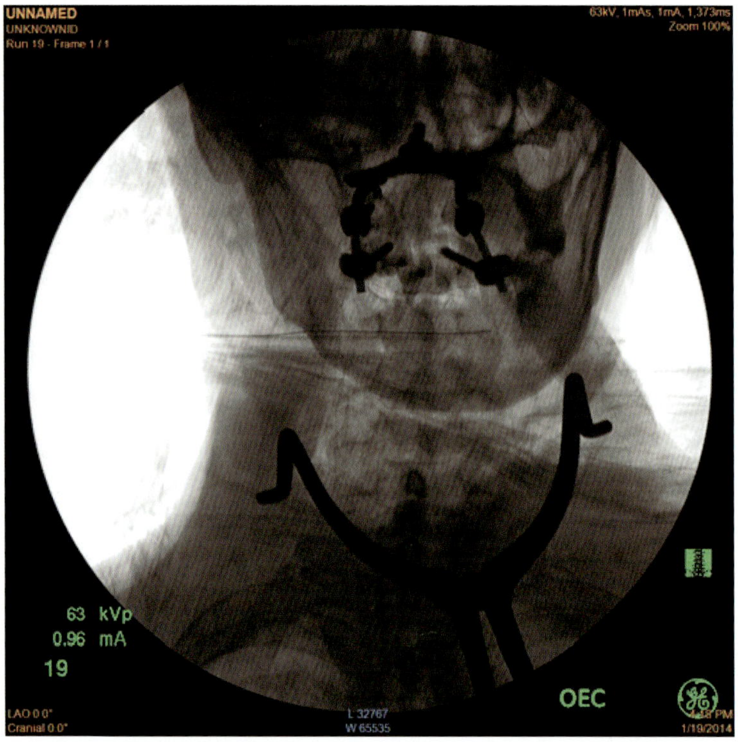

图 1-5-20
术中正位透视枕骨板及枕骨螺钉

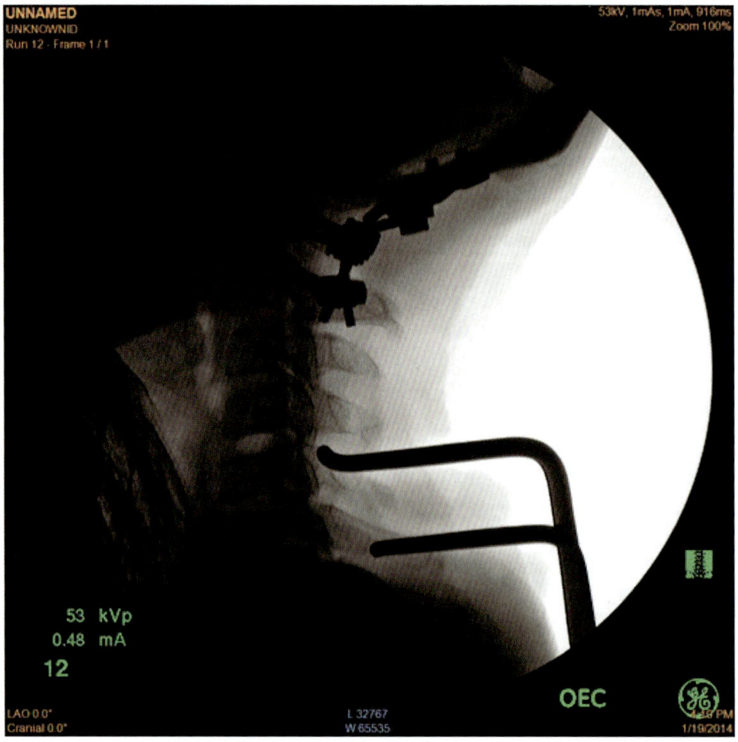

• 术中正、侧位透视枕骨板及枕骨螺钉位置良好（图1-5-20、图1-5-21）。

图 1-5-21
术中侧位透视枕骨板及枕骨螺钉

[小结]

• 1910年Mixter等首先报道了用丝线固定寰椎后弓和枢椎棘突获得成功。此后得以延伸出两种运用钛缆固定寰、枢椎的技术：Gallie法和Brooks法。

• Gallie法是用钛缆绕过寰椎后弓和枢椎棘突根部同时将植骨块借助钛缆固定在寰椎后面和枢椎棘突之间。

• Brooks法是对前者进行的改良，从双侧寰、枢椎椎板下穿过钛缆，椎板间楔形植骨，钛缆环扎寰、枢椎椎板和植骨块。

• 钛缆固定的缺点：钛缆穿过椎板时有损伤脊髓的风险，术后有压迫脊髓的风险；钛缆收缩过紧也有导致椎板应力性骨折的风险；抗平移和抗旋转能力较差。

• 钛缆固定目前临床较少单独使用。

• 1986年Magerl设计了经关节面螺钉内固定术。采用两枚皮质骨螺钉固定两侧寰枢关节。此方法联合钛缆固定，达到了三点固定，保证了寰、枢椎的稳定性。该法术前应对寰枢关节行解剖复位。

• 倪斌教授等在Magerl螺钉固定的基础上，经过改良加用寰椎椎板钩，提高了寰、枢椎的三维稳定性。此改良技术的优点在于避免了钢丝穿过椎板损伤脊髓的风险，同时降低了枢椎椎弓根螺钉植入损伤神经和椎动脉的可能。

• 1994年Goel等提出侧块螺钉的应用，2001年Harms报道在寰、枢椎的侧块置入螺钉。

• 2002年谭明生证明寰椎具有置入椎弓根钉的条件，且力学稳定性强于上述固定方法。

◇参◇考◇文◇献◇

[1] Mixter SJ, Osgood R B. IV. Traumatic lesions of the atlas and axis [J]. Annals of surgery, 1910, 51 (2): 193.

[2] Mitsui H. A new operation for atlanto-axial arthrodesis [J]. Journal of Bone & Joint Surgery, British Volume, 1984, 66 (3): 422-425.

[3] Holness R O, Huestis W S, Howes W J, et al. Posterior stabilization with an interlaminar clamp in cervical injuries: technical note and review of the long term experience with the method [J]. Neurosurgery, 1984, 14 (3): 318-322.

[4] Magerl F, Seemann PS. Stable posterior fusion of the atlas and axis by transarticular screw fixation [M] //Cervical spine I. Springer Vienna, 1987: 322-327.

[5] Harms J, Melcher RP. Posterior C1-C2 fusion with polyaxial screw and rod fixation [J]. Spine, 2001, 26 (22): 2467-2471.

[6] 倪斌，郭翔. 对后路寰枢椎固定技术的评价及选择策略 [J]. 中国脊柱脊髓杂志，2013，23 (5)：392-393.

[7] 谭明生，张光铂. 寰椎测量及其经后弓侧块螺钉固定通道的研究 [J]. 中国脊柱脊髓杂志，2002，12 (1)：5-8.

第一节
前方颈椎显露及椎间盘切除脊髓减压椎体融合技术

[概述]

长征医院脊柱外科颈椎前路手术大多选择右侧入路。文献中Smith-Robinson入路是最常见的中下段颈椎显露方法。可显露C3-T1椎体前方，也可直接显露此段的椎间隙和钩突。适应证包括椎体前后唇骨赘切除、肿瘤切除、椎间盘切除、脓肿引流等。

颈椎前路椎体间融合术可用以解除脊髓前方压迫，稳定颈椎，维持椎体间高度和颈椎的生理曲线，防止后凸畸形。其优点是可达到直接减压，创伤小。其适应证为：①症状性颈椎退变如颈椎不稳、脊髓型颈椎病、局灶性或节段性颈椎后纵韧带骨化等伴明显的相应临床症状者。②急性椎间盘突出有明显临床症状者。③无椎体骨折的不稳定性颈椎创伤，如不伴椎体骨折的颈椎脱位或半脱位、陈旧性颈椎损伤伴节段不稳但无椎体骨折者。Cage最宜于单节段病变，而连续放置多个Cage易继发颈椎畸形，故处理多节段的颈椎退变或椎间盘突出，只能以前路钛板内固定来为多节段减压后植骨融合创造稳定的环境。

[体位]

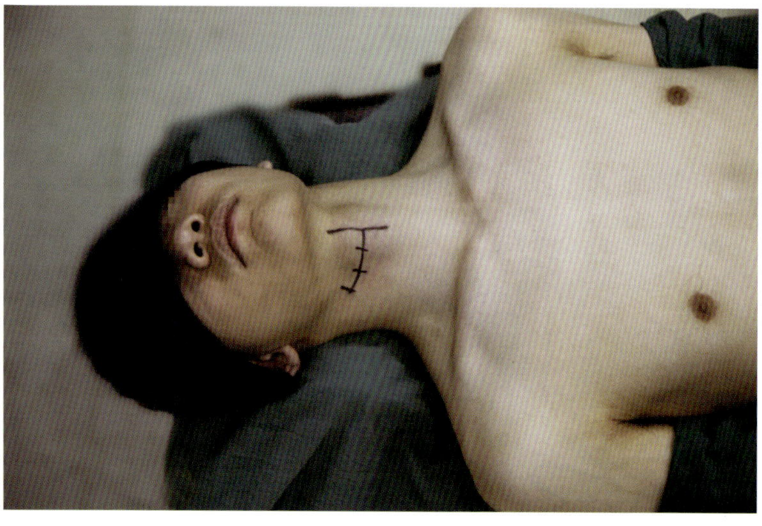

• 患者仰卧位，肩部垫高，头部保持正中位略后伸（图2-1-1）。

图 2-1-1
前方颈椎显露体位及切口

[切口]

- 切口高低根据融合节段而定。一般舌骨相当于C3，甲状软骨相当于C4-C5，环状软骨水平相当于C6。对应关系可能由于个体差异有所不同，可根据术前影像学结果进行辅助判断。从美观考虑，一般选择与手术节段接近的自然形成的皮纹作为手术切口（图2-1-1、图2-1-2）。
- 可选择左侧或右侧入路，理论上C5以下的椎体显露涉及喉返神经，故喉返神经走行相对固定的左侧较为安全。长征医院累积行颈椎手术近30 000例，虽多数采用右侧入路，但出现喉返神经损伤的比例极低。
- 通常自胸锁乳突肌内缘至颈前正中线作颈前横形切口，而需显露多个节段时可采用沿胸锁乳突肌前方的纵行切口。

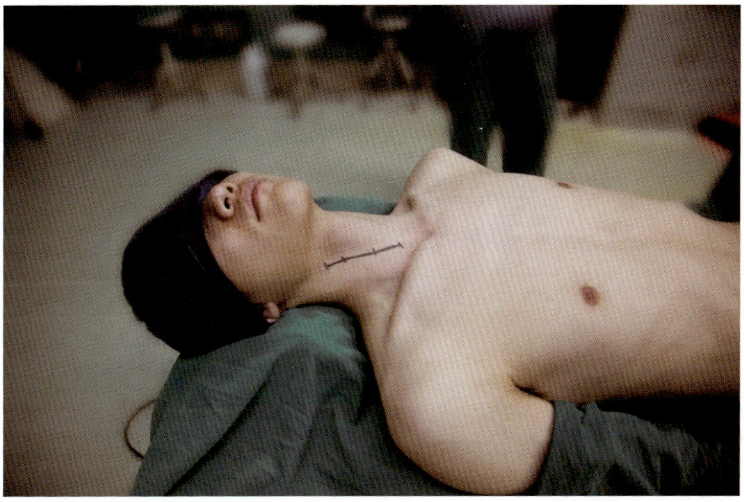

图 2-1-2
前方颈椎显露体位及切口

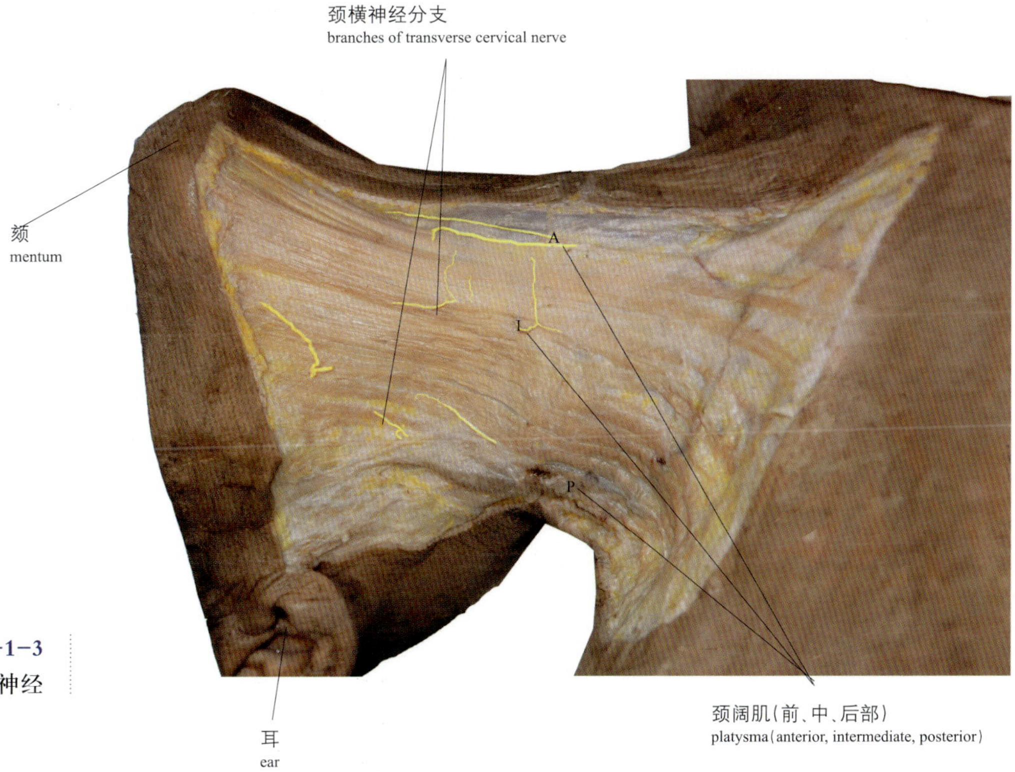

图 2-1-3
颈阔肌及皮神经

▪ 颈阔肌是一层菲薄的皮肌，起于胸大肌和三角肌上部表面的深筋膜，其纤维越过锁骨于颈侧部行向内上方。在颏联合下方和后方，前部的纤维越过中线和对侧的肌纤维交织。其余纤维附着于下颌骨下缘或越过下颌骨止于面下部的皮下组织。其血供由颏下动脉、肩胛上动脉供应，受面神经支配。深面有浅静脉和皮神经等。其收缩时可使颈部皮肤紧张形成斜嵴，还可协助降下颌，在惊吓和惊奇时可下拉口角和下唇。手术切断此肌缝合时，应注意将断端对合，以免术后形成瘢痕（图2-1-3）。

[显露]

头端
rostral

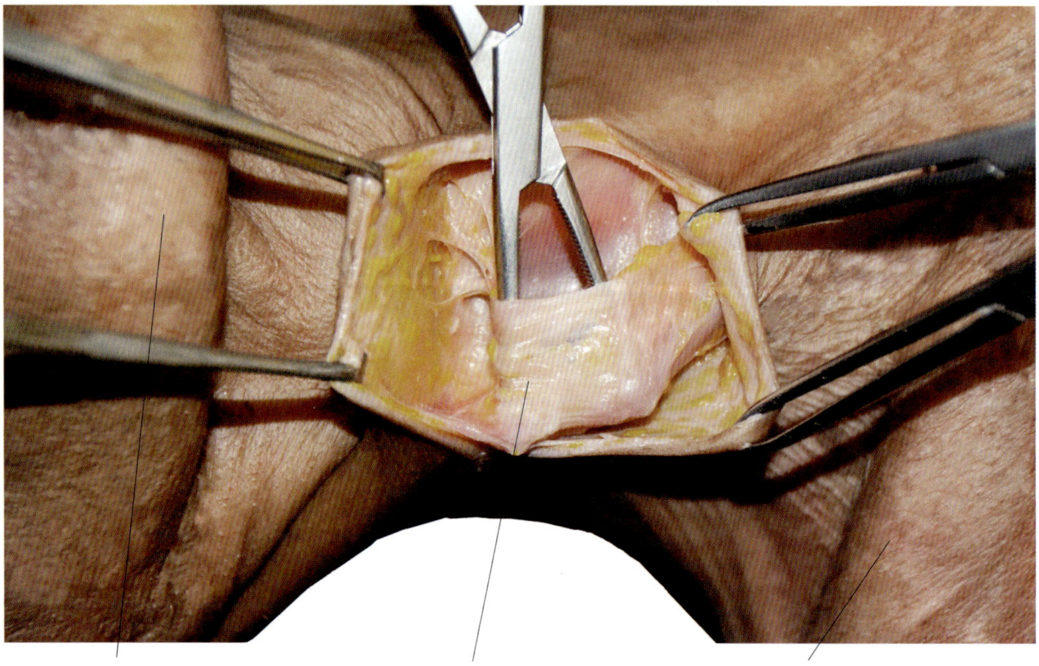

图 2-1-4
分离并横行或纵行劈开颈阔肌

• 切开皮肤和皮下组织后，分离并横行或纵行劈开颈阔肌，显露颈深筋膜（图2-1-4）。

• 术中尽量选择平行颈阔肌纤维方向钝性分离。

• 女性、老人和小孩的颈阔肌较薄，而青壮年男性的颈阔肌较厚，应注意辨认。

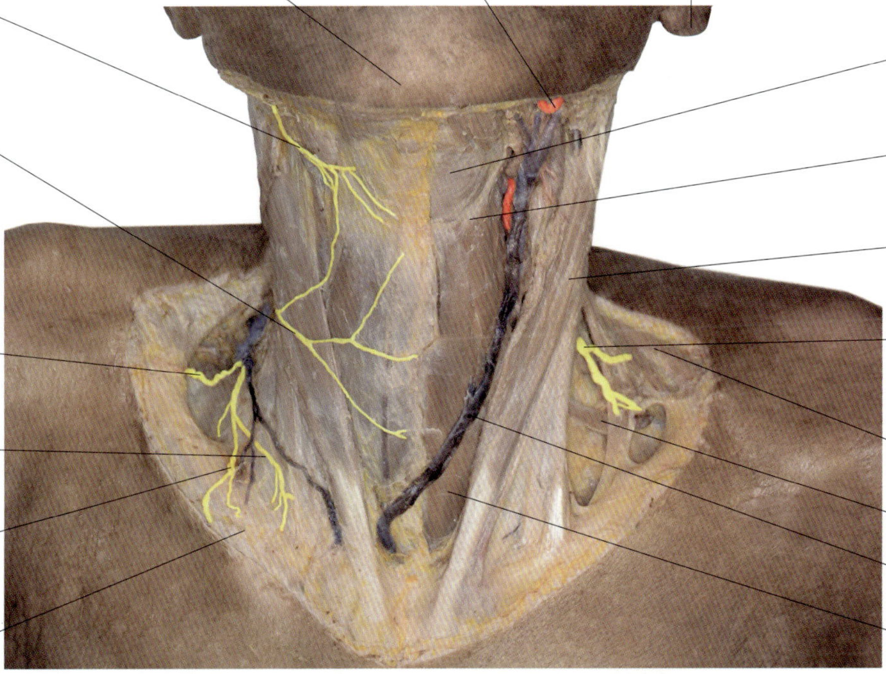

图 2-1-5 颈前部封套筋膜层神经血管结构

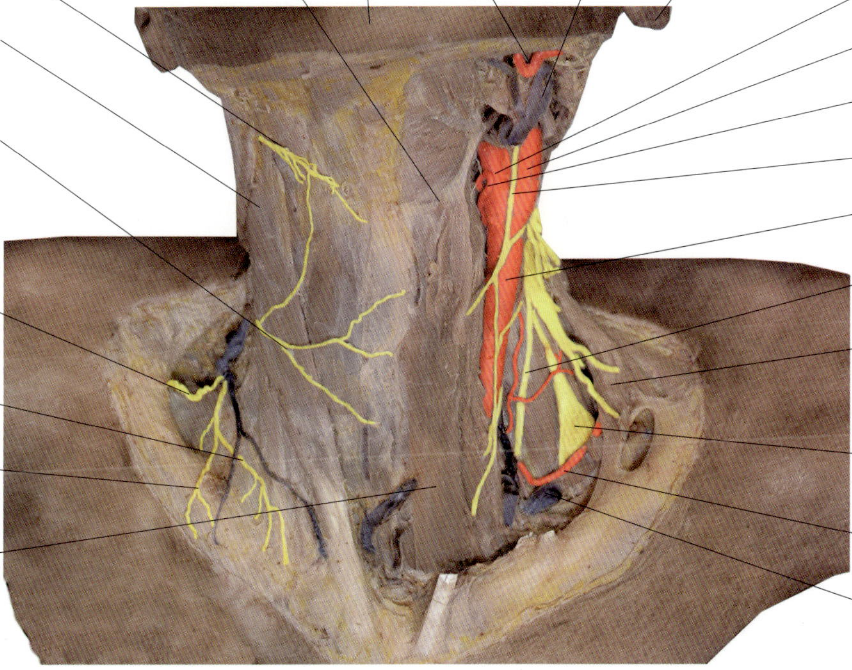

图 2-1-6 颈前部封套筋膜层神经血管结构（左侧切除胸锁乳突肌及颈动脉鞘）

▪ 颈动脉三角：前上界为茎突舌骨肌和二腹肌后腹，前下界为肩胛舌骨肌上腹，后界为胸锁乳突肌前缘。颈动脉三角浅面由皮肤、浅筋膜、颈阔肌和深筋膜覆盖，包括面神经分支和颈神经皮质。舌骨构成该三角的顶点，可通过触诊定位。三角的深面由甲状舌骨肌、舌骨舌肌和咽后缩肌组成。颈动脉三角包含颈总动脉上部及其分为颈内外动脉的部分（图2-1-5、图2-1-6）。

▪ 颈前静脉：颈前静脉起自舌骨附近下颌下浅静脉汇合处，沿中线与胸锁乳突肌前缘之间的区域下行。在胸锁乳突肌深面、舌骨下肌群浅面汇入颈外静脉末端或直接汇入锁骨下静脉。颈前静脉与颈内静脉之间常有交通支（图2-1-5、图2-1-6）。

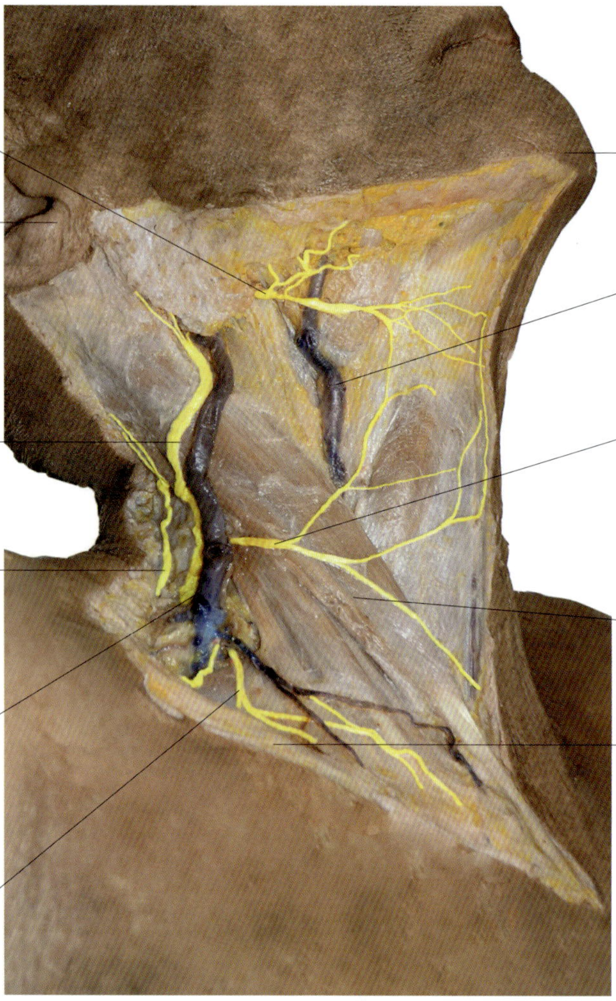

图 2-1-7 颈前部右侧封套筋膜层神经血管结构

▪ 面神经颈支：面神经颈支从腮腺下部下行，在颈阔肌下向前下方走行至颈前部，支配颈阔肌并与颈横神经相联系（图2-1-7）。

▪ 颈横神经：起自第2、3颈神经前支，于胸锁乳突肌后缘终点处绕过该肌向前行，位于颈外静脉深面。行至胸锁乳突肌前缘处穿出深筋膜，在颈阔肌深面分为升支和降支分布于颈部前外侧区。升支上行至下颌下区，在颈阔肌深面与面神经构成神经丛，部分分支穿过颈阔肌，分布到颈前上区皮肤。降支穿出颈阔肌分布于颈前外侧皮肤，最下可达胸骨（图2-1-7）。

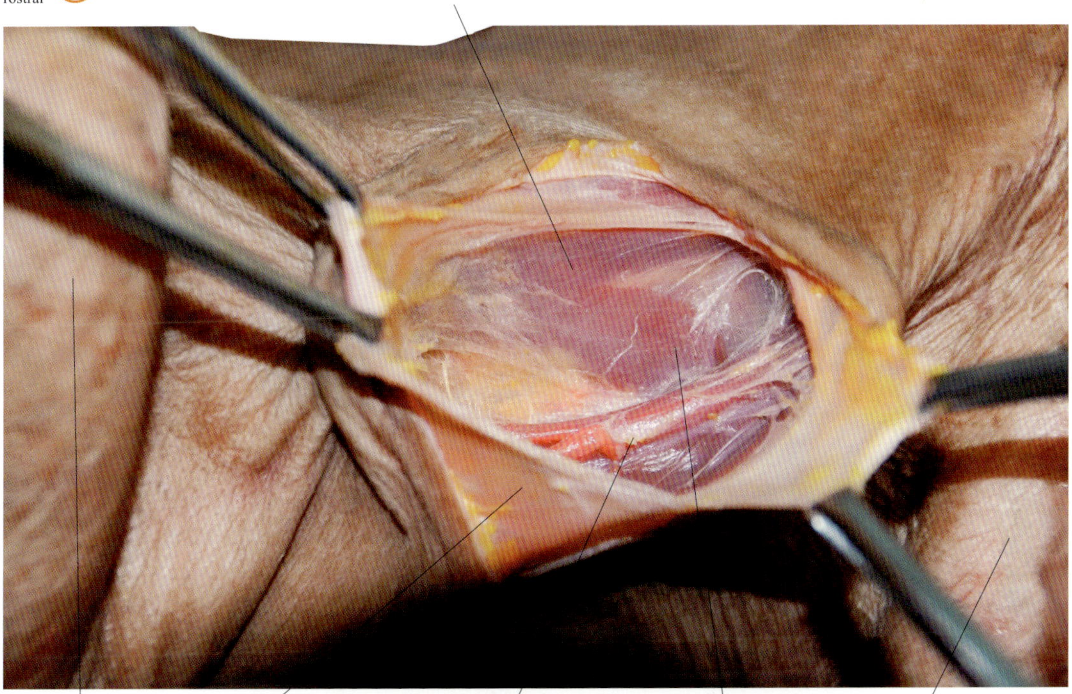

图 2-1-8 牵开颈阔肌显露封套筋膜

- 牵开颈阔肌，可见内侧胸骨舌骨肌、甲状胸骨肌和外侧胸锁乳突肌及交通静脉（图2-1-8）。
- 钝性分离胸锁乳突肌前缘筋膜，显露胸锁乳突肌前缘。
- 在C5以上水平手术可将肩胛舌骨肌向下牵拉，有甲状腺上动脉和喉上神经损伤可能。
- 在C6水平以下可将肩胛舌骨肌向上牵拉，有甲状腺下动脉和喉返神经损伤可能。
- 在行长节段手术肩胛舌骨肌无法避让时，可从其上下分别显露椎体，以保留该肌，一般不行切断。如确有必要，可切断肩胛舌骨肌，并在两断端留线以便重建。

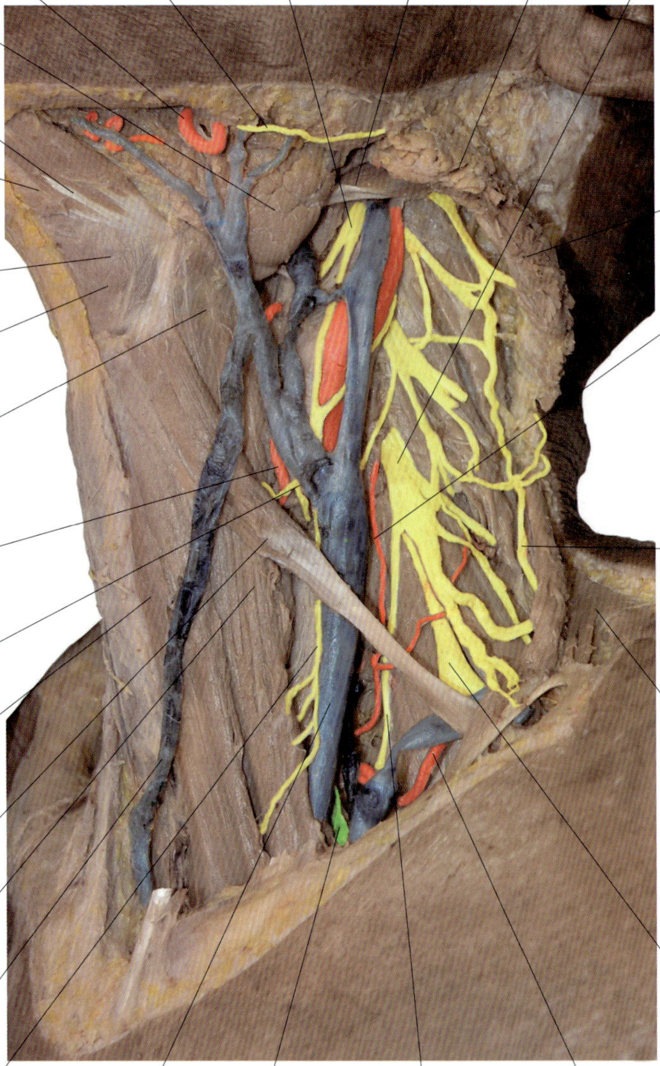

图 2-1-9 颈前部左侧深层神经血管结构

▪ 肩胛舌骨肌：由两个肌腹以一定的角度借中间腱连接在一起。下腹呈扁而窄的条状，斜向前并稍向上越过颈下部。起自肩胛骨上缘近肩胛切迹处，偶尔起自肩胛上横韧带，然后经胸锁乳突肌后方止于中间腱。上腹起始于中间腱，靠近胸骨舌骨肌的外侧缘，几乎垂直上行止于舌骨体的下缘，胸骨舌骨肌止点的外侧。中间腱的长度和形态不一，在环状软骨弓平面常位于颈内静脉附近。由于有一条起于锁骨和第1肋的深筋膜带包绕此肌的中间腱，其牵拉导致该肌在行进过程中呈一定角度的弯曲，于C5-C6水平由内上向外下跨过气管前筋膜和颈动脉鞘。肩胛舌骨肌由甲状腺上动脉和舌动脉的分支供血，其上腹由颈襻上根（C1）的分支支配，下腹由颈袢（C1、C2和C3）的分支支配。离断二腹肌时在肌腱处切断，可以避免损伤其支配神经和供血动脉，使其在重建时更加牢固（图2-1-9）。

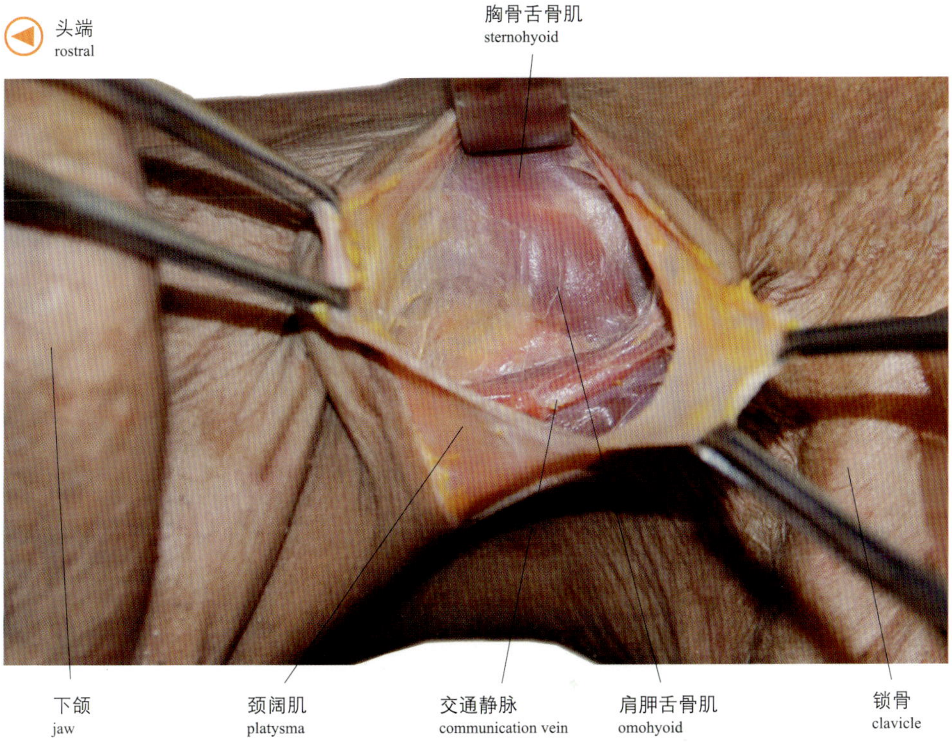

图 2-1-10 胸锁乳突肌内缘颈动脉鞘与气管食管间钝性分离封套筋膜

• 于胸锁乳突肌内缘颈动脉鞘与气管食管间钝性分离封套筋膜，用手指触及颈动脉搏动并向外牵开颈动脉鞘，避免进入颈动脉鞘内（图2-1-10）。

• 颈动脉及鞘内结构的损伤，主要发生在分离和安放拉钩时。在分离前务必沿胸锁乳突肌内缘向深面进行，向外牵开前，首先要扪清动脉搏动位置再插入牵开器。

• 在应用自动撑开拉钩时应检查颞动脉搏动，避免因颈动脉长时间闭塞导致的脑缺血。长征医院常采用人工甲状腺拉钩，已完成近20 000例颈前路手术，未发生此并发症。压迫颈动脉窦易导致血压波动，术中应与麻醉师共同关注血压变化，及时调整。

• 甲状腺上动脉及甲状腺下动脉一般可不结扎，从而避免损伤喉上及喉返神经。如需结扎，结扎甲状腺下血管时应尽量靠近颈总动脉侧，结扎甲状腺上血管时应尽量靠近腺体组织。在结扎时一定要辨明所结扎的组织只有血管没有神经。尽量避免用双极电凝，极易损伤神经。

• 喉返神经损伤可导致术后声音嘶哑，喉上神经内支损伤可导致呛咳，外支损伤可导致声调降低。

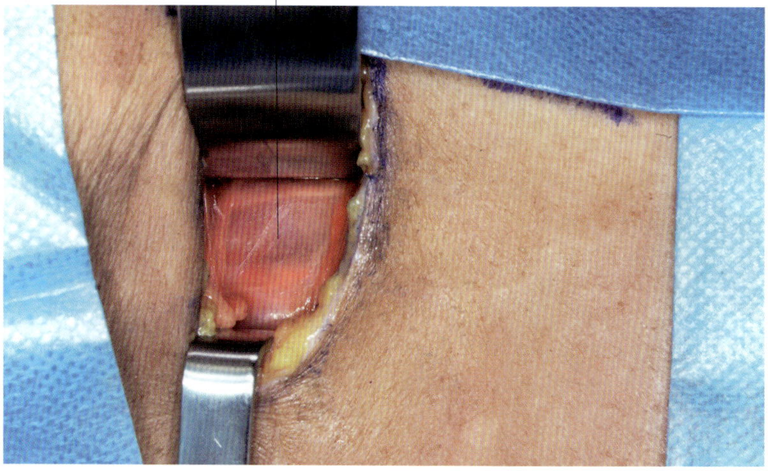

图 2-1-13 拉钩牵开颈动脉鞘、气管食管显露椎前筋膜

• 将胸锁乳突肌与颈动脉鞘一起牵向外侧，气管食管及甲状腺牵向内侧，可见椎前筋膜及其包裹的椎体、椎间盘、颈长肌等结构（图2-1-13、图2-1-15）。

• 术中解剖层次不清或过度牵拉气管前筋膜可能导致迷走神经损伤，是术后吞咽困难的重要原因。

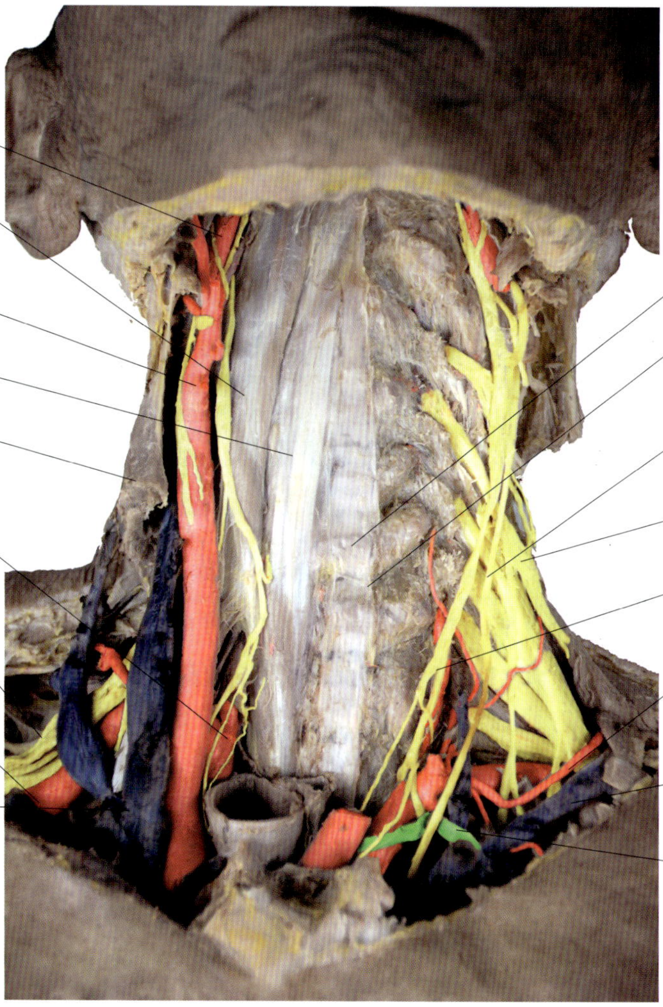

图 2-1-14
椎前筋膜层神经血管等结构

▪ 前纵韧带：前纵韧带是很坚固的纤维结缔组织束，沿着椎体前面走行，尾侧较宽。它从枕骨底部延伸至寰椎前结节和枢椎椎体前方，然后继续向尾侧延长，直至骶骨上部前方。它的纵行纤维牢附于椎间盘、透明软骨终板和相邻椎体边缘，并且松弛的附着于椎体的中央部位，使椎体前面凹陷填充变平（图2-1-14）。

▪ 颈长肌：位于寰椎与第3胸椎之间的脊椎前面。它可分为三个部分，各部均以腱性束起始。下斜部最小，起于上位2个或3个胸椎体的前面，向上外行止于第5、6颈椎横突前结节。上斜部起于第3、4、5颈椎横突前结节，向上内行借一细小的腱止于寰椎前弓结节的前外侧面。中间垂直部起于上3个胸椎及下3个颈椎椎体的前面，向上止于第2～4颈椎椎体的前面。颈长肌由椎动脉、甲状腺下动脉和咽升动脉的分支供血，由第2～6颈神经前支的分支支配。颈长肌可使颈前屈，其斜部可使颈侧屈，下斜部可使颈向对侧旋转。其主要拮抗肌是颈最长肌（图2-1-14）。

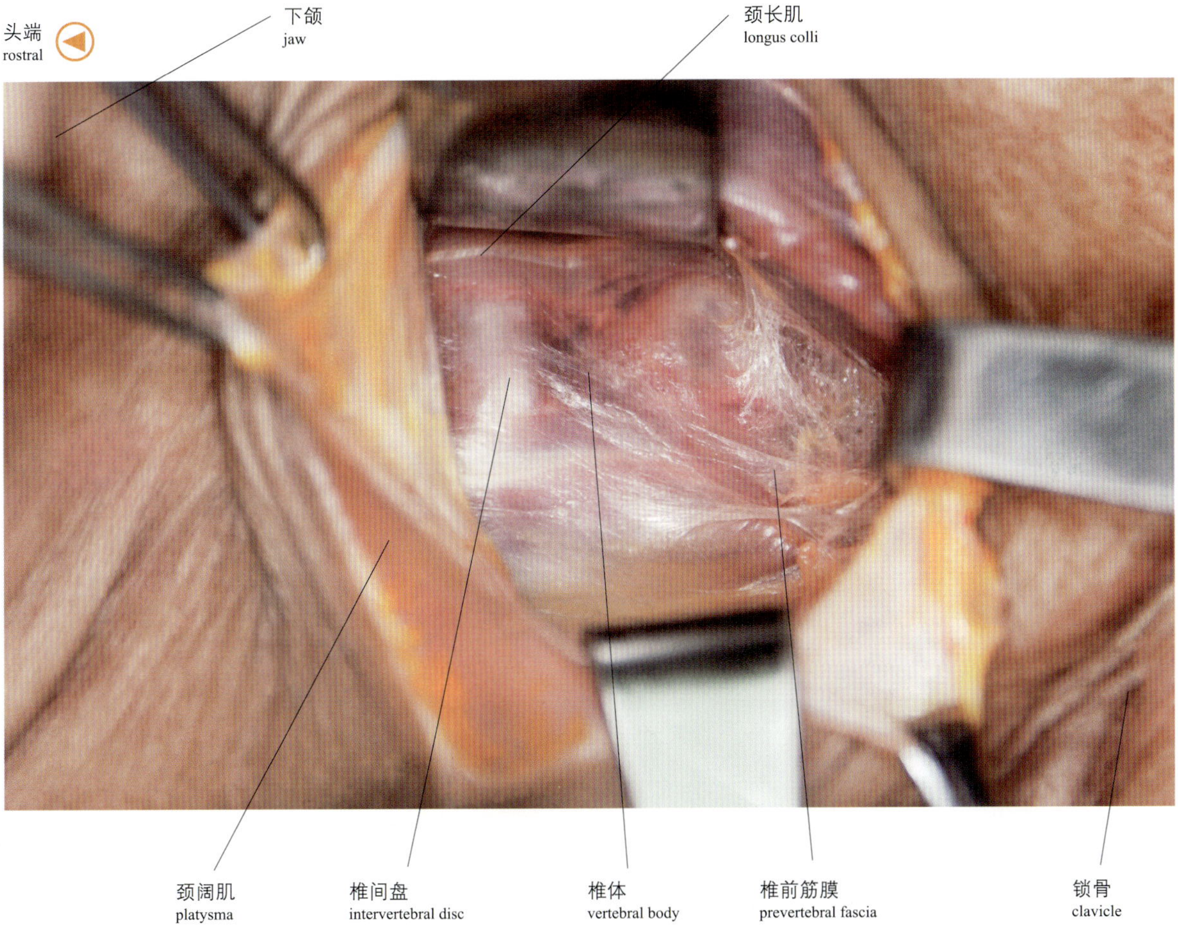

图 2-1-15　拉钩牵开颈动脉鞘、气管食管显露椎前筋膜

• 切开椎前筋膜时应注意辨别食管，食管未被完全推向外侧则可能在切开椎前筋膜时误伤食管，造成食管瘘。

• 如进行翻修手术，长征医院常规术前置胃管，以利术中辨别食管，避免损伤。

• 使用有齿镊提起椎前筋膜后逐层剪开，骨膜剥离子纵行分离椎前筋膜，显露椎体和椎间隙（图2-1-16）。

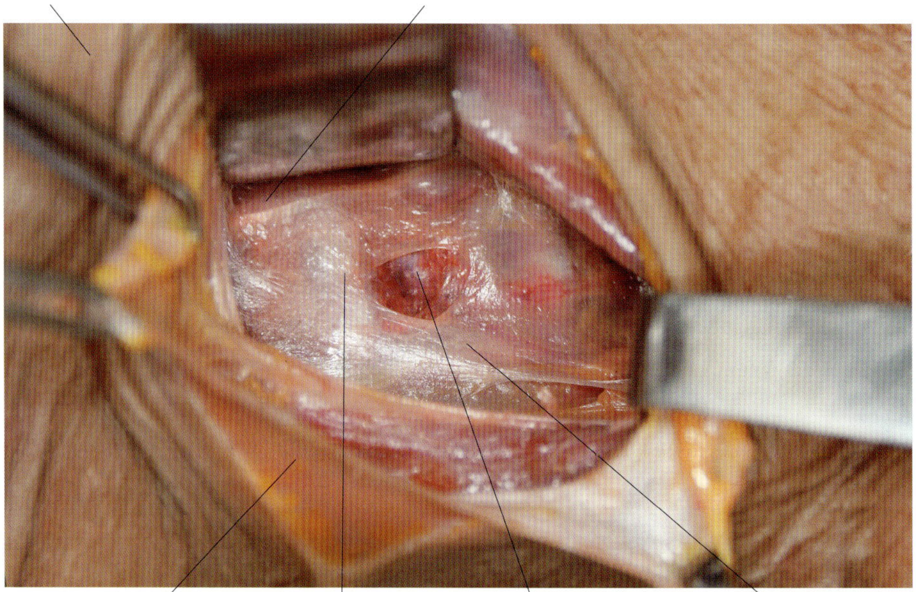

图 2-1-16 逐层剪开椎前筋膜显露椎体

· 显露时避免在颈长肌内或其外侧操作，以免造成过多出血。椎前静脉预先双极电凝止血，以避免及减少术中出血。

· 分离颈长肌时务必保持在骨膜下，否则易损伤颈长肌表面的交感干导致Horner综合征。

· 向两侧分离、牵拉颈长肌以不超过颈长肌内侧缘3mm为宜，过分分离可能误入横突间损伤椎动脉。

[椎间盘切除]

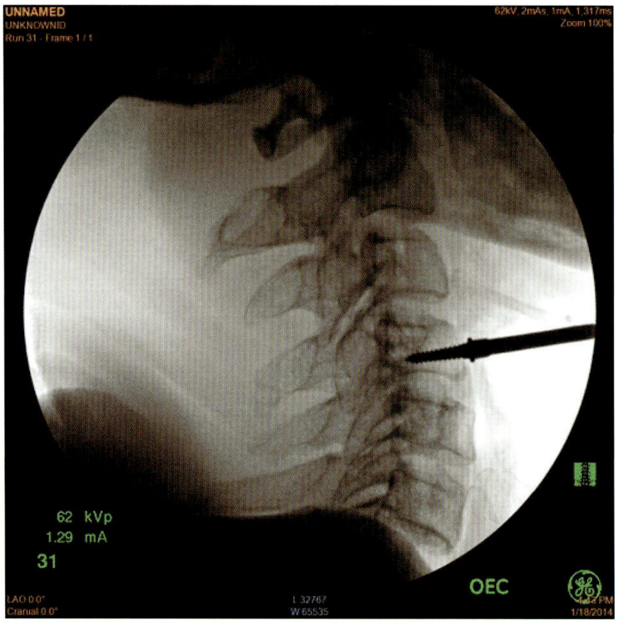

· 术中侧位透视确定颈椎病变节段（图2-1-17）。

图 2-1-17
术中正侧位透视确定颈椎病变节段

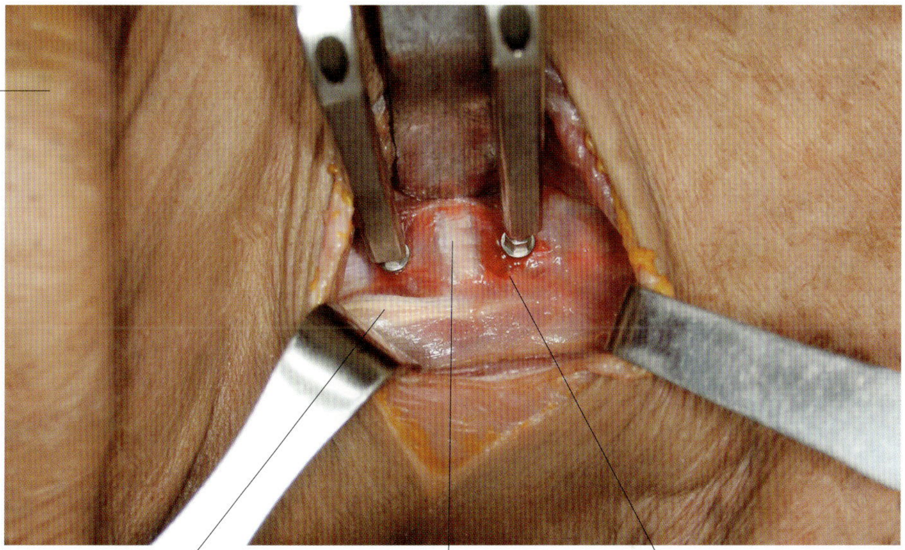

图 2-1-18 置入椎体间撑开器

• 平行椎体终板，于椎体中央置入椎体间撑开器，减压过程中逐渐撑开椎体（图2-1-18）。

• 撑开椎体有利于使损伤的椎间盘高度恢复，减轻对脊髓的压迫，在椎间盘切除时亦有利于操作。但不宜过分撑开，否则易引起术后轴性疼痛及后方小关节疼痛。

• 对于存在外伤导致椎体脱位的患者，撑开椎间隙常可达到经前路复位。

• 在牵拉颈动脉鞘时尽量避免下压拉钩，损伤颈交感干。

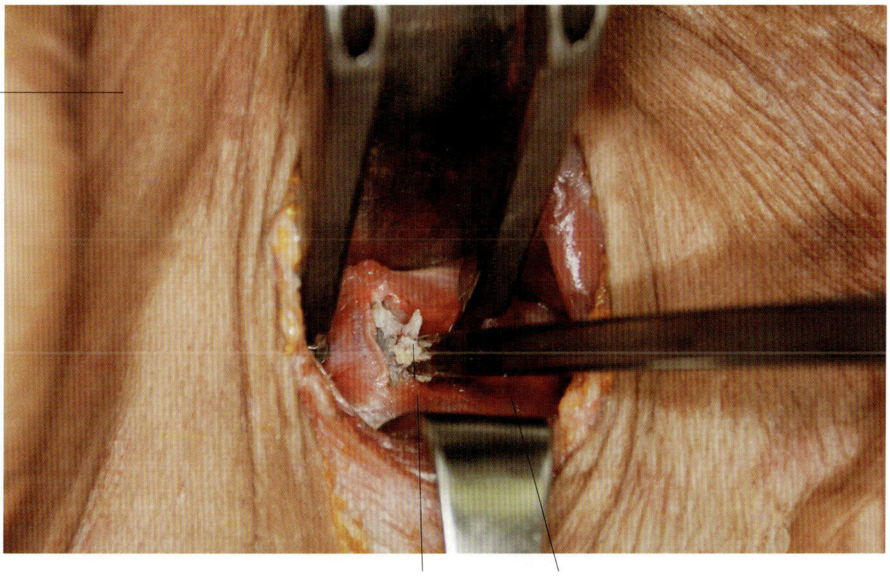

图 2-1-19
切开并取出前纵韧带和椎间盘纤维环外层

• 尖刀沿椎体上下缘从外向内平行切开前纵韧带和椎间盘纤维环外层，深度以2～4mm为宜，两侧达到钩突关节（图2-1-19）。

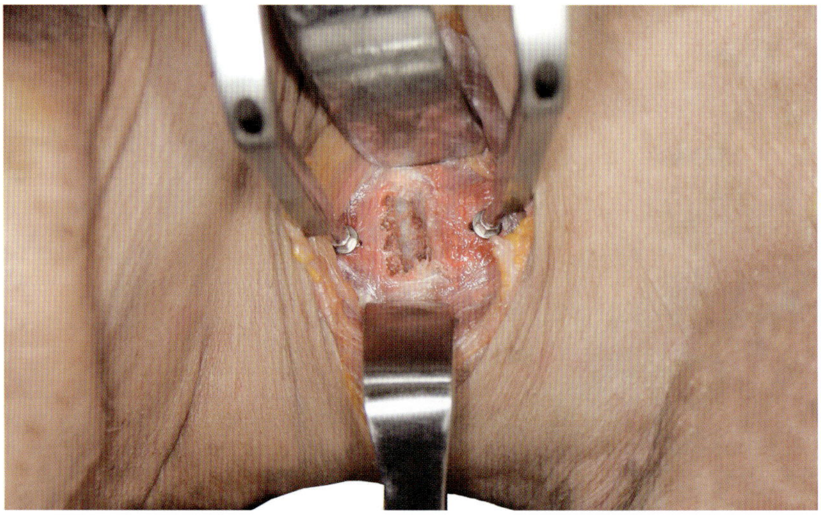

图 2-1-20
咬除椎体前缘骨赘

• 如有椎体前缘骨赘形成，难以直接切除纤维环，则先咬除骨赘（图2-1-20）。

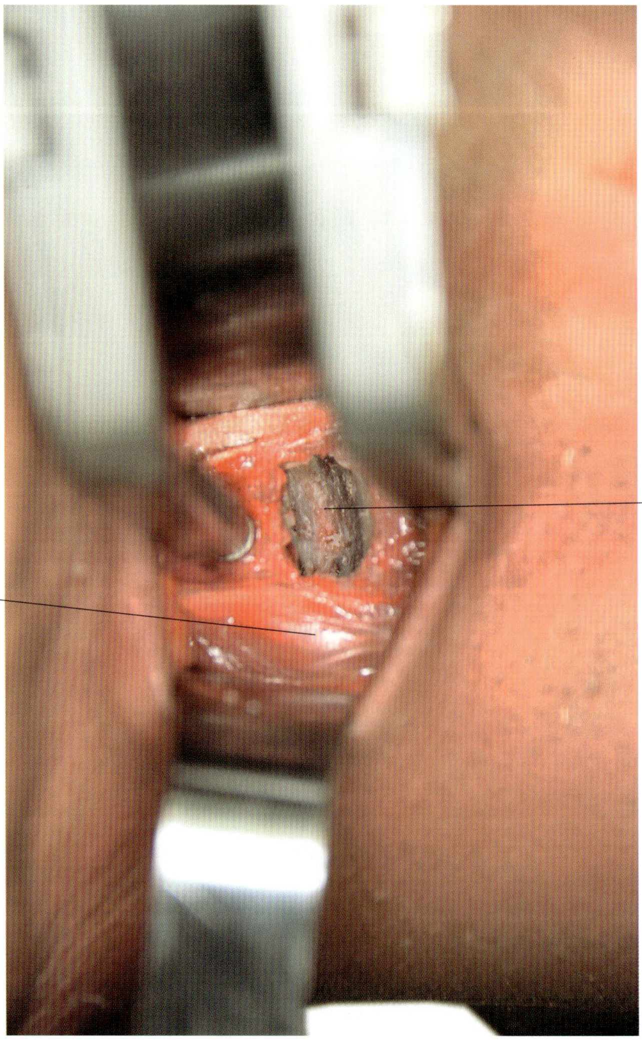

图 2-1-21 摘除髓核处理椎间盘组织和软骨终板

·髓核钳由纤维环切口伸入椎间隙，由浅入深，由一侧到另一侧的分次摘除髓核（图2-1-21）。

·摘除髓核时，用力应缓慢，钳口一次不宜张开太大。

·如椎间隙过窄髓核钳不易伸入，可再次撑开椎体撑开器，或由助手在台下纵向牵引患者头部。

·严格掌握髓核钳进入椎间隙深度，如过浅则无法夹取突出的髓核，过深则易损伤脊髓。接近椎体后缘时改用刮匙处理椎间盘组织和软骨终板（图2-1-21）。

[减压]

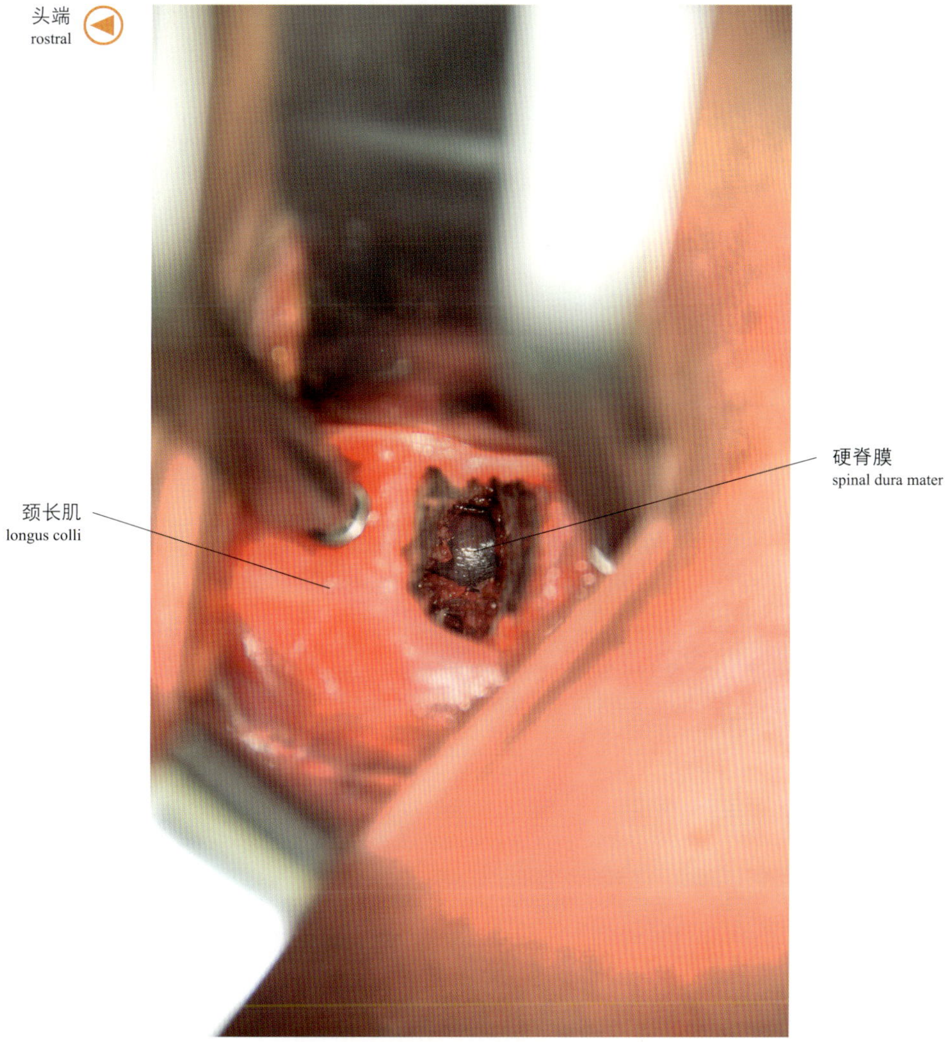

图 2-1-22　常规切除后纵韧带彻底减压

·长征医院脊柱外科常规切除后纵韧带，以便清除突破后纵韧带的椎间盘残留组织，达到脊髓的彻底减压。神经剥离钩在薄弱处钩入后纵韧带与硬脊膜之间，用尖刀沿钩子上的凹槽切开后纵韧带。冲击式咬骨钳小心咬除后纵韧带，显露硬脊膜（图2-1-22）。

·使用刮匙和咬骨钳去除侧方钩椎关节的增生骨赘。用特制小刮匙分别刮除两侧的软骨板及椎体后方骨赘。

· 减压过程中使用刮匙及咬骨钳一定要从小号到大号，切忌挤压硬膜和神经根造成损伤，最后探查，神经根孔通畅，取净所有髓核组织及突出的纤维环组织，至椎管各个方向无受压，以达到彻底减压。

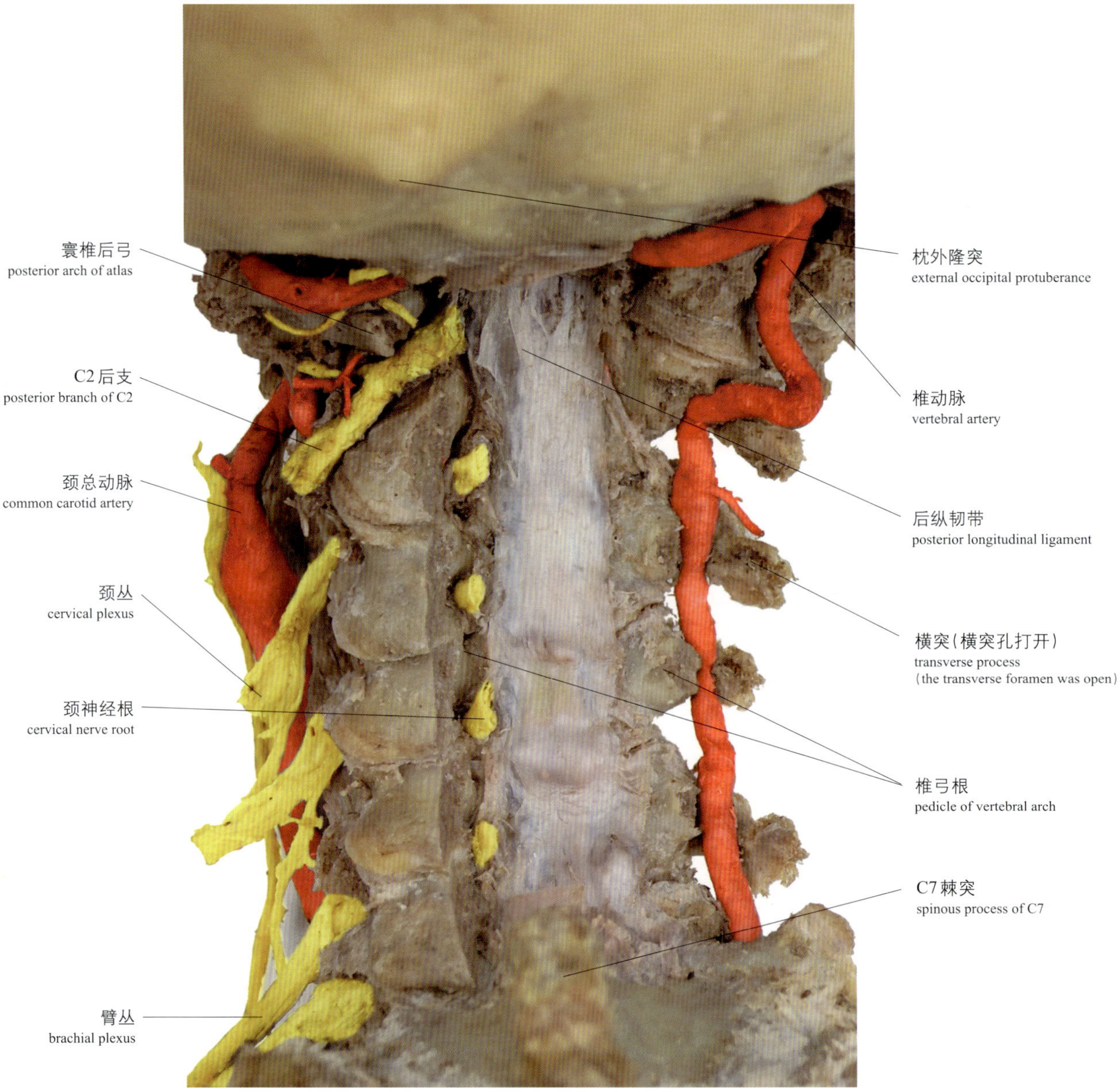

图 2-1-23 后纵韧带周围结构

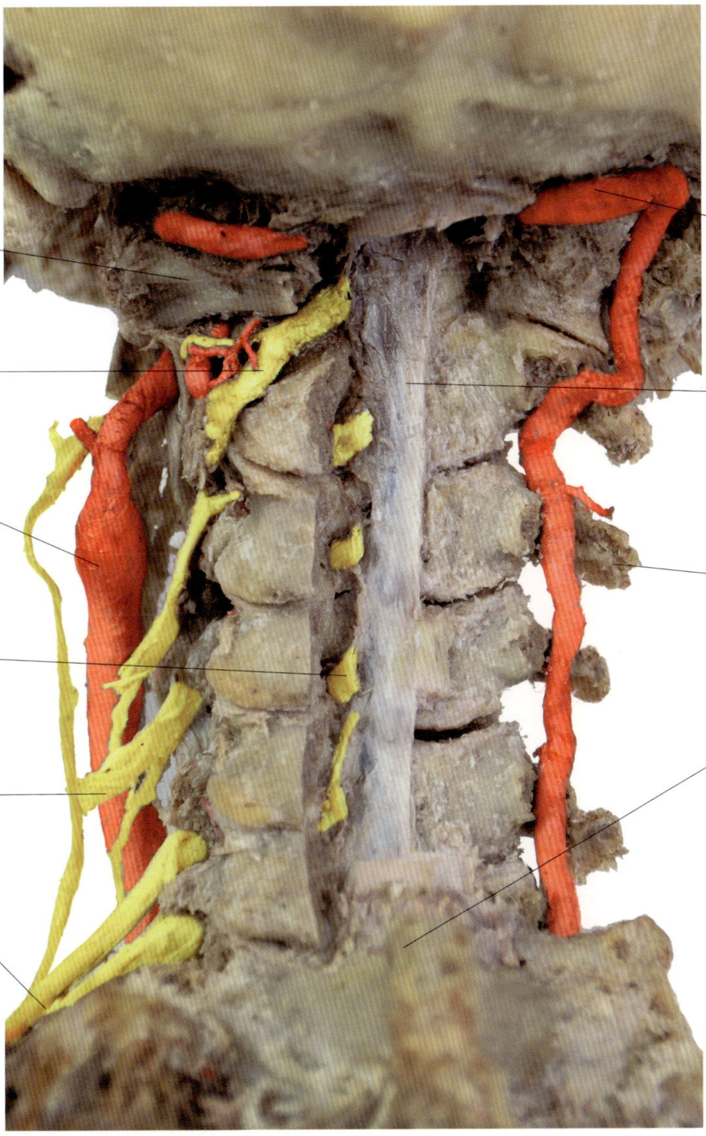

图 2-1-24 后纵韧带周围结构（切除右侧后纵韧带）

▪ 后纵韧带：位于椎管内椎体的后面，附着于枢椎至骶骨之间的椎体后部，在头端与覆膜相延续。其纤维边缘附着于椎间盘、透明软骨和相邻椎体边缘。后纵韧带在颈部和上胸部较宽，且宽度相同，在下胸部和腰部则在椎体处窄，但在椎间盘处宽，其纤维与椎间盘纤维环融合（图2-1-23、图2-1-24）。

[融合固定]

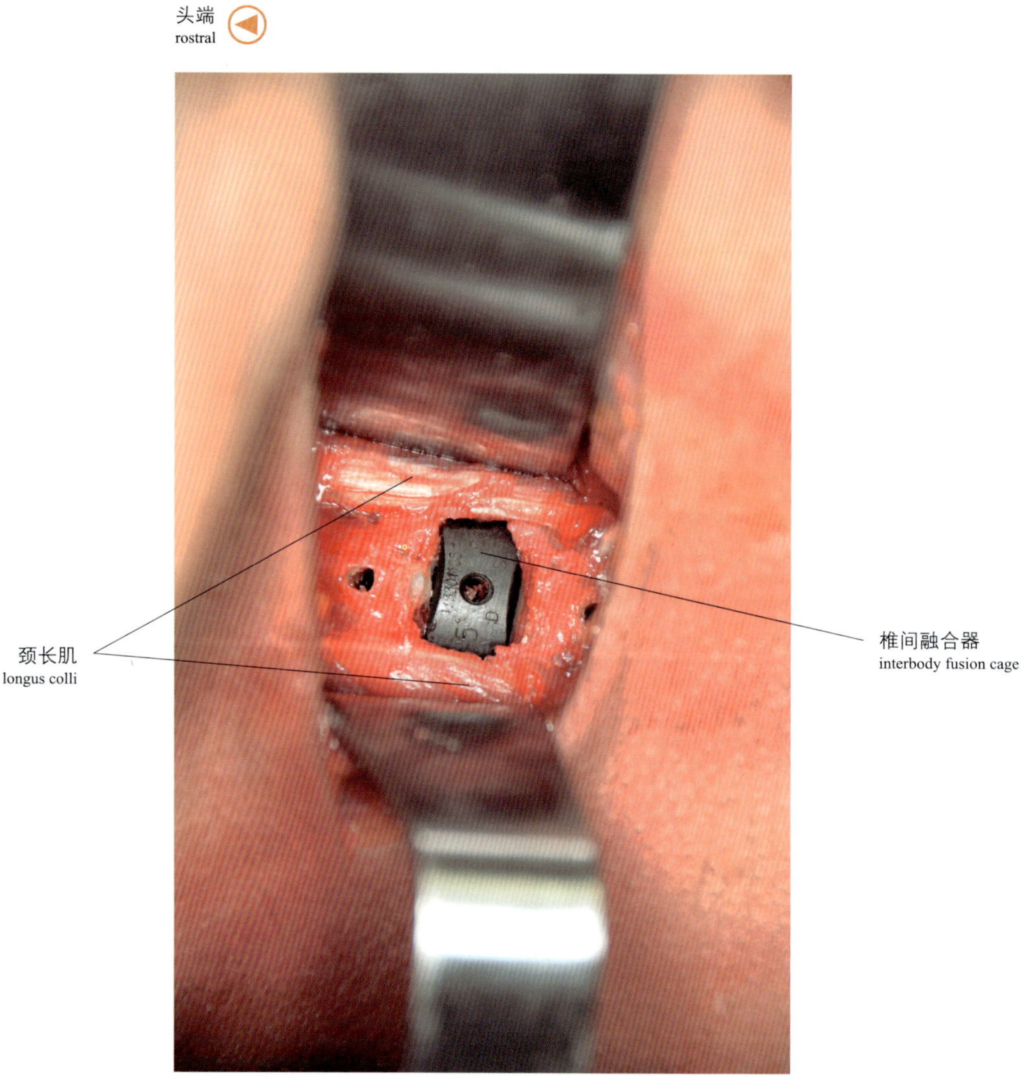

图 2-1-25 植入椎间融合器（强生公司，美国）

· 将软骨终板彻底刮除并打磨软骨下骨直至渗血，避免损伤终板造成植入物陷入椎体。

· 经试模插入椎间隙，更换型号直至合适大小。

· 将椎间融合器放入处理好的椎间隙，松开椎体撑开器，使椎间融合器嵌插紧密（图2-1-25）。

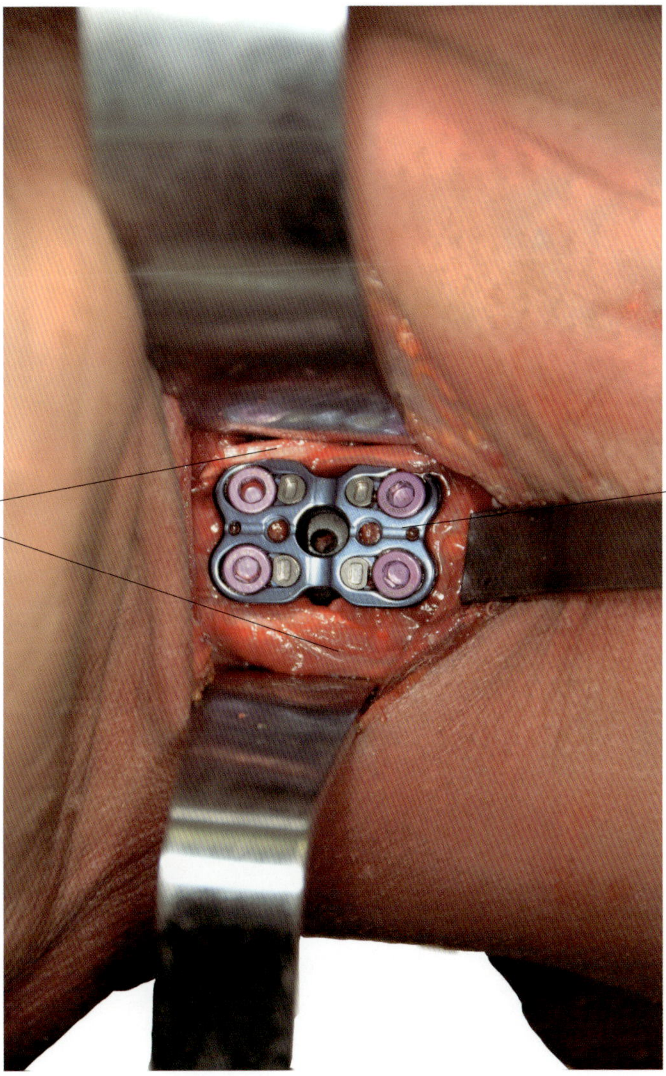

图 2-1-26
置入颈椎前路钛板、螺钉（强生公司，美国）固定并锁紧

• 根据椎体位置选择颈椎前路钛板大小，调整位置后以对角的顺序依次置入螺钉固定，正侧位透视确定内置物位置良好后锁紧（图2-1-26）。

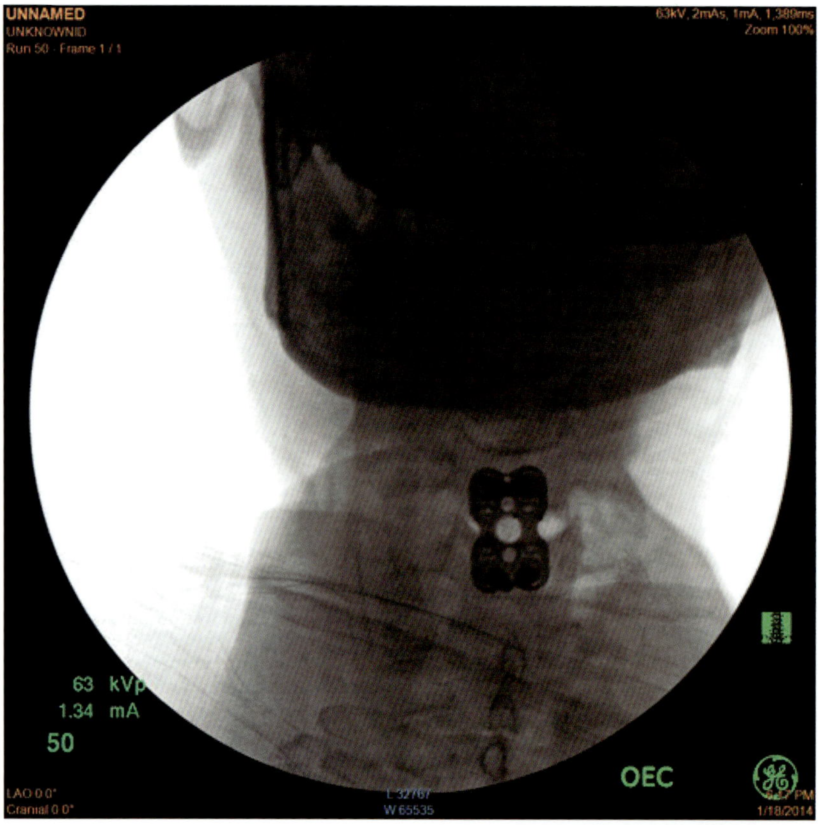

图 2-1-27
术中正位透视颈前路植入物的位置

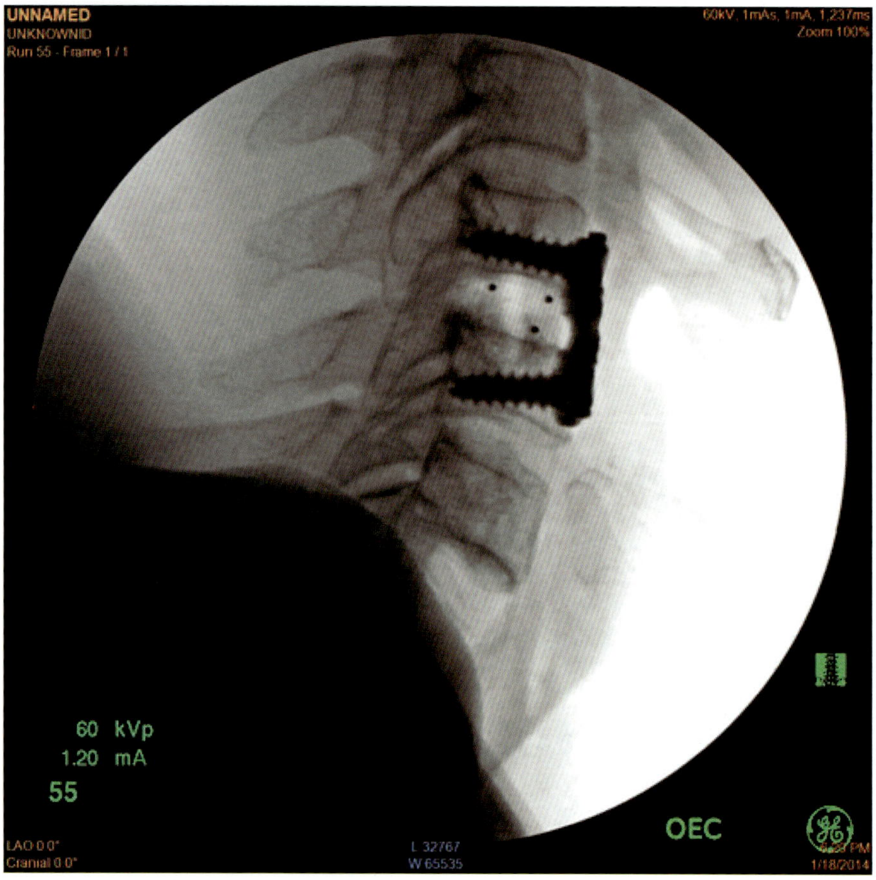

• 术中正侧位透视颈前路植入物的位置良好（图2-1-27、图2-1-28）。

图 2-1-28
术中侧位透视颈前路植入物的位置

[小结]

• 颈椎前路减压手术现已在众多医院广泛展开，应用于颈椎外伤和颈椎退行性变等疾病。

• 并发症有脊髓及神经根损伤、喉上及喉返神经损伤、脑脊液漏、术后吞咽困难、食管损伤、气管损伤及呼吸道阻塞、血管损伤等。

• 术中助手过度的钳夹、牵拉和牵开器长时间的压迫所造成的暂时性的神经损伤所产生的症状术后可以逐渐恢复。

• 如在分离筋膜组织的时候未能发现血管和神经，从而出现缝扎、误切或者电凝止血时烧灼损伤，则将造成不可恢复的永久性损伤。

• 手术入路采用右侧入路，视野较好，便于右手操作，减少牵拉强度。

• 术中不必刻意去寻找神经，若术需要结扎甲状腺上动静脉一定要分清有喉上神经是否伴随，止血时尽量不使用电刀，钳夹时要分清组织。

• 术中牵拉时间不要过长，间断松开，动作轻柔，避免牵拉伤。

• 单侧损伤喉返神经后出现声音嘶哑多为暂时性的，术后1~3个月可以恢复。

• 在术中向两侧剥离椎旁肌时，应当确保紧贴骨面，从中线开始往两旁剥离，这样有肌肉的保护，可以减少对交感干的损伤。

• 术后慢性吞咽困难的原因以往认为与声带麻痹、内植物移位、术中牵拉时间过长和局部血肿形成有关。编者认为这与牵拉颈动脉鞘时对迷走神经的造成的不同程度的损伤有关，因此在牵拉时尽量轻柔。

• 食管瘘的原因与术中损伤未被发现，内固定器或植骨块刺伤等有关。

• 术中损伤多为拉钩的卡压导致，由于食管的血供较差，卡压后极易出现局部的坏死。

• 术后嘱患者短期内禁食热食对食管瘘的发生具有预防作用。

• 气管损伤和上呼吸道阻塞多见于气管插管所致。术前患者应该进行推拉气管训练，以适应术中的牵拉。

• 术前1周开始，每日将气管向术侧的对侧推移2~3次，每次10~30min，推移幅度以超过中线为宜。

• 对于有颈动脉斑块的患者，术中的牵拉颈动脉可能增加血栓风险，术前需完善颈动脉彩超等检查，评价斑块脱落的风险，必要时做相应预防性处理，术中须保持充分的脑灌注和间歇性放松对颈部血管的牵拉刺激。

• 脑脊液漏在颈前路手术中比较少见，术前应当充分评估致压物与硬膜的粘连程度，对需行后纵韧带骨化块切除者，应使用微型高速磨钻和薄型冲击式咬骨钳。

• 术中视野保持清晰，直视下操作，分离粘连需仔细，从粘连轻处开始逐步分离。在硬膜不得已损伤时，尽量保护蛛网膜。

◇参◇考◇文◇献◇

[1] 刘学维，燕春茂，付宏伟，等. 颈椎前路手术要点及并发症［J］. 中华临床医学研究杂志，2007，13（19）：2752-2753.

[2] 谭俊铭，叶晓健，贾连顺，等. 颈前路手术的并发症及处理［J］. 脊柱外科杂志，2005，3（6）：354.

[3] 唐勇，王新伟，袁文，等. 颈前路手术并发脑脊液漏的原因及处理［J］. 颈腰痛杂志，2010（1）：26-28.

[4] 陈雄生，贾连顺，曹师锋，等. 颈椎前路手术的并发

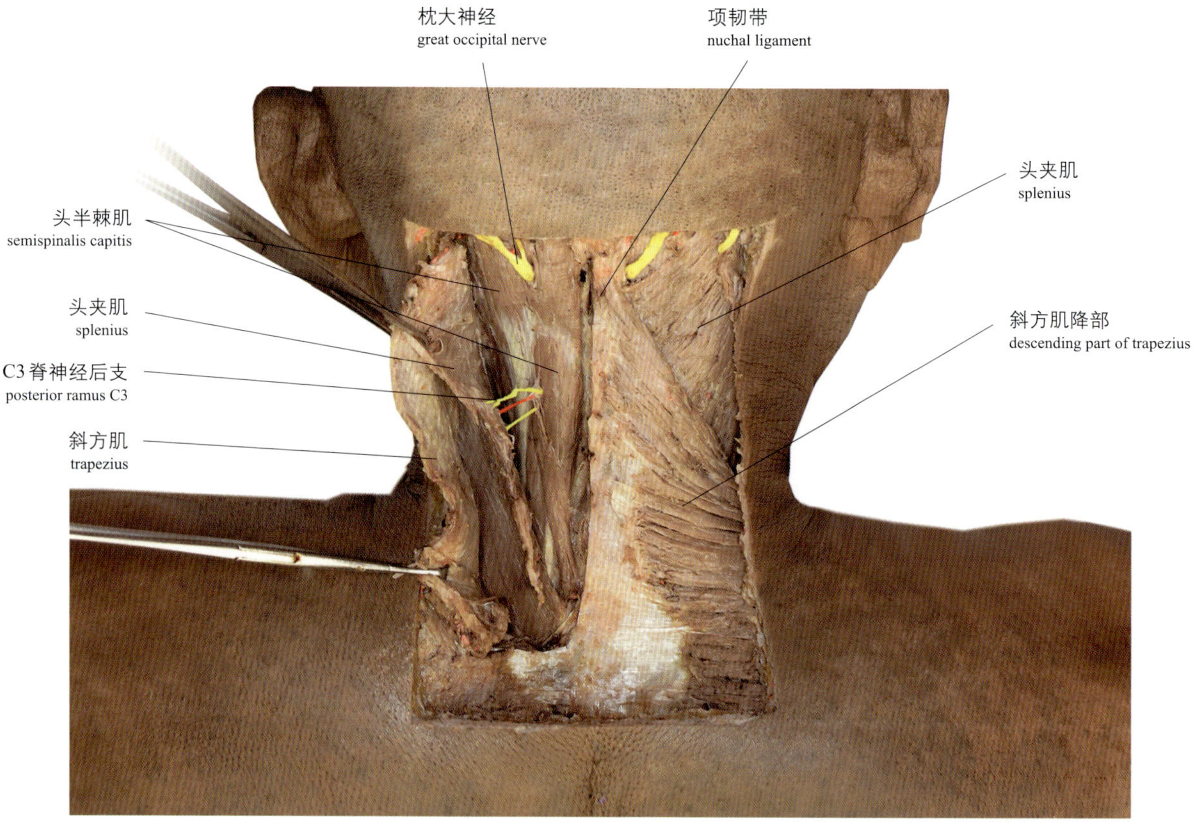

图 2-2-5 颈后部浅、深部肌肉

▪ 项韧带：项韧带是一个双层弹性纤维肌间隔，与颈部的棘上韧带及棘间韧带同源，但结构不同。它的双侧致密弹性纤维层被一个薄层网状组织所分隔。这两个板层在其后方游离缘融合。该缘很表浅，从枕外隆凸延伸至C7棘突。弹性纤维板与枕外侧嵴的中央部分，寰椎的后结节及颈椎分叉棘突的内侧面相连，并且是颈肌及其外鞘的两侧连接部分的间隔，还有中央部分在寰枕和寰枢水平附着于寰枕后膜。在发生创伤出血或因颈椎不稳造成项韧带负荷过多时，项韧带可发生钙化和骨化，多见于颈椎中下部（图2-2-5）。

▪ 夹肌：起自项韧带下部和上位胸椎棘突，肌纤维斜向外上方，分为二部：头夹肌在胸锁乳突肌上端的深面，止于乳突下部和上项线的外侧部；颈夹肌在头夹肌的外侧和下方，止于上位三个椎体的横突。一侧夹肌收缩使头转向同侧，双侧收缩使头颈后仰。二肌均由第2～5颈神经后支的外侧支支配（图2-2-5）。

▪ 头最长肌：起于第2到第5颈椎的棘突，止于头半棘肌的外侧。主要功能是伸展头部，向同侧屈曲颈。受第三颈神经支配，血液主要由颈深动静脉供应和回流（图2-2-5）。

▪ 头半棘肌：头半棘肌借由一系列肌腱连于第6～7胸椎和第7颈椎横突的尖端、第4～6颈椎关节突。这些肌腱共同由一块宽肌发出，向上与枕骨上下项线间区的内侧部分相连（图2-2-5）。

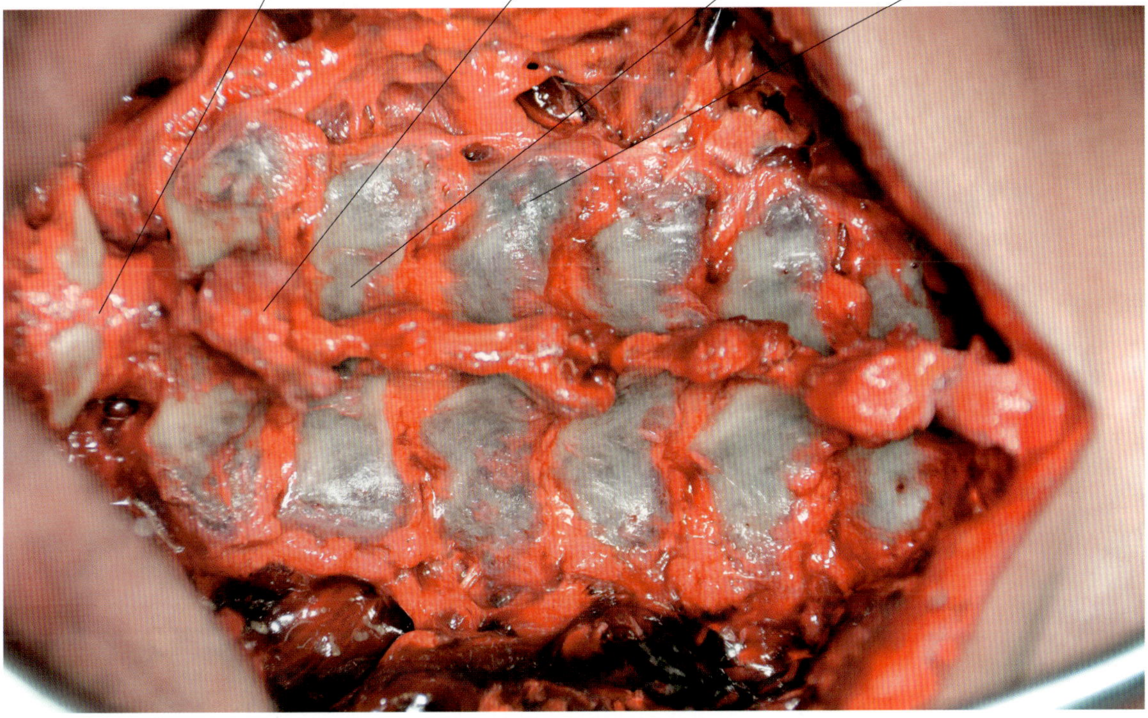

图 2-2-6 骨膜下剥离颈后部肌肉，显露颈椎后部骨性结构

- 到达棘突后，将两侧肌肉自骨膜下向两侧剥离，勿偏离进入肌肉，易损伤肌肉和颈深动、静脉造成较多出血（图2-2-6）。
- 根据棘突分叉特点，切削附着点时按其形态进行。
- 使用骨膜剥离子进行骨膜下剥离，易造成颈椎的大幅度移动，如果在颈椎不稳定的情况下，可选用电刀锐性分离椎板后软组织。
- 椎板间静脉丛丰富，椎板剥离后立即用干纱布填塞止血。
- 椎板剥离至两侧侧块外侧缘，过度向外显露亦易损伤颈神经背支造成术后项部肌肉乏力和皮肤感觉障碍。
- 由于椎板成形术不做融合，可保留颈椎运动功能，故应保持关节囊完整，保留C2和T1棘突上的肌肉附丽点。

[椎管扩大成形]

头端
rostral

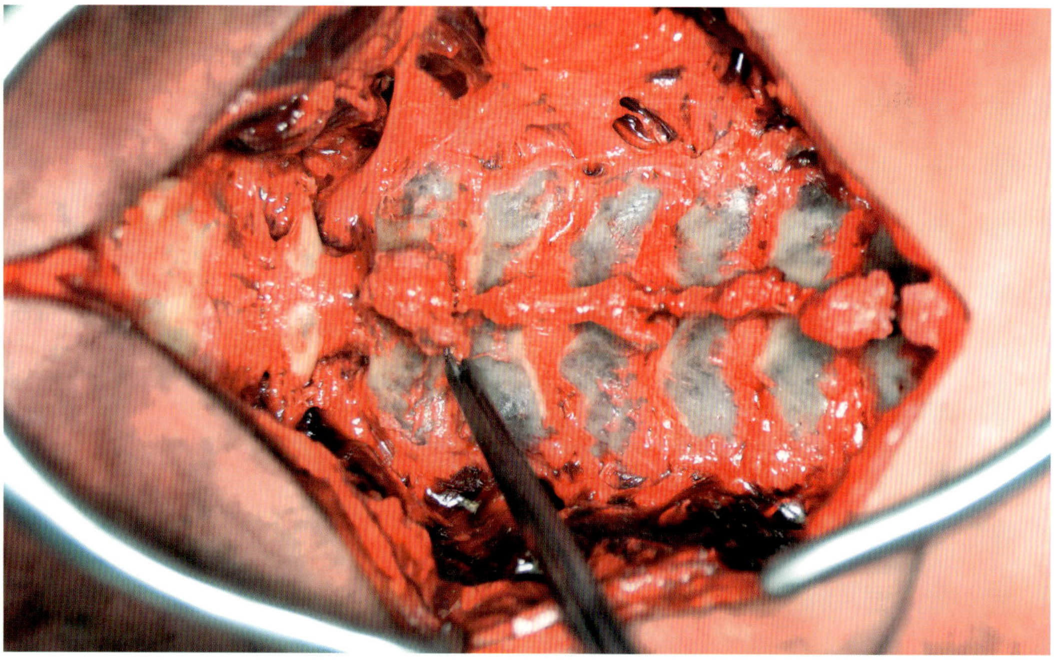

图 2-2-7
咬骨钳咬除手术节段
两端椎板间黄韧带

• 枪状咬骨钳咬除手术节段两端椎板间黄韧带，注意下钳深度，勿压迫脊髓或损伤硬膜（图2-2-7）。

头端
rostral

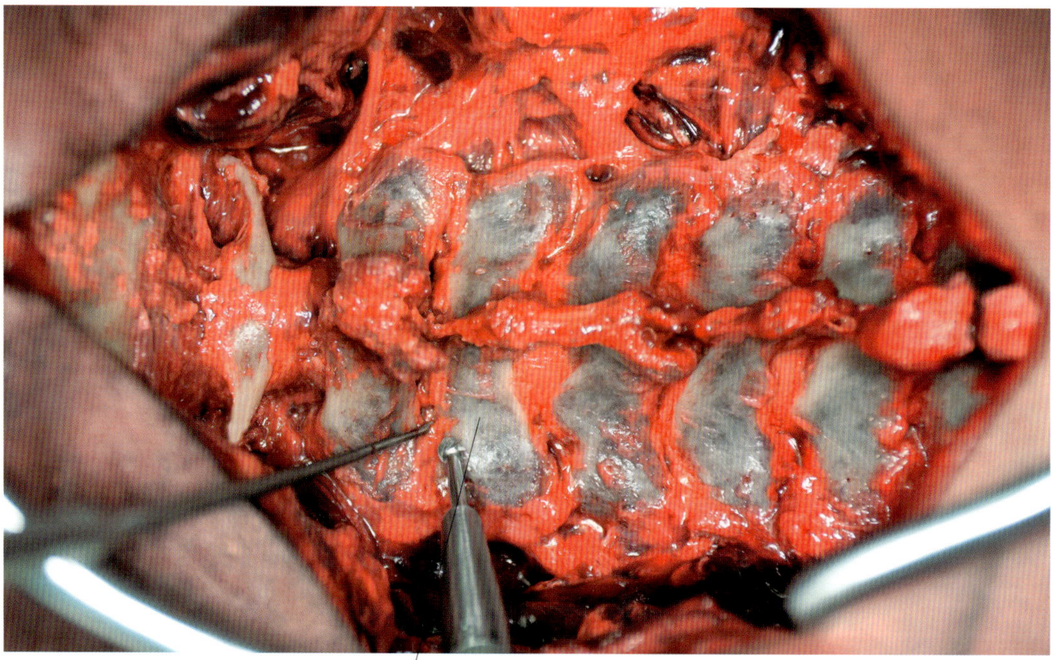

图 2-2-8 探查侧块内缘，确定侧块内缘和切磨椎板的部位

- 使用神经剥离钩伸入椎管内，小心探查，确定侧块内缘和切磨椎板的部位（图2-2-8）。
- 椎板开门幅度不可过大或过小。太小起不到减压作用，太大则容易造成铰链侧椎板完全性骨折，使开门和开门后固定困难，甚至造成医源性脊髓压迫。

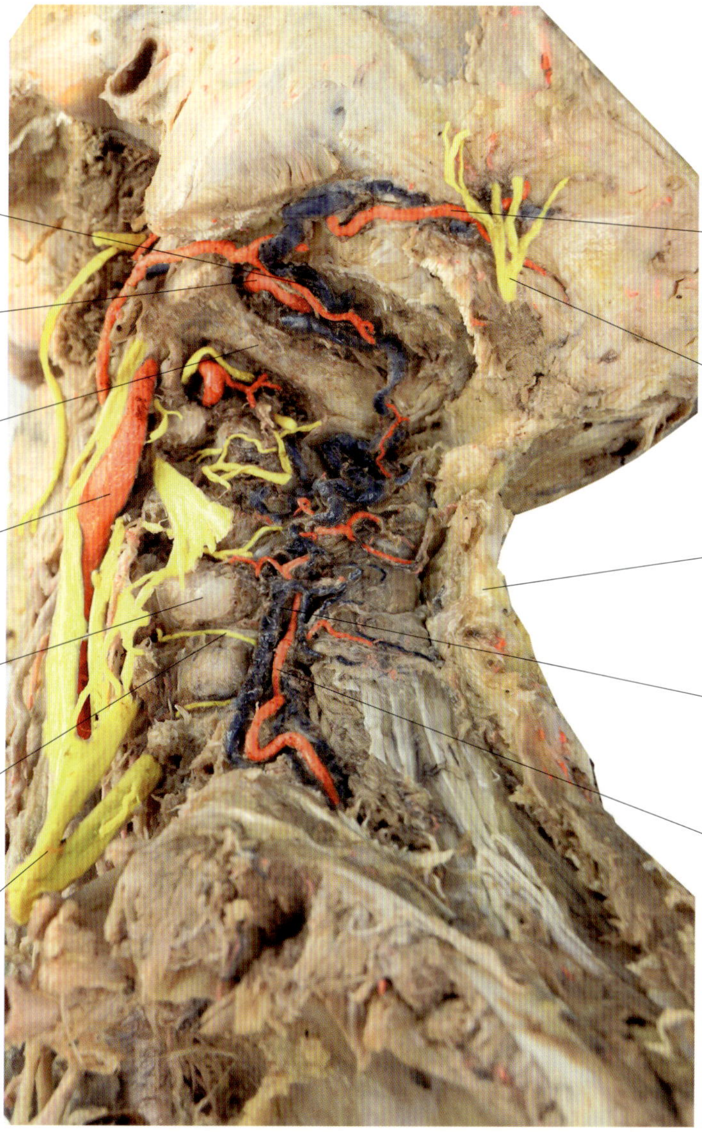

图 2-2-9 颈后深部动静脉系统

- 颈深动脉：通常起自肋颈干，起初一段走行类似肋间后动脉后支，偶尔成为锁骨下动脉的分支。它向后于第8颈神经上方，第7颈椎横突和第1肋颈之间走行，然后在头半棘肌和颈椎之间上升达到第2颈椎水平。颈深动脉供应临近肌肉并与枕动脉降支的深支和椎动脉分支相吻合。该动脉也发出脊髓支在第7颈椎与第1胸椎之间进入椎管。故在手术中应避免损伤该动脉（图2-2-9）。
- 颈深静脉：在头半棘肌和颈半棘肌之间与同名动脉伴行。该静脉起源于枕下区枕静脉的交通支、枕下肌的静脉及颈椎棘突周围静脉丛。它经第7颈椎横突和第1肋颈之间前行，终于椎静脉下端（图2-2-9）。
- 颈半棘肌：颈半棘肌较厚，它向下经一系列腱性纤维连于上5～6块胸椎横突，向上连于第2～5颈椎棘突。其与枢椎相连的一束最大，且主要由肌肉构成。颈半棘肌是维持颈椎稳定和正常矢状序列的重要动力性稳定因素。椎板成形术后颈椎前凸丢失与术中剥离颈半棘肌在C2上的肌肉止点造成颈半棘肌功能丧失有关，故术中显露时应注意避免损伤颈半棘肌在C2脊突上的附丽点（图2-2-9）。

▪ 颈回旋肌：颈回旋肌是一些不规则的可变肌束，其每一块肌束都将一块椎骨横突的后上部和后部与其上一椎骨的下缘和侧面相连。

▪ 颈神经背支：脊神经的背支通常比前支小，呈节段性分布。除第1颈神经外，所有颈神经均分内、外支，分别支配颈部皮肤和肌肉（图2-2-9）。

▪ 第3颈神经背支：第3颈神经背支的大小介于第2和4颈神经背支之间。它向后绕过侧块关节，在横突间后肌的内侧分为内侧支和外侧支。内侧只走行在头半棘肌和颈半棘肌之间，穿入夹肌和斜方肌之间，终止于支配区皮肤。它在斜方肌深面发出分支，即第3颈神经，穿过斜方肌止于枕下部皮肤，位于枕大神经内侧并与之相连。外侧支常加入第2颈神经背支。枕下神经的后支及第2、第3颈神经后支的内侧支有时有颈襻加入，形成颈后丛。

▪ 第4～8颈神经背支：下5个颈神经的背支向后曲行绕至颈椎侧块关节，分成内侧支和外侧支。第4、5内侧支行于颈半脊肌和头半棘肌之间，达到颈椎棘突，穿过头夹肌和斜方肌止于支配区皮肤。第5内侧支不能到达皮肤。最下3对颈神经的内支非常小，终止于颈半棘肌、头半棘肌、多裂肌和棘间肌。外侧支支配颈髂肋肌以及颈长肌和头长肌。

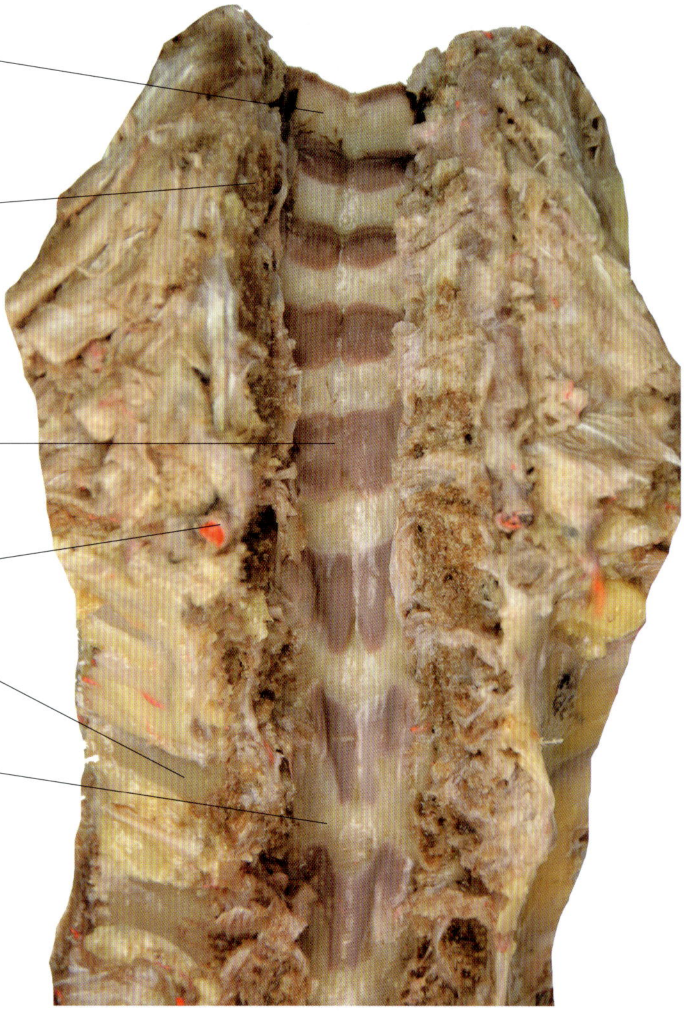

▪ 黄韧带：黄韧带在椎管内连接相邻的椎板，其附着部起自关节突关节囊至两侧椎板移行为棘突处。在此处，它们后缘相接处部分联合。椎管内静脉丛和椎板间静脉丛的交通支从黄韧带的联合间隙中穿出。黄韧带在活体上是黄色弹性纤维组织，其纤维几乎呈垂直排列，自椎板前下部下行至下一椎板的后上缘。韧带的前面被一层连续的薄而光滑的分界膜所覆盖。黄韧带在颈部较薄且宽长（图2-2-10）。

图 2-2-10

颈段及颈胸段黄韧带（福尔马林浸泡过的黄韧带呈紫色）

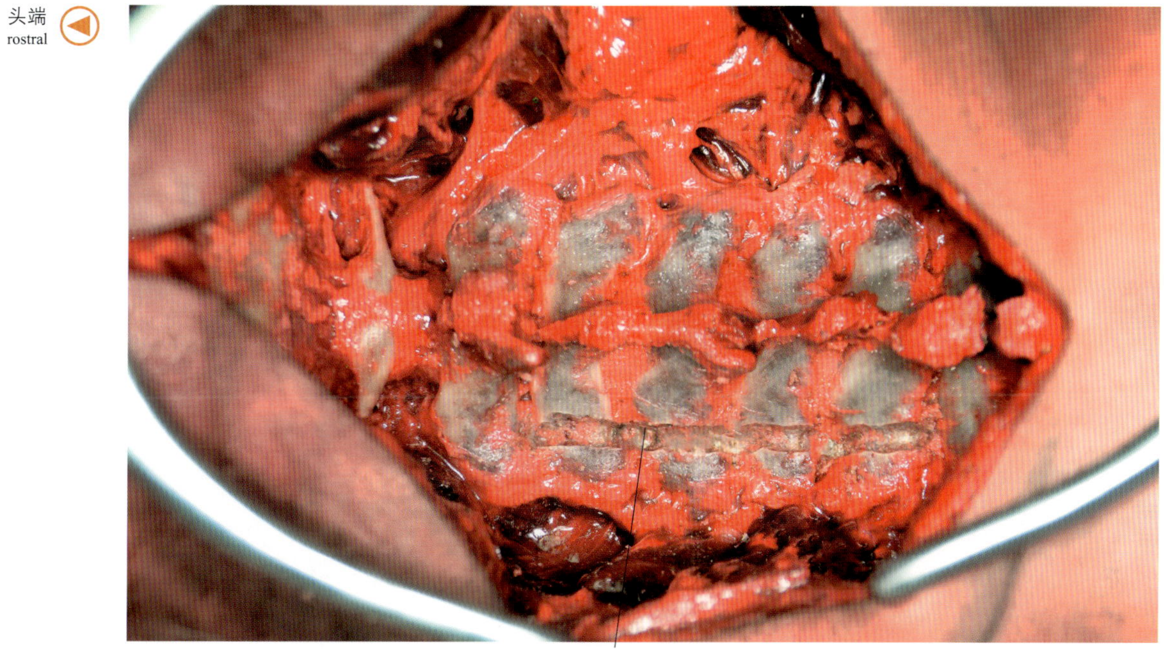

图 2-2-11 磨钻磨去椎板外板

• 磨钻在左侧手术节段侧块与椎板交界处向椎管方向磨去椎板外板、骨松质并换较小直径的钻头磨薄内板以作为“门轴”（图2-2-11）。

• 如果多处椎板内板被不慎磨破，可选择对侧作为铰链侧。

• 切磨椎板时使用注射器局部滴注生理盐水，以利于局部降温及冲洗磨出的粉末。

• 椎板骨质渗血使用骨蜡止血。

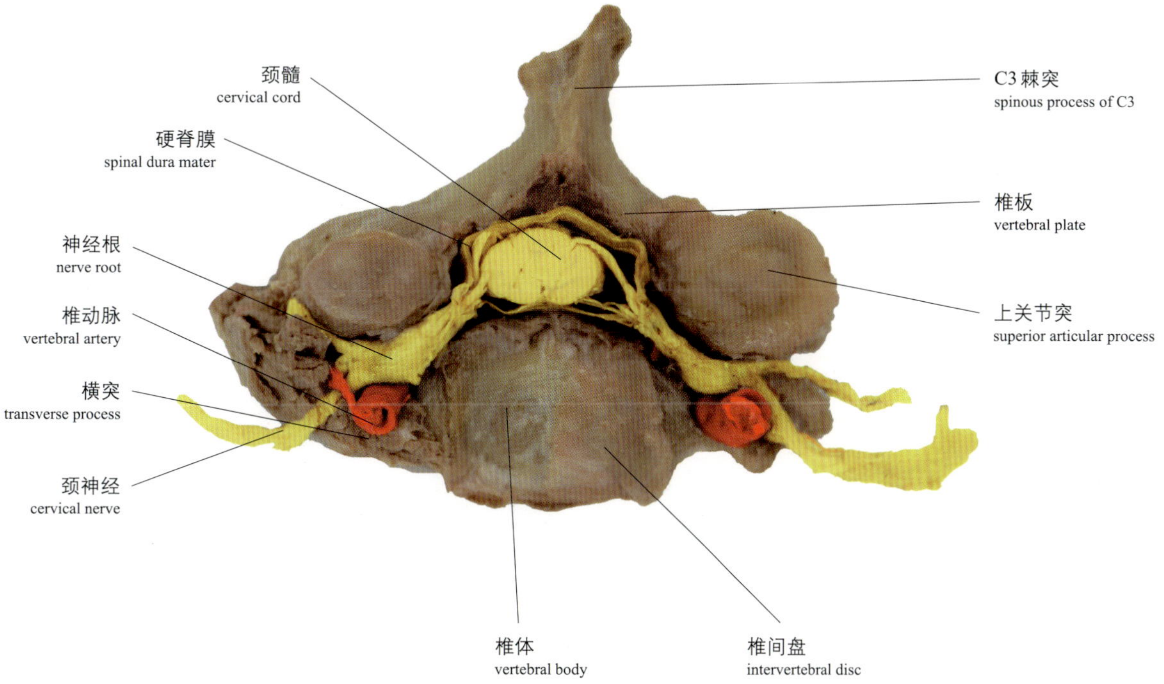

图 2-2-12a 第3颈椎上面观

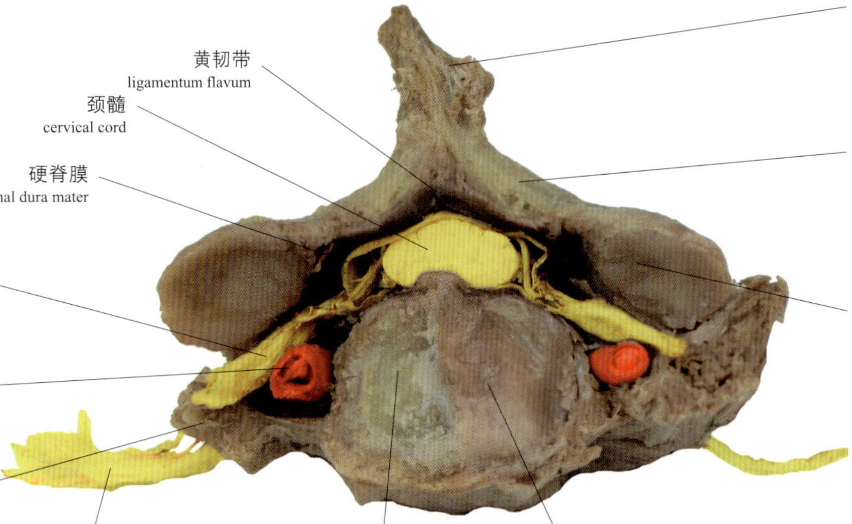

图 2-2-12b 第3颈椎下面观

• 光滑的椎板和粗糙的侧块之间即为开槽的位置，此处距脊髓外界尚有足够空间，一方面可达到充分减压，一方面在操作时不易损伤神经结构。但具体开槽边界、开槽方向和角度需要根据患者的影像学和临床表现进行判断（图 2-2-12a、图 2-2-12b）。

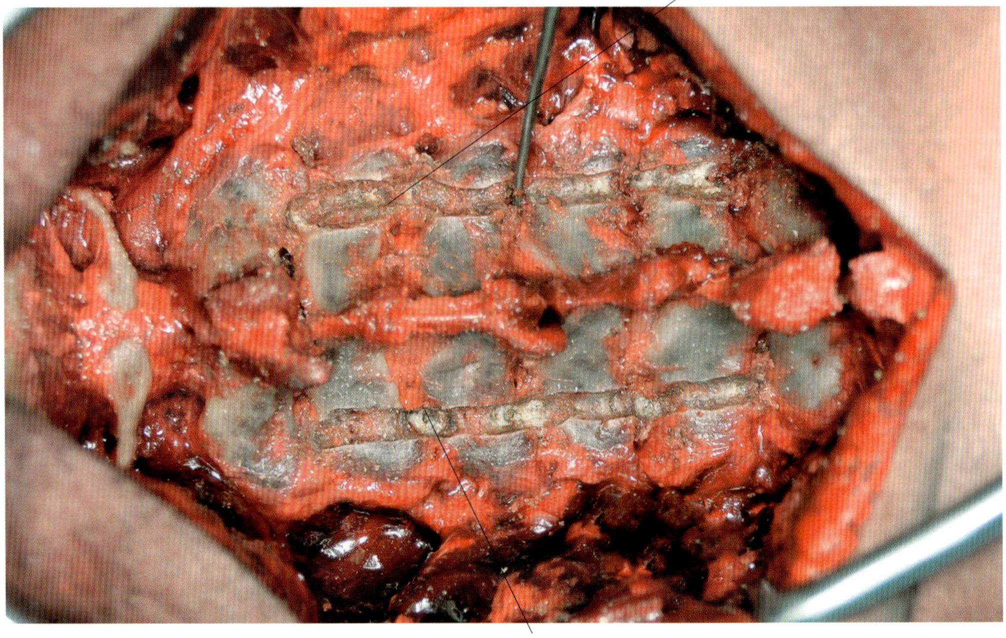

图 2-2-13
判断内板厚度及侧块内侧边界

• 右侧做相同操作后，用神经剥离钩判断内板厚度及侧块内侧边界（图 2-2-13）。

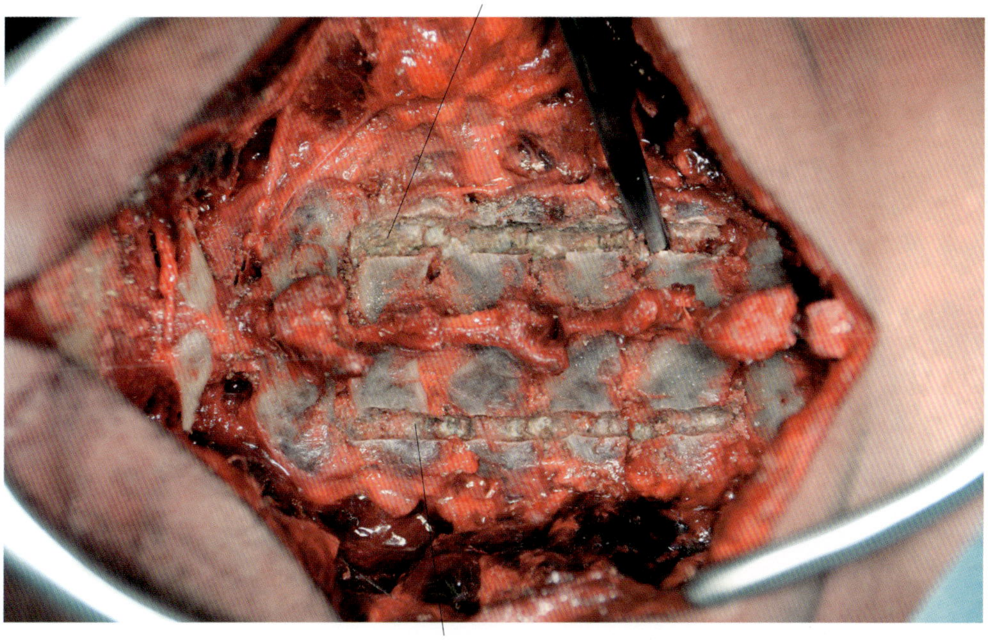

图 2-2-14
咬除右侧骨槽内椎板的内板及其下黄韧带

- 使用冲击式咬骨钳咬除右侧骨槽内椎板的内板及其下黄韧带（图2-2-14）。
- 椎板内静脉丛出血可用双极电凝或吸收性明胶海绵压迫止血。

- 将手术节段的棘突向左侧推顶，可使用骨膜剥离子小心将断端翘起辅助操作。
- 使用直径2.0mm自攻螺钉将长度适宜的Arch钛板一端固定于侧块处，另一端固定于棘突根部。进钉时椎板侧垂直进钉，侧块侧可垂直或稍向外，注意勿穿透对侧骨皮质造成脊髓、神经根或椎动脉损伤图2-2-15)。
- 如果螺钉置入后有松动现象，可换用直径为2.4mm的螺钉。
- 门轴侧如开门后门轴自然闭合，则无须植骨。如门轴尚存较大缝隙，可在缝隙中塞入小骨块植骨。避免在椎板之间植骨，否则易引起椎板间融合。

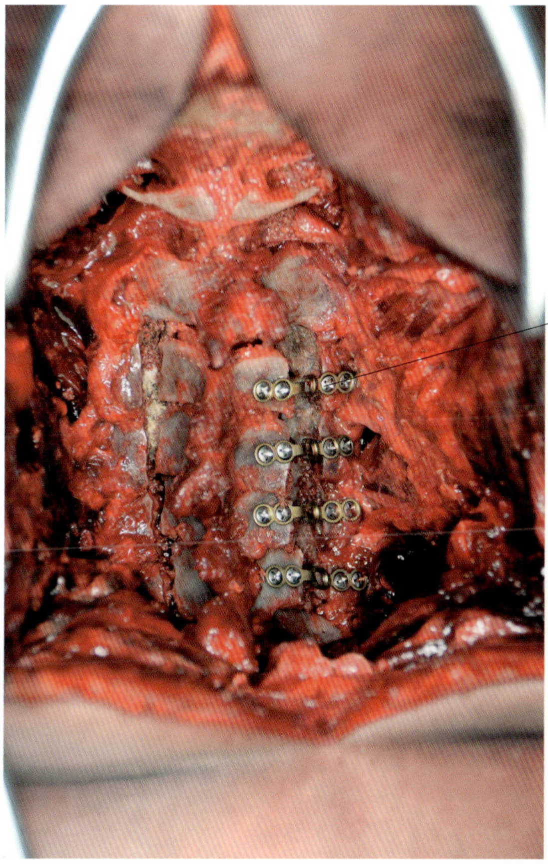

图 2-2-15
翘起椎板至合适角度后安装Arch钛板（强生公司，美国）

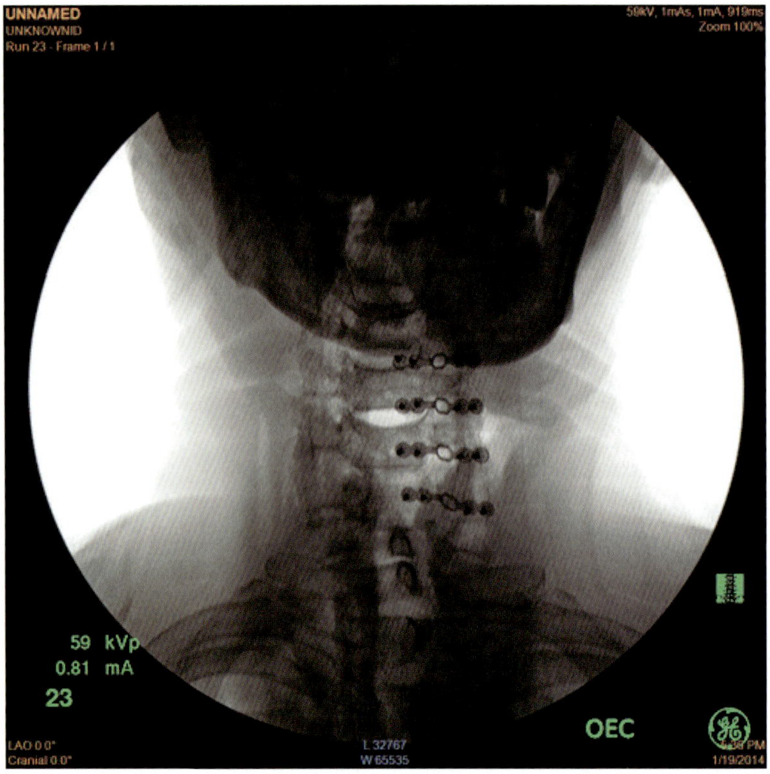

图 2-2-16
术中正位透视Arch钛板及螺钉

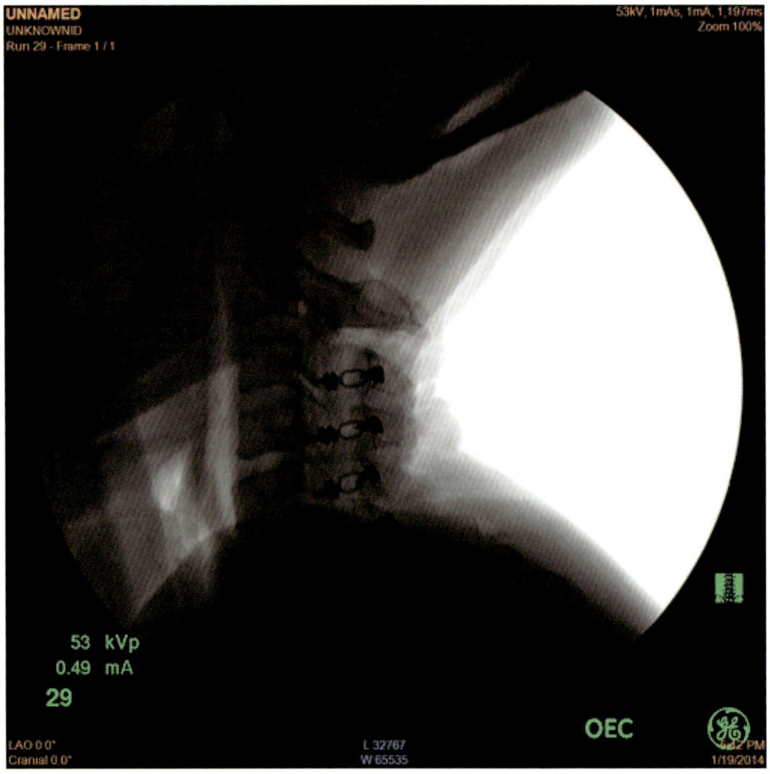

• 术中透视确定Arch钛板及螺钉方向位置良好（图2-2-16、图2-2-17）。

图 2-2-17
术中侧位透视Arch钛板及螺钉

[小结]

• 颈椎椎管扩大成形术虽是一项较为成熟的外科技术，但术后常遗留或发生颈肩背部疼痛、僵硬、颈项活动受限等症状。

• 椎板成形术后出现颈肩部疼痛、僵硬等的症状或在原有症状的基础上加重的症状称为颈椎轴性痛。

• 椎管成形术后轴性痛发生率据报道达45%～80%，症状持续时间可长达10余年。

• 研究表明，术中对颈椎后方的后伸肌群尤其是颈半棘肌的损伤使颈椎正常的生理前凸不能有效维持是导致轴性痛发生、加重的主要原因。

• 颈半棘肌是维持颈椎稳定和正常矢状序列的重要动力性因素。

• 在椎管扩大成形术显露时应避免对C2、C3间隙的过度显露，完整保留颈半棘肌在C2棘突上的肌肉附丽点。

• C5神经根麻痹亦为椎管成形术后易发并发症，主要表现为三角肌瘫痪，肩部感觉减退、牵扯痛等。

• C5神经根麻痹与椎管减压后脊髓位移引起神经根牵拉（栓系效应）有关。

• 椎板开门角度不宜过大，在椎管成形的过程中注意限制脊髓后移，实现限量减压。

◇参◇考◇文◇献◇

[1] Hosono N, Yonenobu K, Ono K. Neck and shoulder pain after laminoplasty: a noticeable complication [J]. Spine, 1996, 21 (17): 1969-1973.

[2] Kawaguchi Y, Matsui H, Ishihara H, et al. Axial symptoms after en bloc cervical laminoplasty [J]. Journal of Spinal Disorders & Techniques, 1999, 12 (5): 392-395.

[3] Iizuka H, Shimizu T, Tateno K, et al. Extensor musculature of the cervical spine after laminoplasty: morphologic evaluation by coronal view of the magnetic resonance image [J]. Spine, 2001, 26 (20): 2220-2226.

[4] Uematsu Y, Tokuhashi Y, Matsuzaki H. Radiculopathy after laminoplasty of the cervical spine [J]. Spine, 1998, 23 (19): 2057-2062.

[5] Satomi K, Nishu Y, Kohno T, et al. Long-term follow-up studies of open-door expansive laminoplasty for cervical stenotic myelopathy [J]. Spine, 1994, 19 (5): 507-510.

[6] Maezumi H. Cervical radiculopathy after the posterior decompressionof the cervical cord [J]. Ital J Orthop Traumatol, 1989, 20 (8): 324-328.

第三节
侧方下颈椎椎动脉及神经根显露技术

[概述]

侧方下颈椎椎动脉及神经根显露技术是由Hodgson于1965年首先报道的一种外科治疗颈椎横突病变或颈神经根病变的显露技术，此入路由颈动脉鞘和胸锁乳突肌外侧相对无血管区进入。颈侧方入路可以很清楚地显露颈神经根、椎动脉和横突前后结节，此切口的优点是不显露气管、食管，麻醉易管理。

[体位]

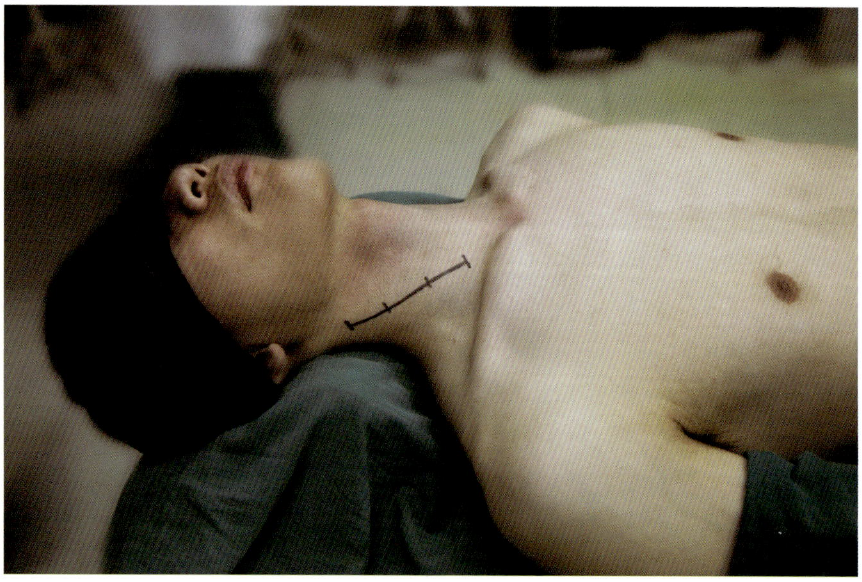

图 2-3-1 侧方下颈椎椎动脉及神经根显露体位及切口

- 患者可取仰卧位或侧卧位，仰卧位时患侧抬高，侧卧位时患侧在上（图2-3-1）。
- 一般首选仰卧位，只有当需要同时显露后方关节突关节使才选择侧卧位。
- 侧卧位时肩部位置使得术野变得深在，影响操作。
- 如患者肩部位置较高可能阻挡手术显露或术中透视，使用宽胶布下拉双肩，充分显露颈部。

[切口]

• 根据所需显露节段，沿胸锁乳突肌后缘斜行切开皮肤（图2-3-1）。如需扩大显露，可在切口上下方辅以横切口，使切口呈“Z”形。

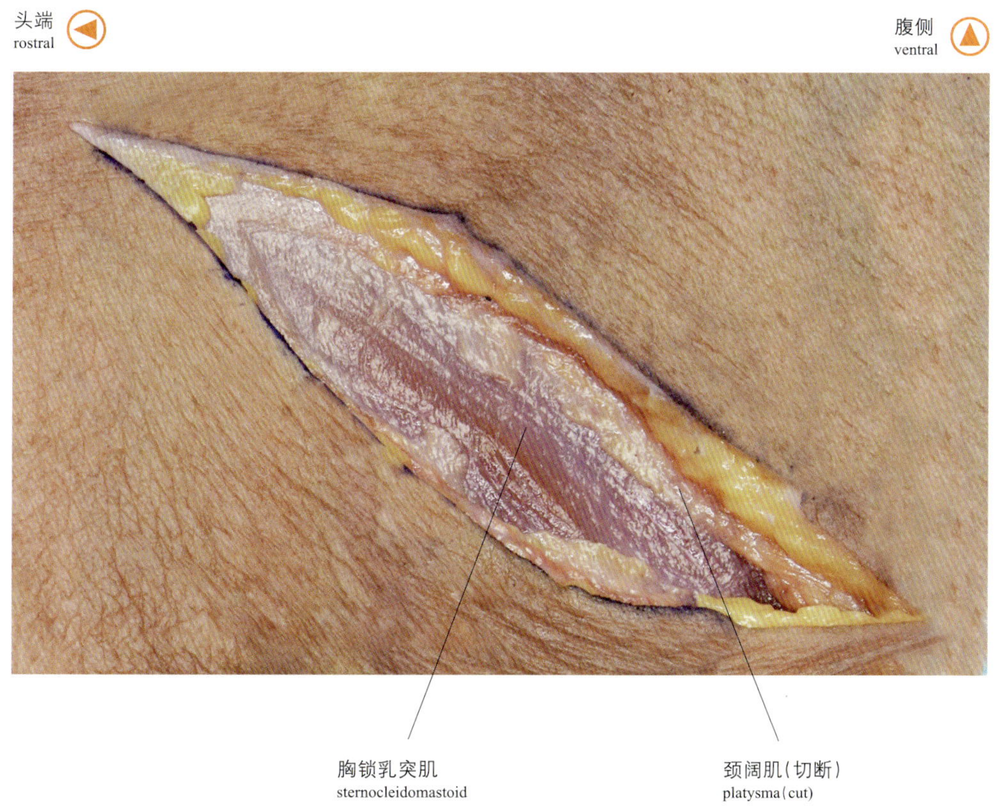

图 2-3-2 切开皮肤及颈阔肌

[显露]

• 沿胸锁乳突肌后缘做斜切口，切开皮肤及皮下软组织，切开颈阔肌（图2-3-2）。

• 将颈外静脉结扎切断或游离后牵开。

• 显露胸锁乳突肌后缘。将筋膜层切开可见其后缘中点部的颈丛、颈横神经、耳大神经。

• 在胸锁乳突肌后缘，颈丛上方2～3cm处可见副神经，注意保护副神经。

前面穿过深筋膜汇入锁骨下静脉。在汇入锁骨下静脉处虽有静脉瓣，但由于静脉壁附着于深筋膜并随之开放，故静脉瓣不能阻止血液逆流。其浅面覆有皮肤、浅筋膜和颈阔肌，深面与胸锁乳突肌之间隔有颈深筋膜。颈外静脉跨过颈横神经与耳大神经平行，并位于耳大神经上半段的后方。该静脉大小与颈部其他静脉的大小成反比，偶尔可有双侧颈外静脉。锁骨上一段颈外静脉常膨大，形成所谓的“窦”（图2-3-4）。

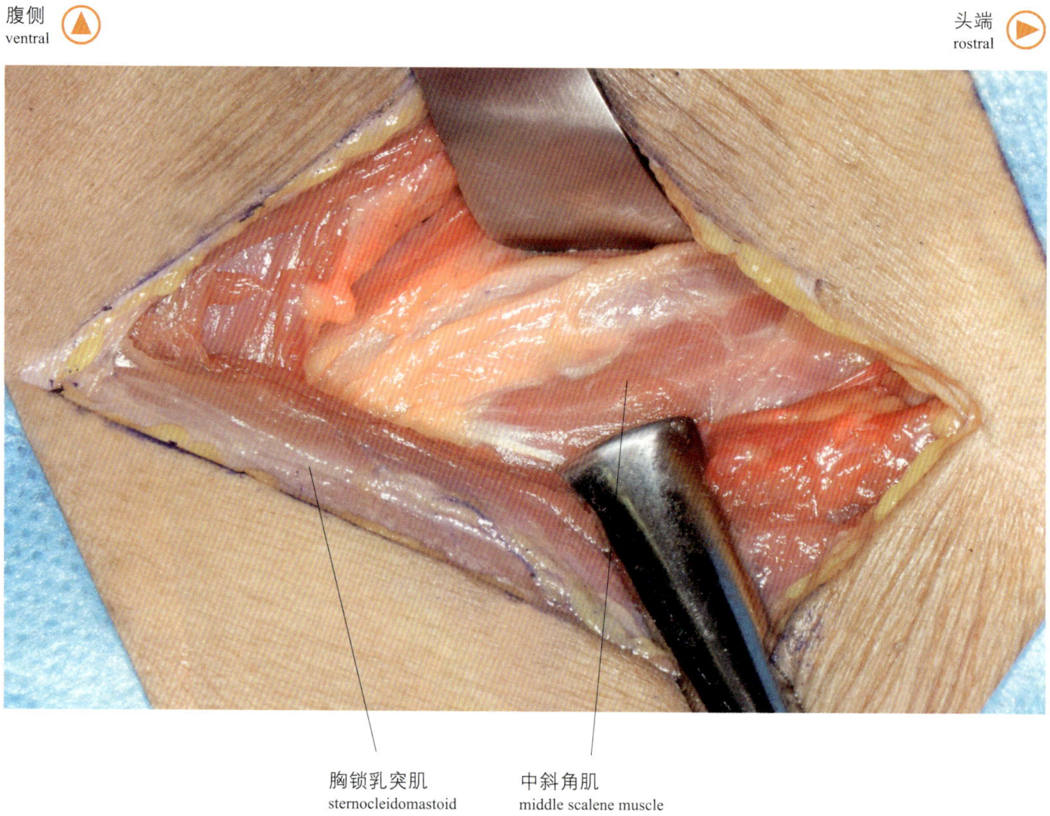

图 2-3-5
拉开胸锁乳突肌显露膈神经

• 将胸锁乳突肌后缘向前牵开，分离其下的疏松结缔组织（图2-3-5）。
• 用手触摸颈动脉位置，颈静脉在其外侧，仔细辨认颈动脉鞘，将其整体向前方牵开。

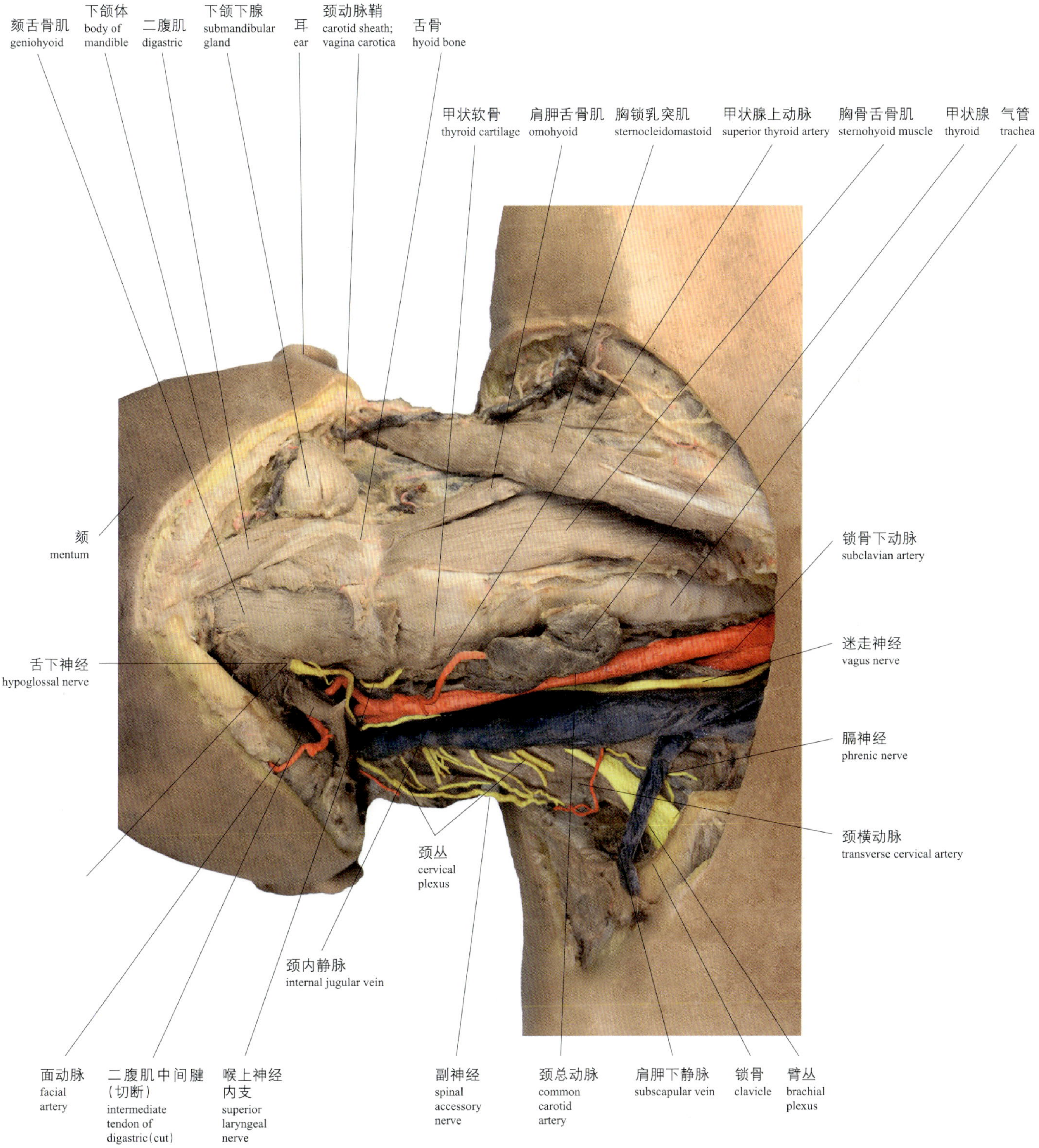

图 2-3-6 右胸锁乳突肌深部结构（颈动脉鞘打开）

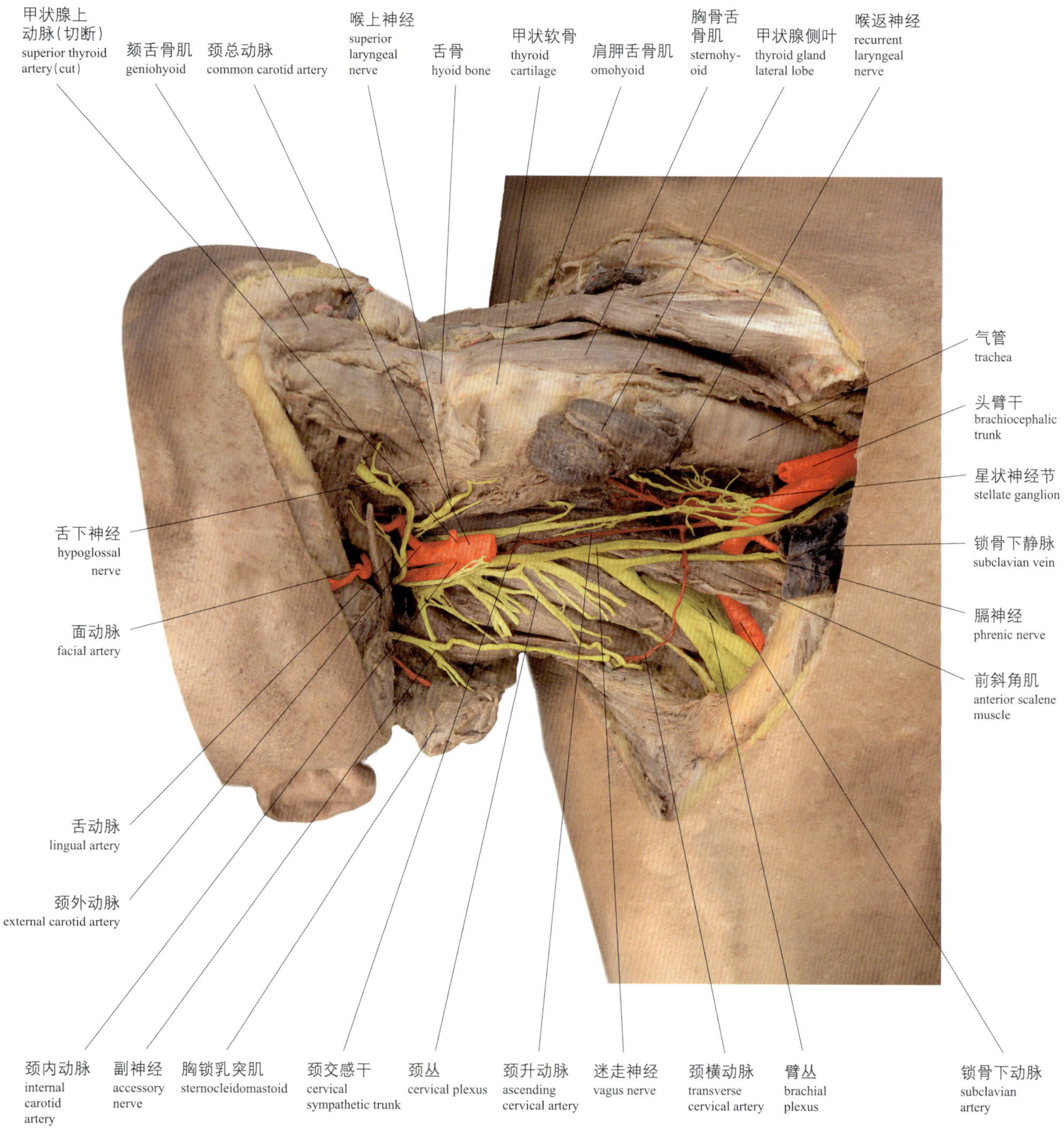

图 2-3-7 右胸锁乳突肌深部结构（颈总动脉、颈内静脉切断）

▪ 膈神经：其主要来自第4颈神经腹侧支，但也有第3和第5颈神经的纤维加入。膈神经在前斜角肌外侧缘上部形成后，在椎前筋膜深面跨过前斜角肌，并在该肌前面几乎呈垂直下行。在胸锁乳突肌、肩胛舌骨肌下腹（近中间腱处）、颈内静脉、颈横动脉、肩胛上动脉及胸导管的后方继续下行。在颈根部在经过锁骨下动脉第2段前方，在此处有前斜角肌将其与锁骨下动脉隔开，并在锁骨下静脉后方走形。膈神经向内侧跨过胸廓内动脉前方进入胸腔。(图2-3-6、图2-3-7)

▪ 副神经：副神经包括颅根和脊髓根，他们在颅内联合在一起与迷走神经一同包在同一硬膜鞘内穿出颈静脉孔，随即颅根与脊髓根分开，立即在迷走神经下节上方并入迷走神经。脊髓根在茎突、茎突舌骨肌和二腹肌后腹内侧斜行向下，与枕动脉的胸锁乳突肌上支一同达到胸锁乳突肌上部并传入该肌深面，与此同时与来自C2或C3的纤维形成一吻合襻，即Maubrac襻。副神经从胸锁乳突肌后缘中点上方穿出，此点位于耳大神经浅出点的上方约2cm，距乳突尖4～6cm。但副神经浅出点变异较多。副神经在肩胛提肌表面越过颈后三角。副神经在锁骨上方约3～5cm处行至斜方肌前缘，进而与来自C3或C4的分支连接并分支成丛，进入斜方肌。副神经在颈部的行程遵循一条线，从耳屏前下部连至寰椎横突尖，再跨过胸锁乳突肌和颈后三角，到达斜方肌前缘距锁骨上方3～5cm的点（图2-3-6、图2-3-7）。

▪ 颈丛：颈丛由上4个颈神经的前支构成，分布于颈部肌肉、膈肌和头颈胸部的皮肤。颈丛位于颈侧部对应从耳根部至甲状软骨上缘水平的连线，并位于颈内静脉、深筋膜、胸锁乳突肌的深面，中斜角肌和肩胛提肌的浅面。除了第1颈神经腹侧支外，其余3条颈神经腹侧支都分成升、降两支，他们互相联合并交织成袢。从第一个袢（C2和C3）发出浅支分布于头颈；第2个襻（C3和C4）发出皮神经分布于肩和胸部的皮肤。同一条神经也发出肌支和交通支。这些分支有支配肌肉的深支和支配皮肤的浅支。浅支分为升支（枕小神经、耳大神经和颈横神经）和降支（锁骨上神经）。深支分为内侧组和外侧组（图2-3-6、图2-3-7）。

▪ 臂丛：臂丛由下4个颈神经腹侧支和第1胸神经腹侧支的大部联合形成，它可接受来之第4颈神经和第2胸神经的纤维。它支配上肢的肌肉、关节和皮肤。其起始部位于颈后三角，即锁骨与胸锁乳突肌下后缘之间的夹角内。臂丛于前斜角肌和中斜角肌之间穿出，位于锁骨下动脉第3段上方，并被颈阔肌、深筋膜和皮肤覆盖（图2-3-6、图2-3-7）。

• 触诊颈椎横突前结节及椎体，将覆盖在前结节上的颈长肌和交感干向内侧分离。

• 分离前、中斜角肌起点可显露横突前结节（图2-3-8）。

• 神经根位于横突的结节间沟内，椎动脉于神经根内侧前方与之交叉纵行。

• 在横突前结节和luschka关节之间小心分离软组织，对椎静脉出血仔细止血，可分离出椎动脉。

• 椎动脉在第6颈椎横突进入横突孔，偶尔可在第4、5或第7颈椎进入横突孔，术前需做造影明确其走行（图2-3-8）。

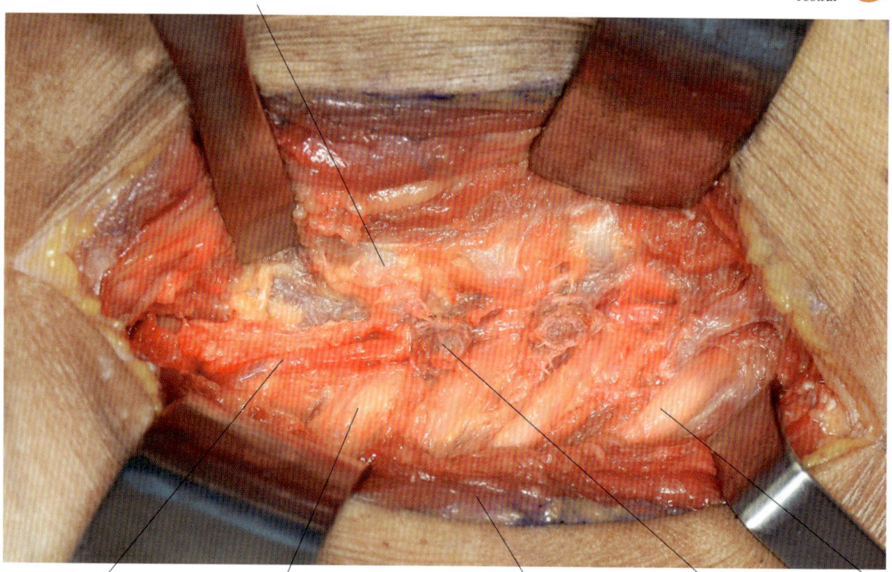

图 2-3-8 切除前斜角肌，显露椎动脉及颈丛

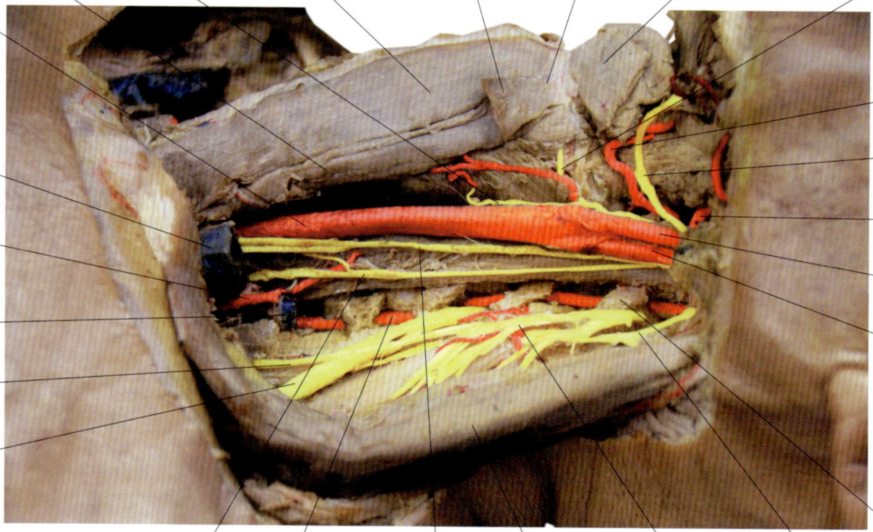

图 2-3-9 左侧椎动脉相关解剖

▪ 椎动脉：椎动脉发自锁骨下动脉第1段的上后壁，穿经除第7颈椎外的所有颈椎横突孔，在寰椎侧块后上缘沿寰枕关节向内侧弯曲走行，经枕骨大孔进入颅腔。在脑桥下缘与对侧椎动脉联合形成基底动脉。椎动脉起始段在颈长肌和前斜角肌之间向后上走行，在颈总动脉和椎静脉后方，并有甲状腺下动脉跨过。左侧椎动脉被胸导管跨过，右侧则被右淋巴导管跨过。椎动脉起始段后方有颈下神经节和第7、8颈神经前支。椎动脉第2段穿经上6个颈椎横突孔上升，在颈神经前支前方走行，几乎垂直上升至枢椎横突孔，继而转向外侧进入寰椎横突孔。椎动脉第3段由头外直肌内侧引出，并弯曲向后行至寰椎侧块内后方、第1颈神经前支外侧。其行于寰椎后弓上缘的椎动脉沟内，在寰枕后膜下缘下方进入椎管（图2-3-9）。

▪ 椎静脉：椎静脉来自椎管内静脉丛的属支，于

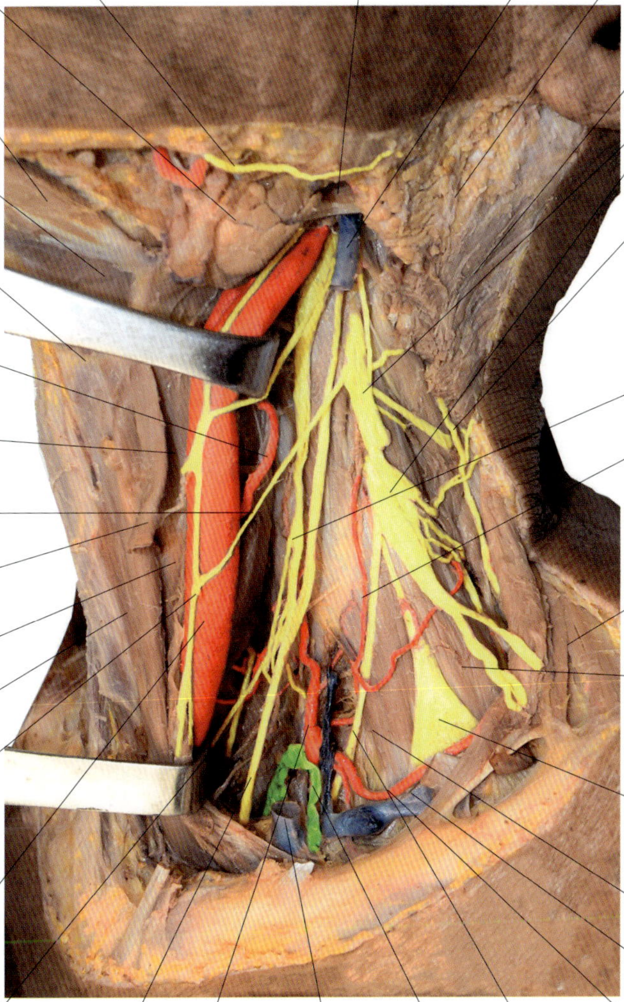

图 2-3-10 左侧颈总动脉深部结构

寰椎后弓上方离开椎管，加入来自枕下三角局部深层的小静脉，形成一静脉血管进入寰椎横突孔，而后围绕椎动脉形成静脉丛。横突孔内静脉丛通过连续的横突孔下降，最终穿出第6颈椎横突孔延续为椎静脉。起初在椎动脉前方，然后下行与椎动脉前外侧，于头臂静脉后上方注入该静脉，其开口处具有成对的瓣膜。椎静脉在颈内静脉后方下行，经过锁骨下动脉第一段的前方。有时有一小的副椎静脉，常穿过第7颈椎横突孔并在锁骨下动脉和胸膜顶之间转向前方注入头臂静脉（图2-3-10）。

▪ 颈升动脉：颈升动脉为一小分支，起于甲状腺下动脉行于颈动脉鞘后方转向内侧处，在颈椎横突前结节前面上升，行于前斜角肌与头长肌之间。该动脉供应邻近肌肉，并发出1～2根脊髓支穿经椎间孔进入椎管，供应脊髓及其被膜和椎体（图2-3-10）。

▪ 前斜角肌：位于颈侧部胸锁乳突肌深面的后内侧。上方以肌腱束与第3～6颈椎横突前结节相连，这些肌腱近乎垂直地下行会聚、融合变为肌腹，最后以一窄而扁的肌腱止于第1肋内侧缘的斜角肌结节和肋上面锁骨下动脉沟前方的嵴上。前斜角肌由第4～6颈神经前支的分支支配。下端固定时，前斜角肌收缩可使脊柱颈段前屈和侧屈，颈部向对侧旋转。上端固定时，收缩该肌可协助上提第1肋。前斜角肌是颈根部一个重要的标志，膈神经从其表面经过，锁骨下动脉位于其下方，臂丛位于其外侧缘。锁骨、胸锁乳突肌、肩胛舌骨肌、颈动脉鞘外侧部、颈横动脉、肩胛上动脉、颈升动脉、锁骨下动静脉和椎前筋膜均位于前斜角肌的前方。前斜角肌后方是胸膜顶、臂丛根部和锁骨下动脉，后两者分隔该肌和中斜角肌（图2-3-10）。

▪ 角状间隙：在第6颈椎横突前结节下方，前斜角肌内侧缘与颈长肌之间的间隙称为角状间隙。椎动脉和椎静脉于间隙内上行达第6颈椎横突孔。甲状腺下动脉在近角状间隙的尖部从外侧向内侧走行越过该间隙。交感干和颈胸神经节紧靠该段椎动脉的后内侧。在左侧，胸导管于第7颈椎水平跨过这个三角间隙并常达前斜角肌的内侧缘。颈椎横突前结节上的前斜角肌附着点与头长肌附丽点之间有甲状腺下动脉的颈升支穿过（图2-3-10）。

▪ 中斜角肌：为斜角肌中最大最长者，向上止于枢椎横突和下位5个颈椎横突后结节前方，肌纤维向上延伸至寰椎横突。向下止于第1肋上方的肋结节和锁骨下动脉沟之间。中斜角肌由第3～8颈神经前支的分支支配。下端固定时，中斜角肌收缩可使脊柱颈段向同侧屈。上端固定时，收缩该肌可协助上提第1肋。中斜角肌的前外侧与胸锁乳突肌相邻，且有锁骨和肩胛舌骨肌横过；前方借锁骨下动脉和颈神经前支与前斜角肌相隔。后外方有肩胛提肌和后斜角肌。至前锯肌的上两支神经根和肩胛背神经于中斜角肌的外侧面穿出（图2-3-10）。

▪ 颈襻：颈襻上根即舌下神经降支，在舌下神经绕过枕动脉时从舌下神经分出，在颈动脉鞘浅面或鞘内下降。上根包括来自第1颈神经的纤维，其发出分支至肩胛舌骨肌上腹。颈襻下根由第2、3颈神经腹侧支的分支联合构成，于颈内静脉的外侧下降，约在颈中部跨过颈内静脉继续向前下行，在颈总动脉前面与颈襻上根连接形成颈襻。上、下两根形成颈襻，也称为舌下神经襻。由襻发出分支支配胸骨舌骨肌、胸骨甲状肌和肩胛舌骨肌下腹。另有分支由血管前面下降进入胸腔并加入心神经和膈神经（图2-3-10）。

[小结]

• 横突前结节是颈椎侧路的“北斗星”，可帮助保护神经根椎动脉。

• 临床上遇到侵犯C3-C7颈椎的一侧，包括椎体、横突及上下关节突等的肿瘤时，需要通过侧方显露，兼顾前后及侧方的椎动脉和神经根的显露，方能达到满意的手术疗效。

• 根据手术入路的途径，由浅入深，需要依次注意保护以下结构。

• 颈阔肌表面的皮神经：术前复习其解剖投影，根据其走行方向做颈阔肌的分离，避免损伤皮神经。

• 向前内侧牵拉胸锁乳突肌和颈动脉鞘后，可显露前斜角肌和颈长肌，将其切断分离。前斜角肌起自横突前、后结节，在分离时注意保护在其前方向下走行的膈神经和副膈神经，将其拨向外侧或者内侧。

• 在切断中、后斜角肌时，要在神经根部的发出点辨别肩胛背神经和胸长神经，将其分离保护。

• 在切除颈长肌时，要注意保护其外侧缘的颈交感干。从颈长肌前方正中切开颈前筋膜，将贴在椎前筋膜的交感干一同向外牵开。在C7位置，该处为星状神经节（图2-3-11）。

• 椎动脉起始段在椎动脉三角内，贴着颈长肌外缘上行。处理C7椎体时，将椎动脉向后外侧牵开，处理C5、C6横突时，从横突孔的前壁凿开并分离椎动脉，提起并对其进行保护。

• 胸膜顶在C8神经根上缘相邻，在操作时，以C8神经根为标志，可以避免损伤胸膜顶。

• 左侧胸导管在静脉角处汇入静脉，因此，首先定位静脉角，后可寻找到胸导管，可以避免损伤。一旦损伤，需行结扎。

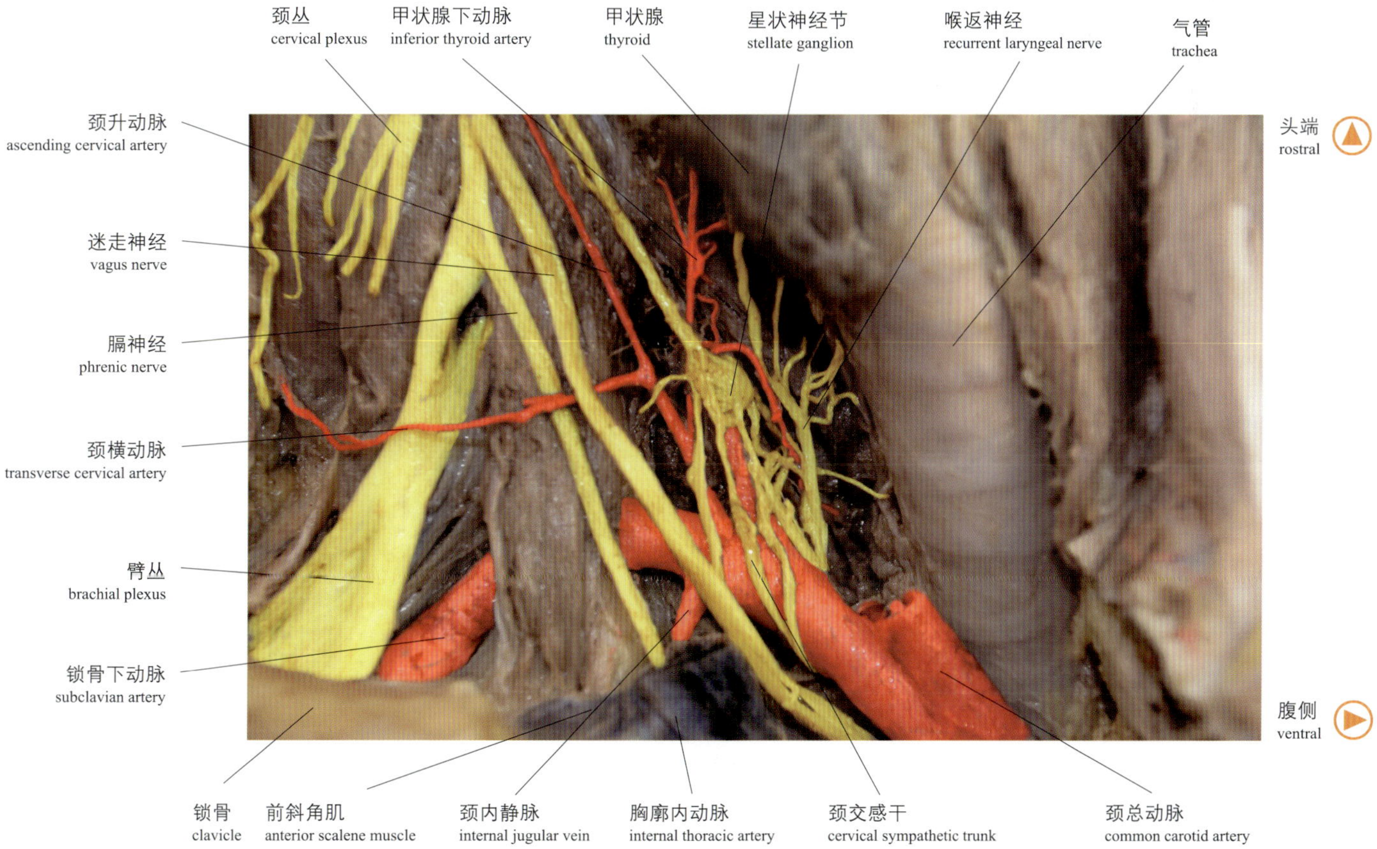

图 2-3-11　星状神经节结构与毗邻

◇参◇考◇文◇献◇

［1］ Verbiest H. Anterolateral operations for fractures and dislocations in the middle and lower parts of the cervical spine report of a series of forty-seven cases ［J］. The Journal of Bone & Joint Surgery, 1969，51（8）：1489-1630.

［2］ Verbiest H. A lateral approach to the cervical spine: technique and indications ［J］. Journal of neurosurgery, 1968，28（3）：191-203.

［3］ Sen C N, Sekhar L N. An extreme lateral approach to intradural lesions of the cervical spine and foramen magnum ［J］. Neurosurgery, 1990，27（2）：197-204.

［4］ Kratimenos G P, Crockard H A. The far lateral approach for ventrally placed foramen magnum and upper cervical spine tumours ［J］. British journal of neurosurgery, 1993，7（2）：129-140.

［5］ Whitesides JR TE, Kelly RP. Lateral approach to the upper cervical spine for anterior fusion ［J］. Southern medical journal, 1966，59（8）：879-883.

第四节
经胸骨前方显露颈胸段椎体及椎体次全切除脊髓减压椎体融合技术

[概述]

Cauchoix 等首先在骨科领域采用全胸骨劈开入路治疗胸椎结核，但是术后并发症多，死亡率高。20 世纪 80 年代 Sundaresan 等和 Yasui 等分别对该入路进行了改良。前者将胸骨柄及左侧的 1/3 锁骨切除，以增加术野的暴露区域，该入路创伤仍然较大，比较适合于椎体肿瘤的切除。Yasui 采用颈胸部联合入路显露颈胸段椎体治疗后纵韧带骨化症，该入路只需将胸骨柄切除即可，在显著减少创伤的同时，仍可以满意的显露 C5 ~ T4 节段的椎体。本节将介绍通过“U”形切除胸骨柄，显露 T3 ~ T4 节段的椎体和椎间隙的方法。该入路的适应证有：C5 ~ T4 节段的脊髓前方减压、脊柱不稳、脊柱后凸畸形、椎体或椎间盘感染合并脓肿或脊髓压迫、肿瘤合并或不合并脊髓压迫、椎体骨折伴或不伴截瘫者。

20 世纪 60 年代 Bailey-Badaley 提出使用颈椎椎体中部切除和植骨融合术治疗以颈椎粉碎骨折为主的颈椎疾病，使颈椎在植骨后得到固定，防止颈椎变形。1976 日本学者 Sakau 等使用该技术切除多个椎体中部治疗多平面颈椎病和颈椎后纵韧带骨化，并称之为椎体次全切除术。对于多椎体和多椎间隙平面的颈椎病，此法较 Cloward 法和 Smith-Robinson 法减压彻底，较广泛性椎板切除术的疗效好。椎体次全切除后使用钛网和颈前路钢板重建椎体稳定性，可减少单纯植骨可能造成的椎间高度再丢失、假关节形成等并发症。

[体位]

• 采用仰卧位，将铺巾卷置于双侧肩胛部。

• 颈部两侧使用软垫稳定头部，使颈部略微后伸并转向切口对侧（图 2-4-1）。

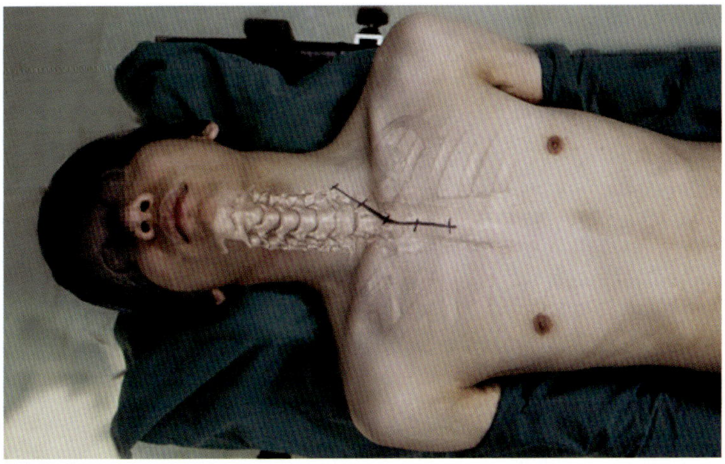

图 2-4-1
经胸骨前方颈胸段椎体显露体位及切口

[切口]

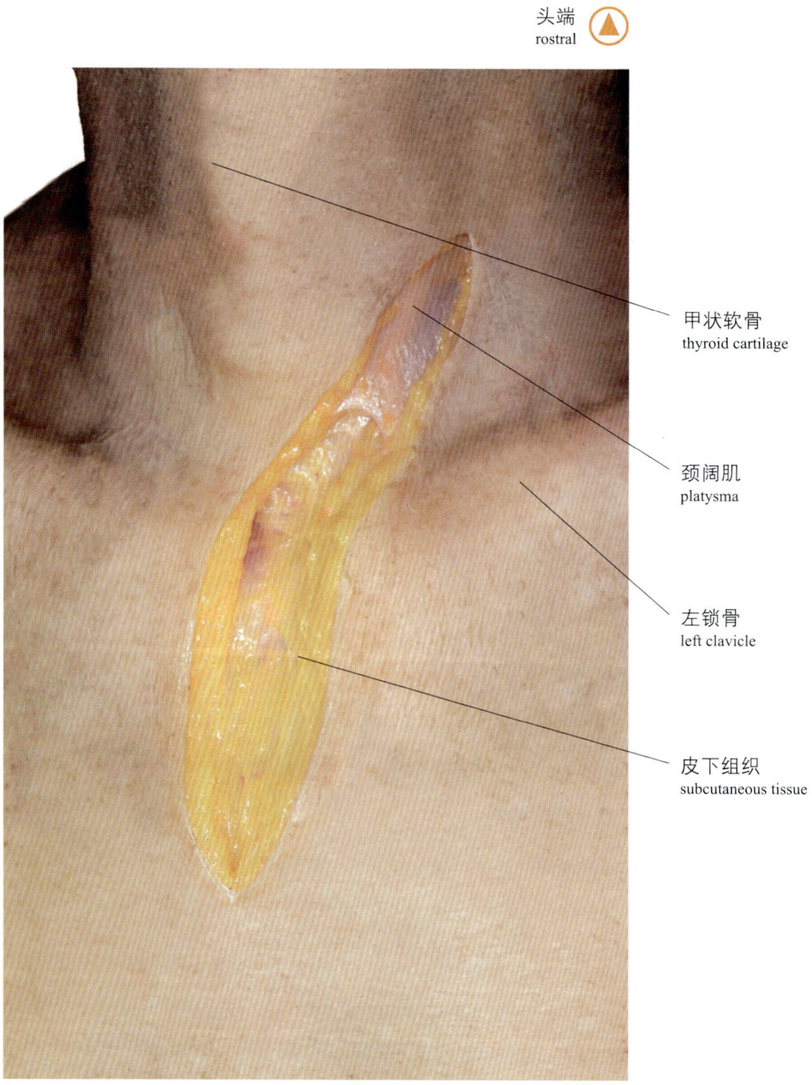

图 2-4-2
切开皮肤显露颈阔肌及皮下组织切口

- 切口沿着胸锁乳突肌前缘向下到胸骨，再沿正中线向下跨越胸骨柄（图2-4-2）。
- 在胸骨切迹上3cm胸锁乳突肌前缘切开皮肤。
- 在胸骨切迹处沿中线向下做纵行切口到达第3肋软骨切迹平面。

[显露]

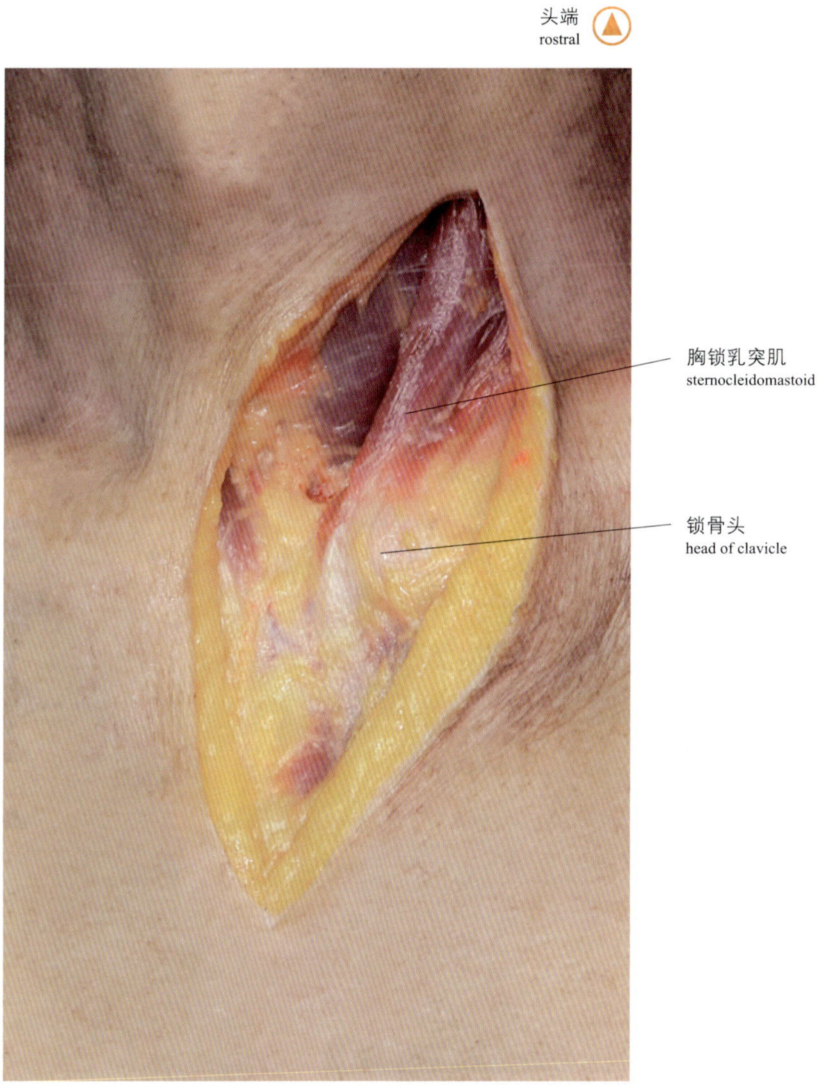

图 2-4-3
分离皮下组织切开颈阔肌显露胸锁乳突肌锁骨头

- 分离皮下组织切开颈阔肌，显露胸锁乳突肌锁骨头及胸锁乳突肌（图2-4-3）。
- 如遇颈浅静脉可做分离并结扎。

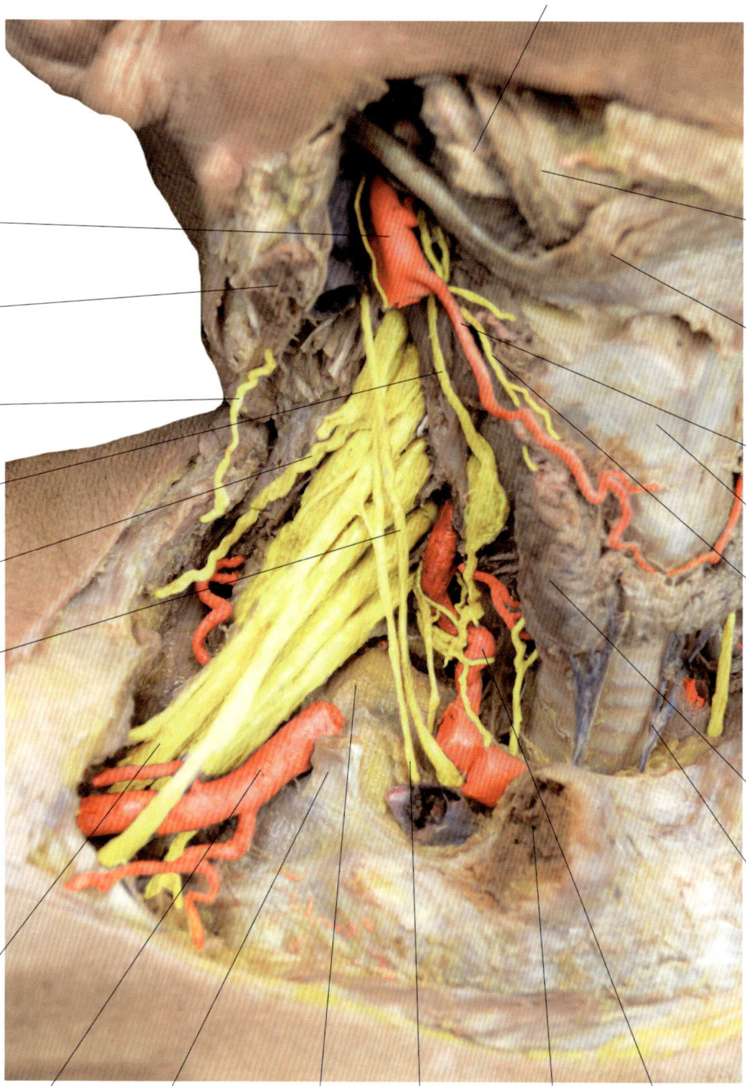

图 2-4-10 右侧颈根部解剖

▪ 胸骨柄上缘中份凹陷，称为颈静脉切迹，平对第2胸椎下缘。

▪ 胸膜顶：胸膜顶（颈胸膜）和肺尖凸入颈根部。它的表面标志位锁骨内1/3中点上方2.5cm。胸膜顶与胸腔内表面紧密融合。在内侧面，与甲状颈干、椎动脉、交感干和椎体侧壁相邻，胸膜覆盖着膈，所以其位置随着呼吸时相的变化而不同。胸膜顶上升的高度，参照第1对肋骨和肋软骨，在不同个体依据胸廓入口的倾斜度变化。胸膜顶经第1肋后方到达颈部水平，并形成两侧的胸膜腔穹顶，有胸膜上膜加强。在其外侧面，与臂丛神经、中、后斜角肌相邻。胸膜顶前方与锁骨下动静脉、胸廓内动脉、膈神经以及前斜角肌相邻，前斜角肌覆盖胸膜顶的前外侧部，并将其与锁骨下静脉分隔开。锁骨下动脉越过胸膜顶顶点下方并立即走行于锁骨下静脉上方。胸廓内动脉自锁骨下动脉第1段下降，经头臂静脉后方，在右侧有膈神经跨过。肋颈干自锁骨下动脉弓向后方并越过肺尖的顶点：其上肋间支在肺尖后方下降，位于第1肋间神经（外侧）和第1胸交感神经节（内侧）之间（图2-4-10）。

▪ 胸骨柄：位于第3与第4胸椎水平，上部宽而厚，下部与胸骨体连接处变窄。前面平滑，横向凸，纵向凹。后面凹而平滑。其上缘厚，中央有颈静脉切迹，又称胸骨上切迹，它位于两侧锁骨切迹之间。锁骨切迹是朝后上外侧的卵圆形窝，与锁骨胸骨端形成关节。锁骨间韧带的纤维与颈静脉切迹相连。柄的下缘呈卵圆形、粗糙，有一薄层软骨与胸骨体连接。外侧缘上方有明显的第1肋软骨压迹，下方为小的半关节面，与部分第2肋软骨形成关节。狭窄的弯曲缘在两个小关节凹之间向内侧下行。

▪ 胸骨柄的肌肉附着：前面有胸大肌和胸锁乳突肌胸骨端附着；后面对应第1肋软骨，有胸骨甲状肌附着；其上部有胸骨舌骨肌最内侧的纤维附着。胸骨体前面有胸肋关节的关节囊和胸大肌的胸骨纤维附着，胸骨体后面有胸横肌附着。

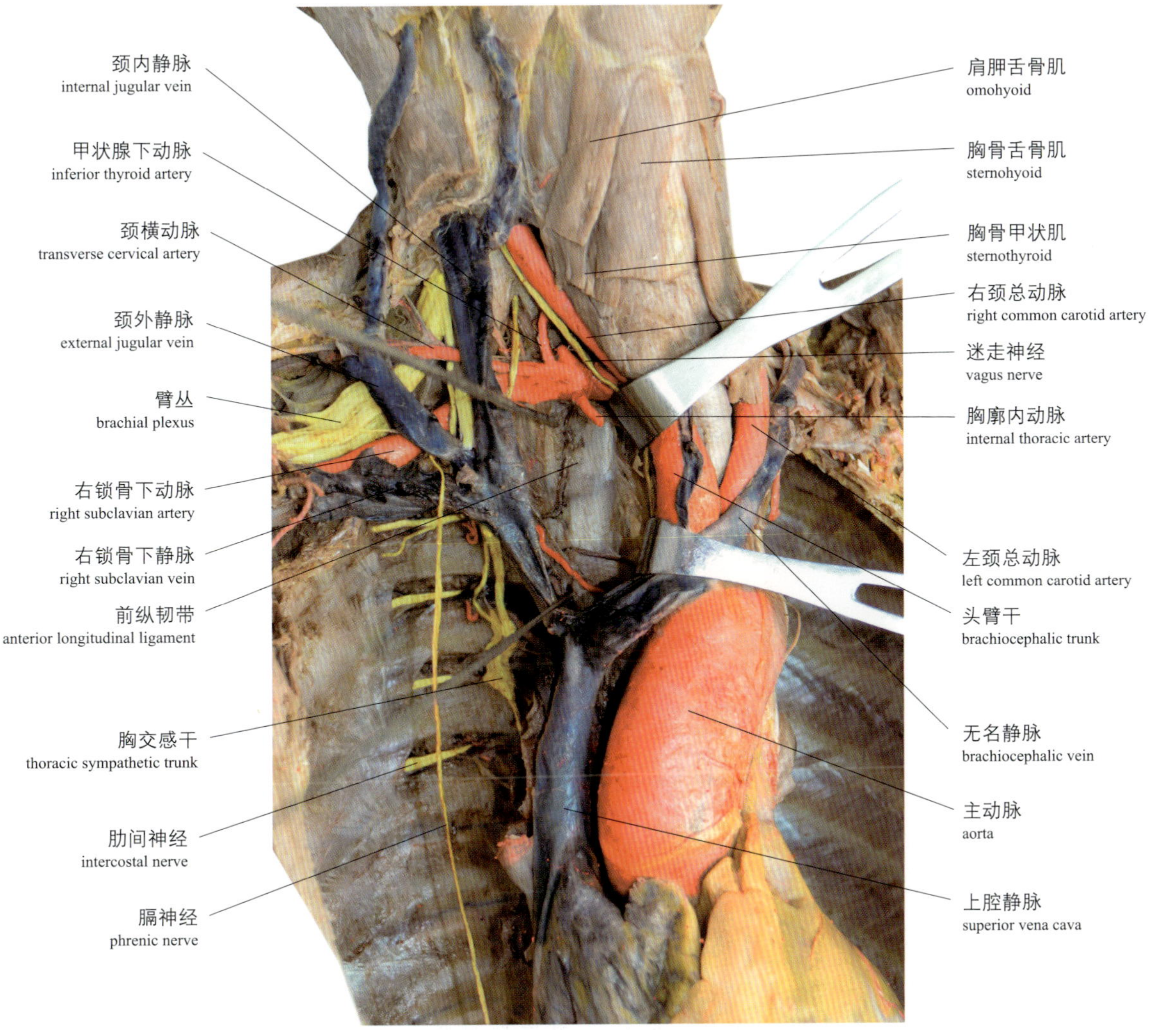

图 2-4-11 上纵隔解剖（右侧入路）

▪ 在颈根部，有许多介于颈部和胸腔或上肢之间的重要结构和组织间隙经过，它们包括锁骨下血管、颈总动脉、臂丛、交感干、膈神经、迷走神经、喉返神经（双侧）、胸导管末段（左侧）、右淋巴导管（右侧）、食管和气管（位于中线）。在颈部和胸腔结合处，颈内静脉和锁骨下静脉汇合成头臂静脉。

▪ 右膈神经：与左膈神经相比右膈神经较短、较垂直，在颈根部由前斜角肌将其与右锁骨下动脉的第二段分开，然后于右头臂静脉、上腔静脉、右心房右面的纤维性心包和下腔静脉等结构的外侧下行。右膈神经分支在膈上方或在膈水平（图 2-4-11）。

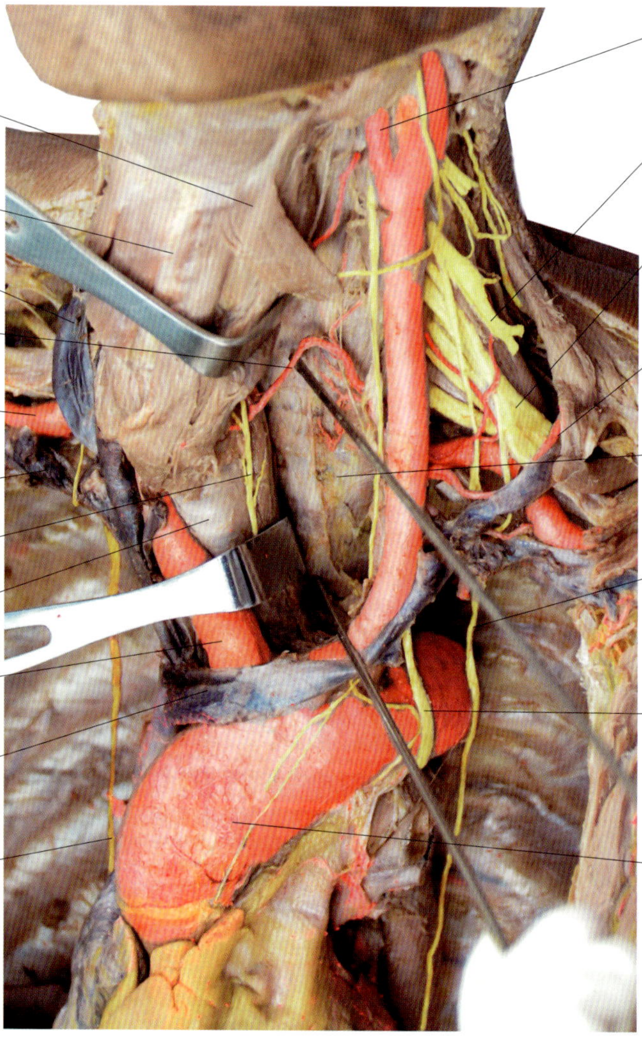

图 2-4-12 上纵隔解剖（左侧入路）

▪ 喉返神经：是迷走神经的分支。左喉返神经勾绕主动脉弓，右喉返神经勾绕右锁骨下动脉，两者均沿气管与食管之间的沟内上行，至咽下缩肌下缘、环甲关节后方进入喉内。

▪ 主动脉弓平右第 2 胸肋关节后方接升主动脉，呈弓形向左后行，至脊柱左侧第 4 胸推下缘续为胸主动脉。弓的上缘平胸骨柄中部或稍上方，下缘平胸骨角，小儿主动脉弓位置略高。

▪ 左膈神经：在颈根部离开前斜角肌内侧缘，跨过左锁骨下动脉第 1 段前方，位于胸导管后方。然而，有时左右膈神经在颈部的行程是对称的。而在胸廓上口处，左膈神经位于前斜角肌与锁骨下动脉第2段之间，继而跨过左胸廓内动脉前方，在左肺尖内侧下降至锁骨下动脉第1段前面，斜行至左颈总动脉与左锁骨下动脉的沟内，继续向前内侧走行，到达主动脉弓上方和左头臂静脉后方时，恰位于迷走神经浅面。然后跨过主动脉弓和左肋间上静脉表面，到达左肺门前方，位于左心室表面的纤维性心包与纵隔胸膜之间（图2-4-12）。

- 锁骨下静脉：锁骨下静脉是腋静脉的延续，从第一肋外侧缘延伸至前斜角肌内侧缘，加入颈内静脉形成头臂静脉。锁骨和锁骨下静脉在前，锁骨下动脉在后上，二者被前斜角肌和膈神经分开。第1肋和胸膜在下面。静脉末端2cm处通常有一对瓣。属支是颈外静脉，肩胛背静脉和颈前静脉，偶尔从头静脉发出一小支向前升至锁骨。在与颈内静脉结合处，左锁骨下静脉接受胸导管回流，右锁骨下静脉接受右淋巴管回流。
- 胸腺：大部分位于上和前下纵隔中，其下界可达第4肋软骨水平。胸腺在胚胎期发生于双侧第3对咽囊，故其上方的延伸部分常可达颈部，有时可以达到甲状腺下极，甚至更高的位置。其形状在很大程度上取决于周围的毗邻结构。胸腺右叶的下端通常位于右肺和升主动脉的右侧之间，上腔静脉的前方。在颈部，其前方是胸骨舌骨肌和胸骨甲状肌以及筋膜。在胸部，其前方为胸骨、胸廓内血管、上3根肋软骨，其侧方是胸膜。胸腺后方与上纵隔内的血管相邻，特别是左头臂静脉，该静脉可部分包埋于胸腺内，并且与胸段气管和心脏前面的上部相邻。
- 有时可见异位的胸腺。在颈部可见小的副结节，这是胸腺早期下降过程中遗留下的部分组织。有时胸腺会呈细条状，位于其下降路径的较上方之处，可上达甲状软骨甚至更高处。在少数个体，胸腺和甲状旁腺之间有结缔组织相连，这是胸腺在发生早期下降路线的标志。

- 显露颈椎椎体前方后，置入椎体钉，行术中透视定位手术节段（图2-4-13）。
- 下颈椎椎体显露时，注意勿损伤胸膜顶、星状神经节、喉返神经、椎动脉和胸导管等结构。

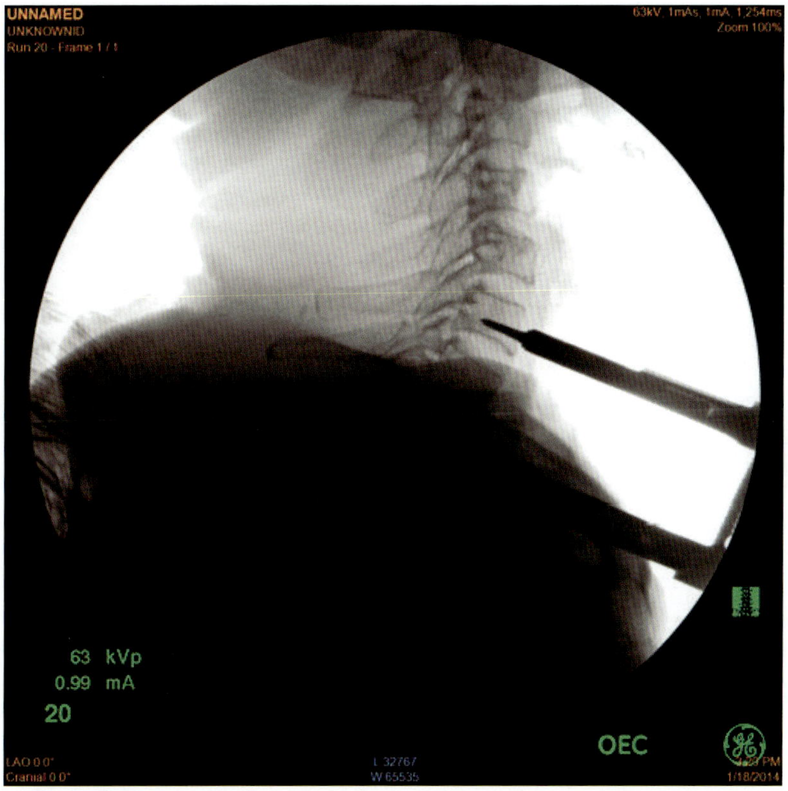

图 2-4-13
置入椎体钉，术中透视定位手术节段

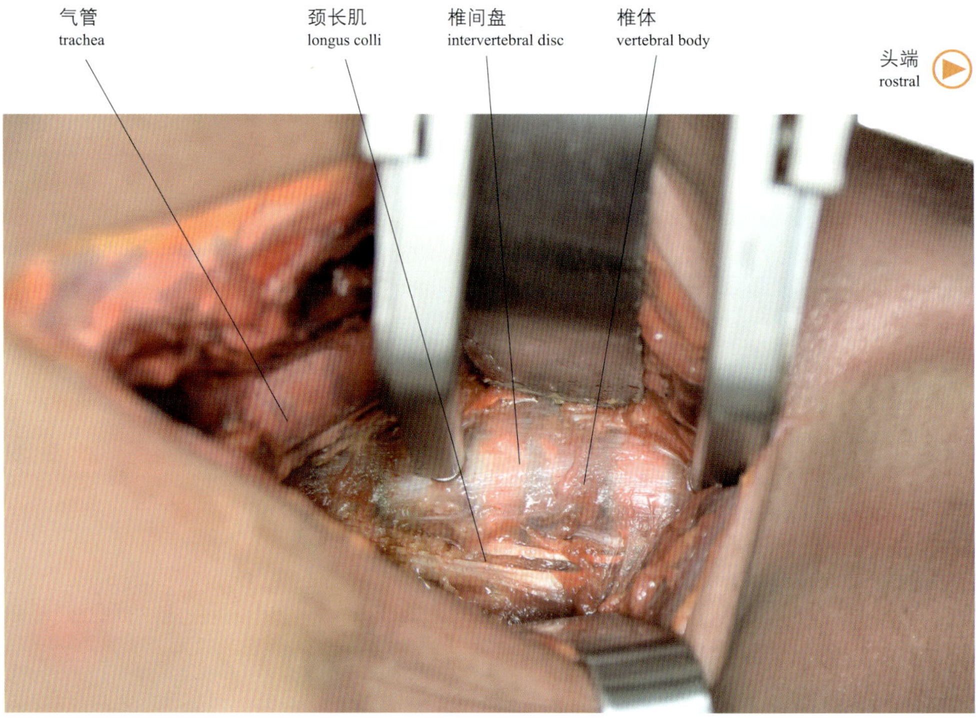

图 2-4-14 放置椎体撑开器，拉钩辅助显露颈椎椎体

• 放置椎体撑开器，对手术节段椎体和椎间盘进行局部牵引撑开（图2-4-14）。

• 将颈长肌从椎体前向两侧分开，注意向两侧显露的距离，一般显露部分钩椎关节即可，在第7颈椎处椎动脉走行在椎体前外侧，过度向外分离颈长肌有损伤椎动脉可能。

• 如椎间隙被骨赘遮挡，则用尖嘴咬骨钳咬除椎体前缘的骨赘。

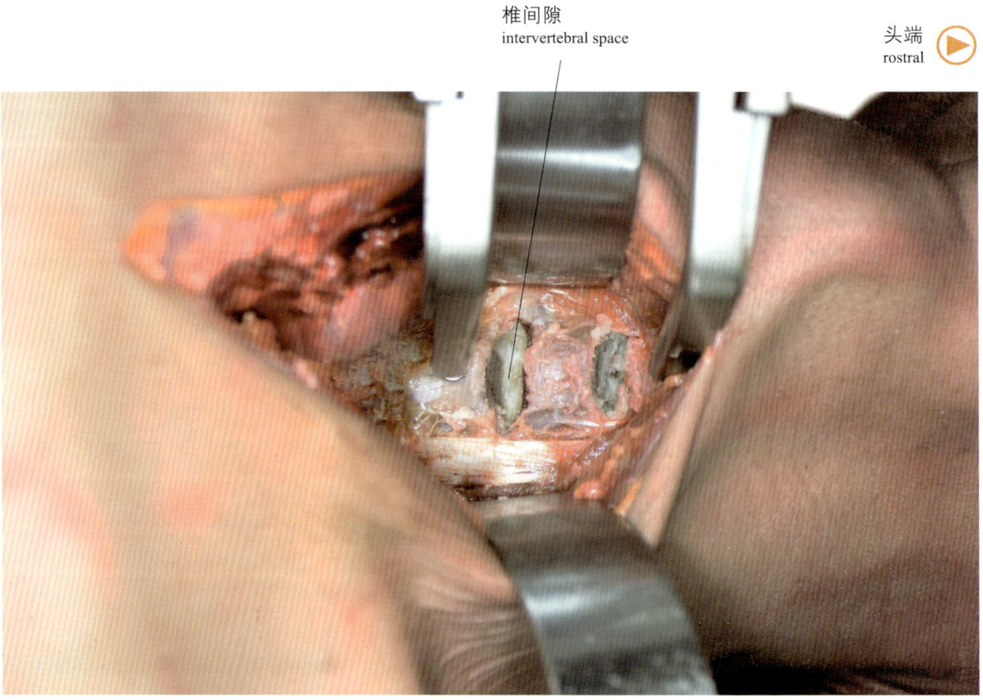

图 2-4-15 切除前方纤维环摘除椎间盘

• 用尖刀将拟切除椎体上下方相邻椎间盘水平的前纵韧带、纤维环前缘及椎间盘前部切开，摘除椎间盘（图2-4-15）。

• 用刮匙深入椎间隙清除剩余的椎间盘组织。此时先不需要将椎间盘完全切除，可待椎体切除后显露将更充分，减压更安全。

• 减压深度和宽度，可以用椎间盘后缘和钩椎关节来作为标志。

[椎体次全切除减压]

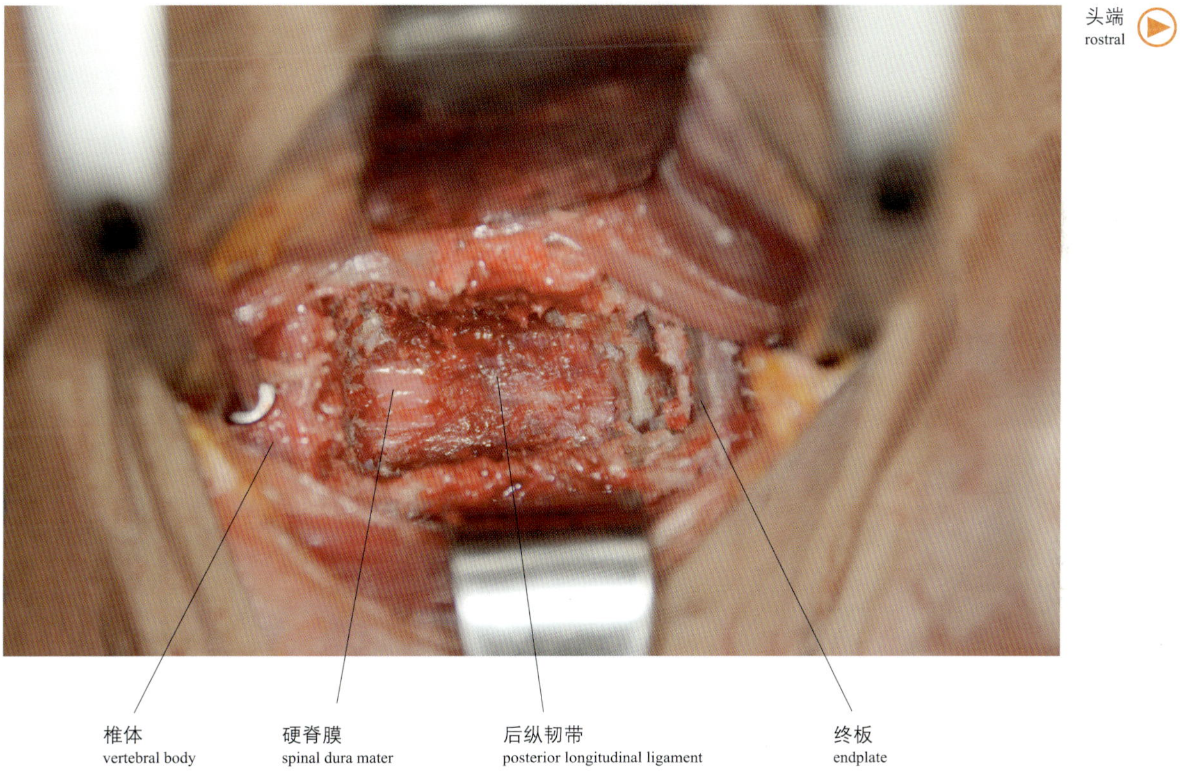

图 2-4-16 椎体次全切除

• 行椎体切除时，先用尖嘴咬骨钳或高速磨钻在椎体中央做一骨槽。切除宽度不应＜1.5cm，但要以双侧钩椎关节为限（图2-4-16）。

• 继续小心切除椎体直到椎体后缘骨皮质。骨松质会有较多出血，使用骨蜡止血。

• 在将要突破椎体后缘皮质时，可用小刮匙开一个小口，然后继续用刮匙或者枪钳逐步扩大缺口，减压直到骨槽头尾两端。

• 在椎体次全切除到椎体后壁时，选择突入椎管的部位要根据病情所定，如上下椎间盘及其骨赘压迫脊髓严重，可从后壁中央用刮匙刮除后壁部分骨质进入后纵韧带前方。通过此突破口进入，使用特制探钩上下探查寻找上下节段压力最小的部位，使用枪钳咬除压迫脊髓的周边组织。使压迫物漂浮，最后同后纵韧带一并切除，脊髓达到完全减压。

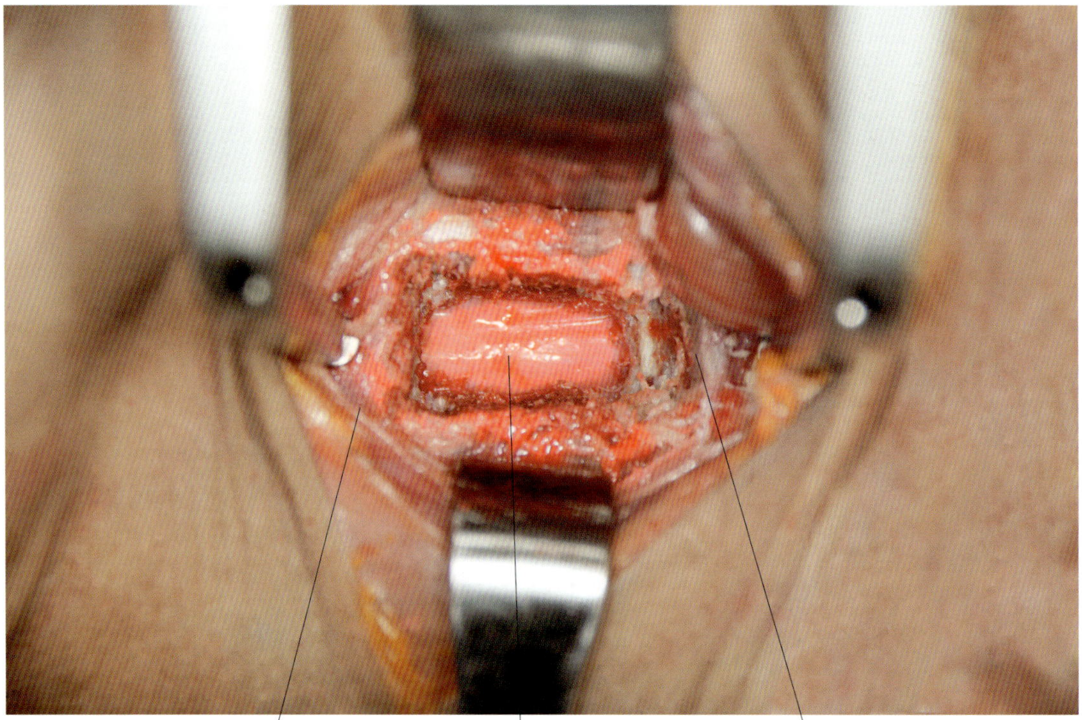

图 2-4-17 椎体次全切除显露硬脊膜

• 颈前路减压是否彻底的标准包括：①脊髓致压物的彻底切除；②椎体开槽的宽度，钩椎关节的边界就是脊髓的边界，一般脊髓型颈椎病减压至钩椎关节即可；③生理曲度的矫正。

• 突破后纵韧带有两个方法：①从后纵韧带边缘进入分离切开；②探查后纵韧带相对薄弱的区域，逐层深入分离后纵韧带及硬脊膜，找到突破口，切除。如发现后纵韧带和硬脊膜有明显粘连者，避免误伤硬脊膜导致脑脊液漏。

• 用小直角弯头神经探条分离开后纵韧带与硬脊膜后，切开后纵韧带，小头斜口冲击式咬骨钳逐步咬除椎体后壁皮质骨（图2-4-17）。

• 将相邻椎体后壁上下缘切除，用神经探子探察减压情况。对于有神经根症状主诉的患者，应向椎间隙侧方进行扩大减压，首先用特制探钩探查神经走行方向，如较为宽松，椎间孔则无须减压，如发现椎间孔狭窄可切除钩椎关节构成椎管起始部的部分及其相应骨赘，使神经根靠近脊髓3mm内部分得到减压。

• 减压完成后，用成角刮匙准备终板，使其轻微出血。注意保护终板，否则可能出现钛网下沉于椎体松质骨内。

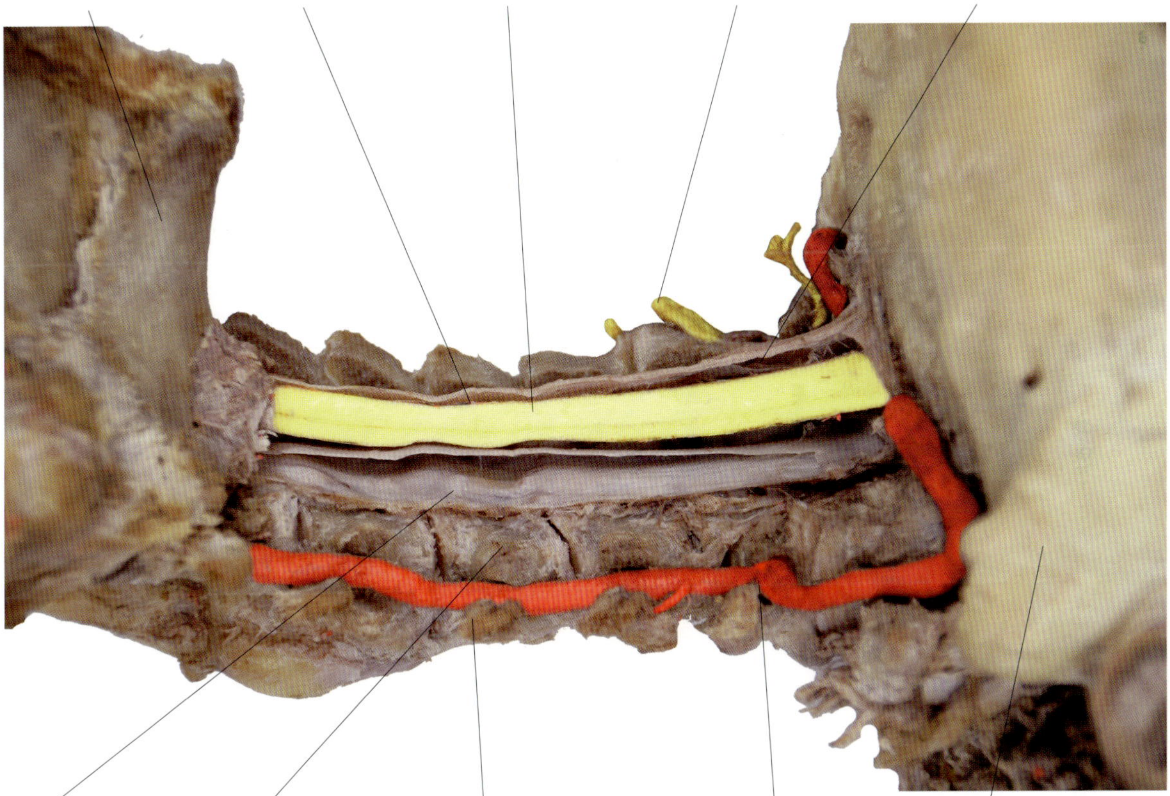

图 2-4-18 颈椎侧方去除椎板及右侧侧块结构（脊髓右侧切除）

▪ 颈椎后纵韧带起自第2颈椎，沿诸椎体后面抵于骶管。后纵韧带分为两层，浅层为一坚强韧带，自颅底垂直下行，在侧方延伸达椎间孔；深层呈齿状，椎体钩椎关节关节囊的一些纤维即始于此层（图2-1-23、图2-4-18）。

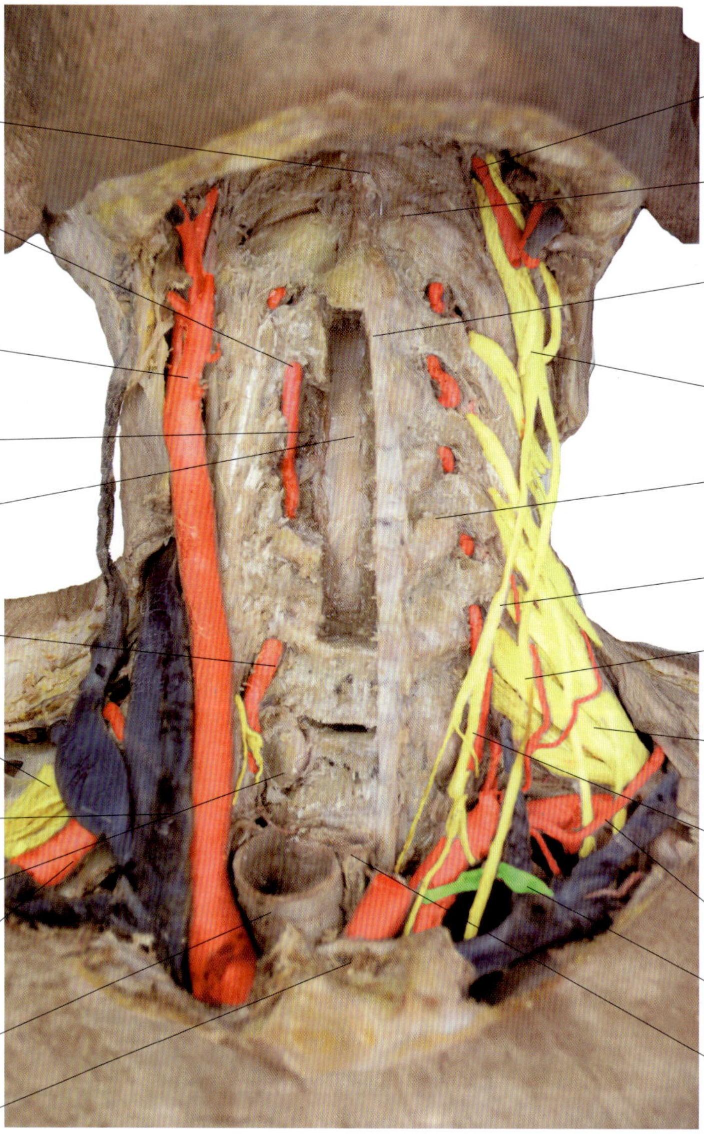

图 2-4-19 颈椎前方结构（右侧部分椎体切除）

▪ 钩突是颈椎椎体上面两侧稍后方的峭状突起，与上位椎体下缘构成钩椎关节，钩突所处地位重要，外侧为横突孔，其内通过椎动脉、静脉及包绕的交感神经丛，后外侧参与构成椎间孔前壁，有颈神经根及根动脉通过（图2-4-19）。多数学者认为钩椎关节不是恒定的典型滑膜关节，由5岁以后随着颈段脊柱的运动而逐渐形成，是由直接联结向间接联结分化的结果，钩椎关节的存在有助于颈椎椎体向两侧运动的稳定，而钩椎关节退变增生可使横突孔变窄，压迫椎动脉和颈神经根。

[融合固定]

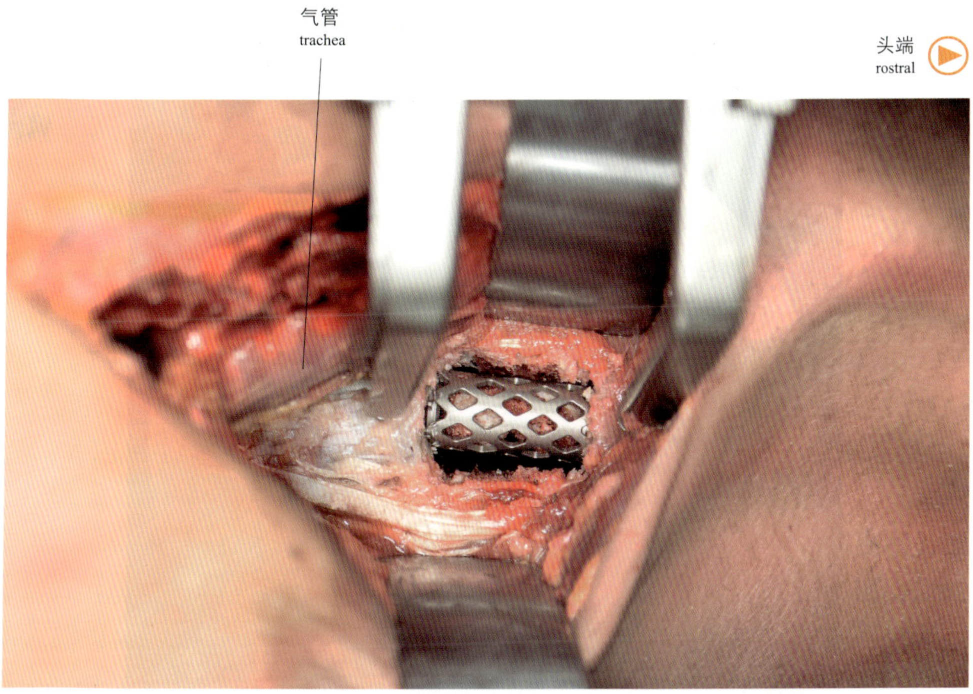

图 2-4-20
放置钛笼

· 撑开椎体撑开器，根据骨槽长度调整钛网长度，将钛网压满自体骨碎屑，两端装帽组成钛笼。

· 此时注意勿过度撑开，以防钛笼进入椎体和术后轴性疼痛。编者主张钛笼在自然状态下放入而不是强行敲入。

· 在C6、C7椎体，其上面的终板斜向前下，不与上个椎体的椎板平行，可把钛网的下平面修剪成后短前长的斜面来与之对应。

· 可以修整上下椎体的终板及钛笼的形状，致使植入的钛笼与上下椎体贴合严密（图2-4-20）。

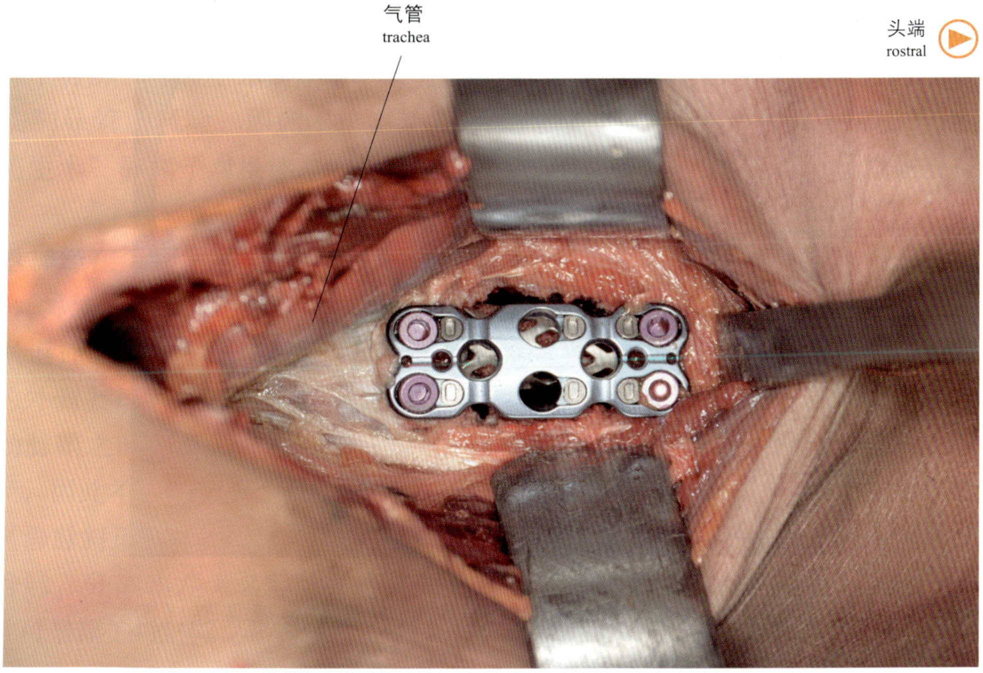

图 2-4-21
安放颈前路钛板

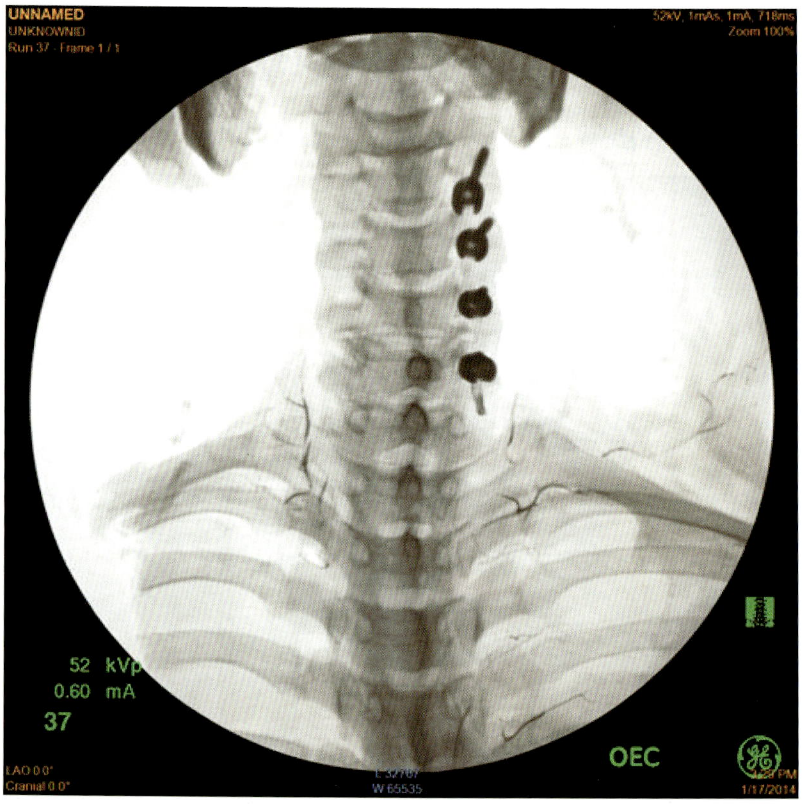

图 2-5-9
侧块螺钉正位术中透视

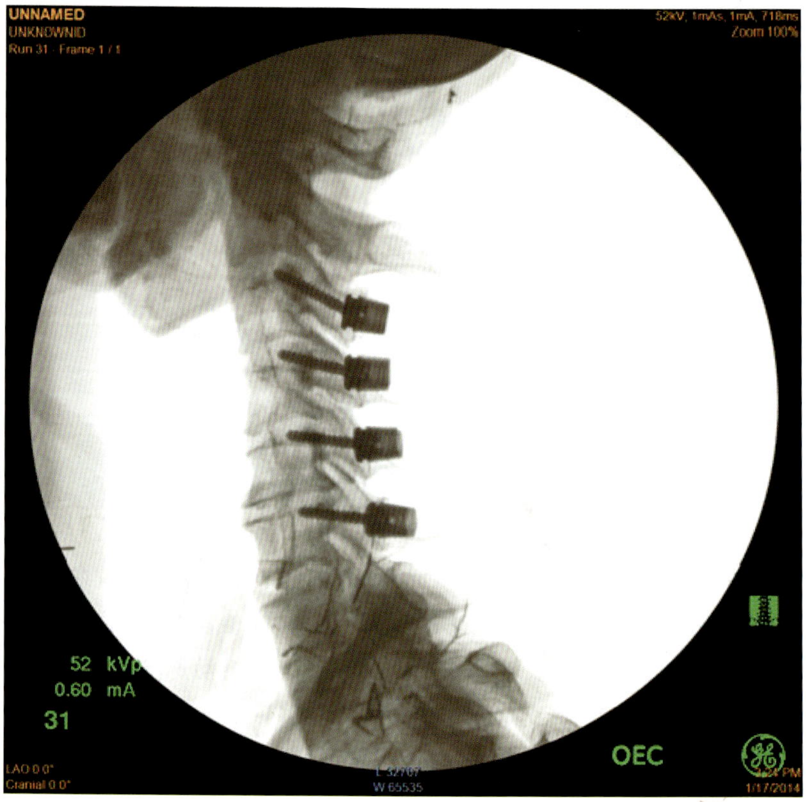

图 2-5-10
侧块螺钉侧位术中透视

• 正侧位术中透视，判断侧块螺钉位置（图2-5-9、图2-5-10）。

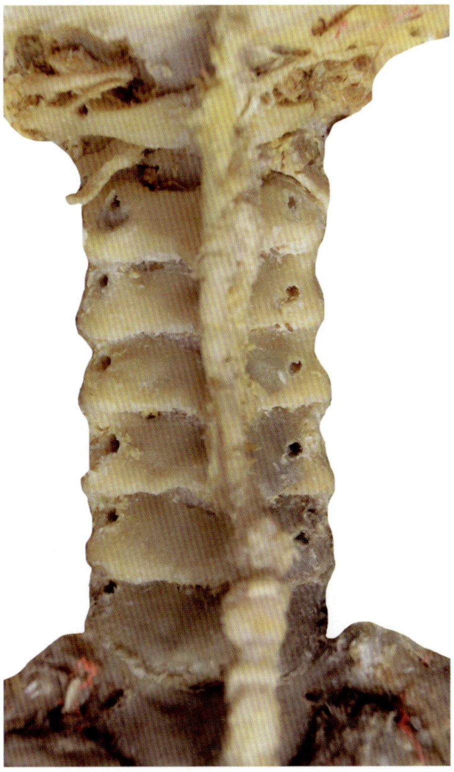

· 左侧为椎弓根螺钉进钉点，右侧为侧块螺钉进钉点（图2-5-11）。

图 2-5-11
椎弓根螺钉进钉点与侧块螺钉进钉点

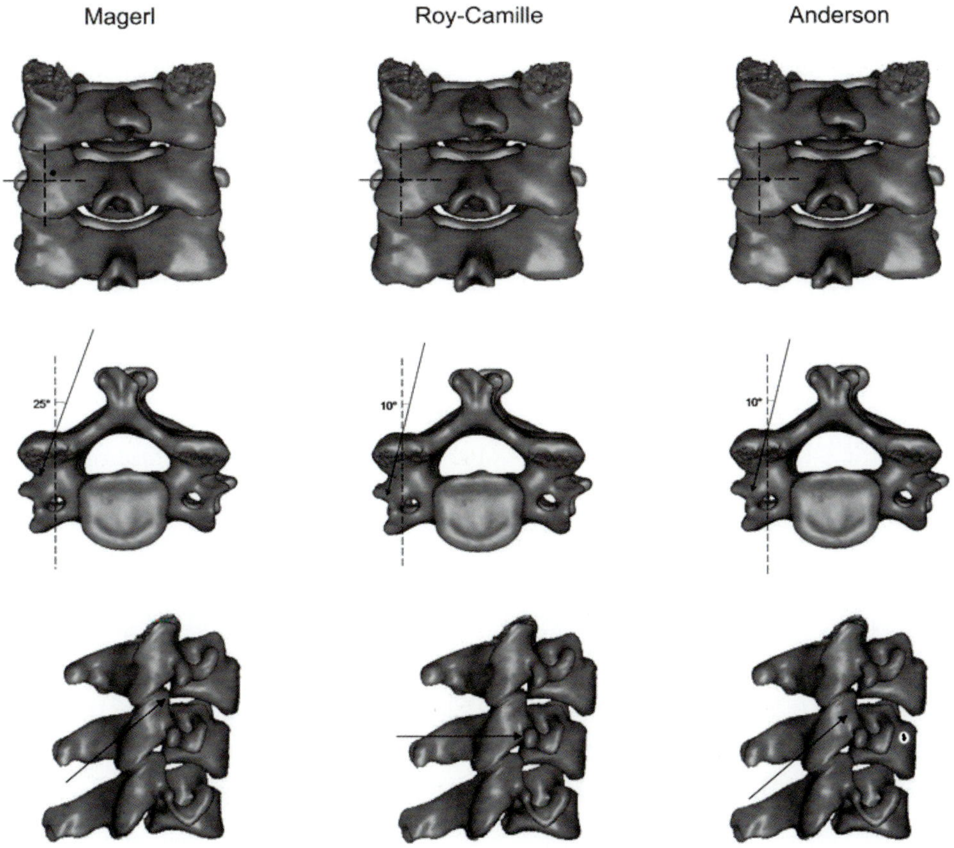

图 2-5-12 三种常用侧块螺钉进钉点与进钉方向（示意图）

[小结]

- 侧块的上缘为上关节突关节面的最低点，下缘为下关节突的最远点，内缘为椎板与关节突的结合部，外缘为骨性边缘。
- Roy-Camille等最早报道采用颈椎侧块固定技术。
- Roy-Camille技术的进钉点为侧块中点，矢状面垂直进钉，水平面钉尖外偏10°。进钉长度为14～15mm。
- Margel技术：进钉点为侧块中点稍内上方2～3mm，矢状面头倾30°，水平面钉尖外偏25°，进钉长度为15～16mm。
- Louis技术：进钉点为下关节面外侧缘内侧5mm，下关节面下缘下3mm，矢状面和水平面均垂直进钉，不能穿透腹侧皮质。
- Anderson技术：进钉点为侧块中点内1mm，矢状面钉尖向头侧偏30°～40°，水平面钉尖外偏10°，进钉长度为16～18mm。
- 尹庆水等的改良Margel法进钉点选在可视侧块中点内下1～2mm处，进钉深度13.2～16.4mm，进钉角度分别为矢状面45°，水平面29°。
- 临床应用中Roy-Camille技术和Margel技术应用较为广泛（图2-5-12）。

◇参◇考◇文◇献◇

[1] Abumi K，Itoh H，Taneichi H，et al.Transpedicular screw fixation for traumatic lesions of the middle and lower cervical spine: description of the techniques and preliminary report［J］. J Spinal Disord，1994，7：19-28.

[2] Jeanneret B，Geghard JS，Margerl F.Transpedicular screw fixation of ar-ticular mass fracture separation: results of an anatomical study and operative technique［J］. J Spinal Disord，1994，7：222-229.

[3] 吴战勇，孙先泽，孔建军，等.颈椎椎弓根螺钉内固定系统在颈椎的应用［J］.中国矫形外科杂志，2000，7（10）：960-961.

[4] 王东来，唐天驷，黄士中，等.下颈椎椎弓根固定的解剖学研究与临床应用［J］.中华骨科杂志，1998，18（11）：659-662.

[5] 孙宇，王志国，党耕町.颈椎椎弓根的观测及其临床意义［J］.北京医科大学学报，1993，25：279-280.

[6] Ebraheim NA，Xu R，KnightT，etal.Morphometric evaluation of lower cervical pedicle and its projection［J］.Spine，1997，22：1-6.

[7] 谭明生，张光铂，移平，等.管道疏通法行颈椎弓根螺钉置入的研究［J］.中国脊柱脊髓杂志，2002，12（6）：405-410.

[8] Ugur HC, Attar A, Uz A, et al. Surgical anatomic evaluation of the cervical pedicle and adjacent neural structures［J］. Neurosurgery, 2000，47（5）：1162-1169.

[9] Panjabi MM, Shin EK, Chen NC, et al. Internal morphology of human cervical pedicles［J］. Spine, 2000，25（10）：1197-1205.

[10] Karaikovic EE, Daubs MD, Madsen RW, et al. Morphologic characteristics of human cervical pedicles［J］. Spine, 1997，22（5）：493-500.

[11] 尹庆水，张余，刘景发，等. AXIS颈椎侧块钢板治疗下颈椎不稳临床应用初步报告［J］. 中华骨科杂志，2001，21（4）：201-204.

[12] Montesano PX, Jauch E, Jonsson H. Anatomic and biomechanical study of posterior cervical spine plate arthrodesis: an evaluation of two different techniques of screw placement［J］. Journal of Spinal Disorders & Techniques, 1992，5（3）：301-305.

[13] Barrey C, Mertens P, Rumelhart C, et al. Biomechanical evaluation of cervical lateral mass fixation: a comparison of the Roy- Camille and Magerl screw techniques［J］. Journal of Neurosurgery: Spine, 2004, 100（3）：268-276.

[14] 陈志伟，曹盛俊. 下颈椎椎弓根钉内固定系统治疗进展［J］. 中国修复重建外科杂志，2003，17（4）：286-288.

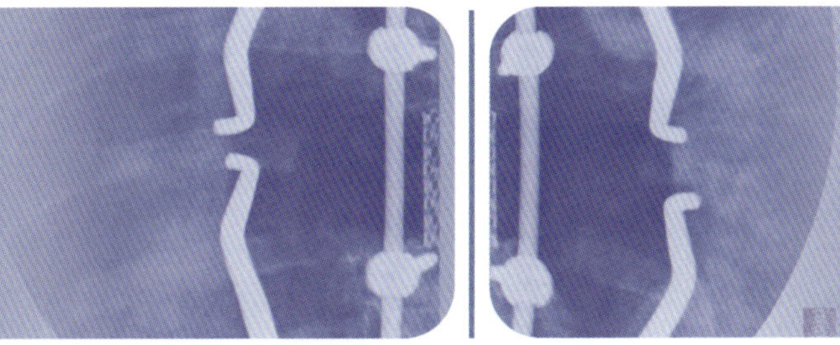

第三章

胸椎外科手术解剖图解

第一节
侧方胸膜外胸椎显露及椎体切除脊髓减压椎体融合技术

[概述]

1917年Robinson首次提出了经胸入路，用于肺叶切除。1956年，Hodgson和Stock首次将经胸入路运用到胸椎的前路病灶清除和骨移植，从而开始了该技术在脊柱外科的应用和推广。但是由于该入路需要打开胸膜，故产生的术后并发症较多，因此在此入路的基础上发展出经胸膜外侧前方入路。该入路由于不打开胸腔，手术创伤相对较小，降低了手术风险。该入路适应证有胸腰段前外侧减压术、胸腰段病灶清除或活检术、胸椎前方融合内固定术和胸椎畸形矫形术等。

[体位]

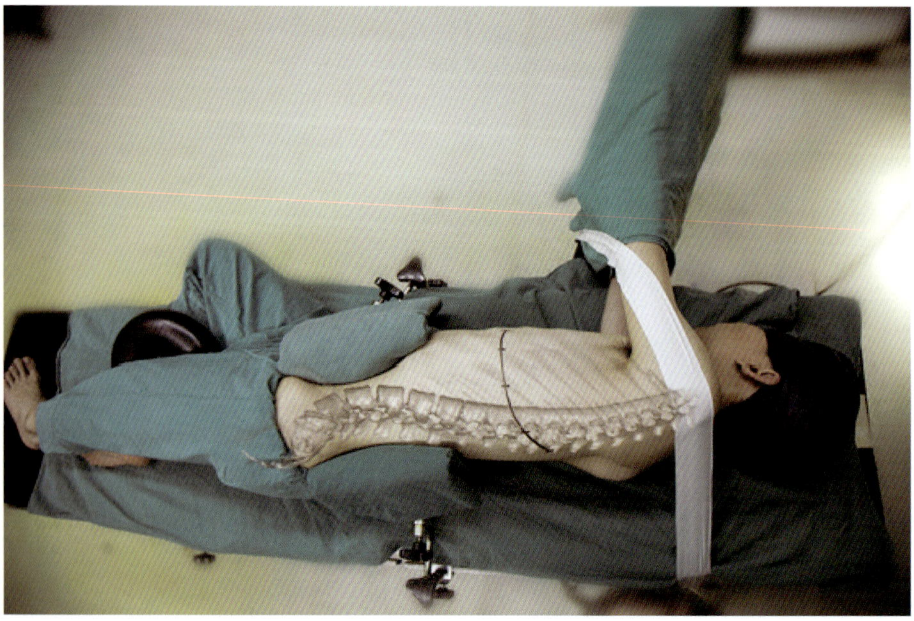

- 患者侧卧位，用肾托或胶带固定。
- 将术侧上肢放至患者头上或飞机式夹板上。
- 对侧腋下垫软垫，防止压迫腋动、静脉。可触摸桡动脉来确认无压迫。（图3-1-1）

图 3-1-1
侧方胸膜外胸椎显露体位及切口

[显露]

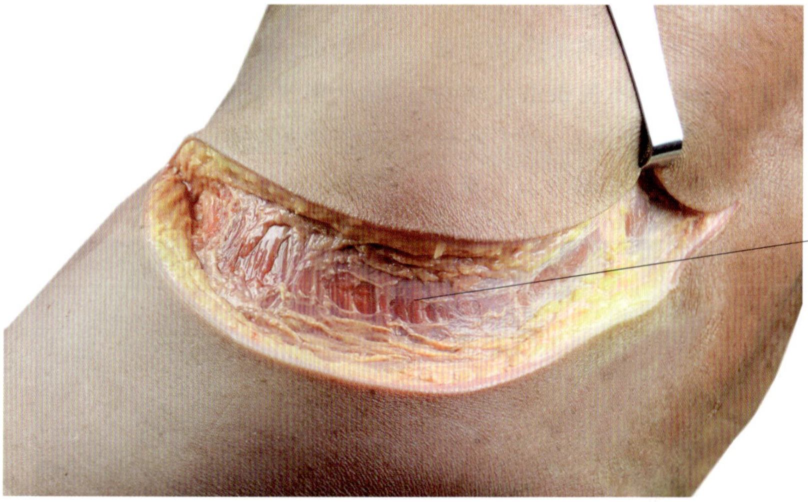

图 3-1-2
切开皮肤及皮下浅层组织显露深筋膜

• 切口起自肩胛下角两横指处，通常选取第7或第8肋。弧形向前切至乳房下皱襞，后部向后上方胸椎方向延长。如图所示，切开皮肤及皮下组织，见背阔肌（图3-1-2）。

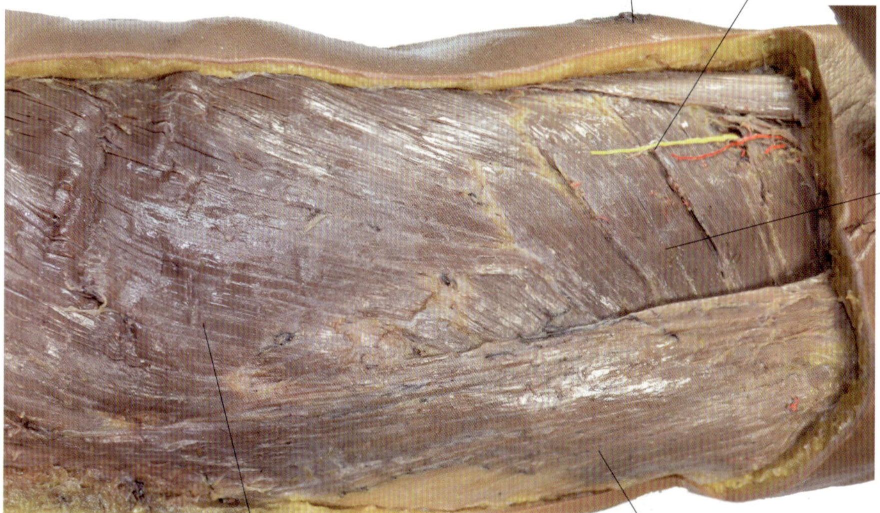

图 3-1-3 胸廓侧壁肌肉浅层解剖

▪ 前锯肌：位于胸外侧区。起自第1~8或第9肋骨，止于肩胛骨内侧缘及下角，主要由胸背动脉供血，胸长神经支配（图3-1-3）。

▪ 胸长神经：通常由第5~7颈神经根构成，最后一支有时缺如。上两个根斜穿中斜角肌，在其内或其外侧合并。神经丛背侧下降至臂丛和腋动脉的第一部分，越过前锯肌上缘到达外侧面。可加入C7的根，在前斜角肌和中斜角肌之间出现，在

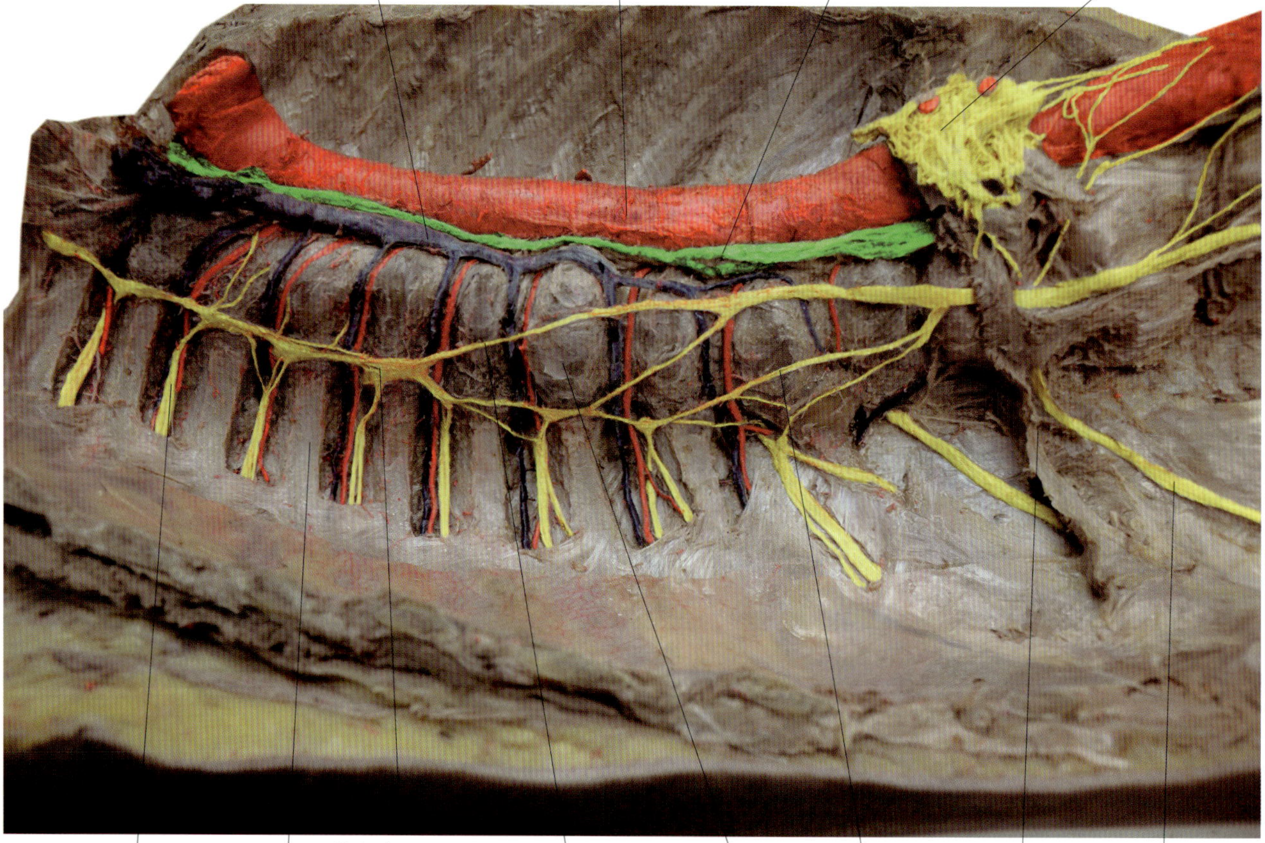

图 3-1-15 胸椎椎体周围解剖

▪成人胸导管包括淋巴干汇合处（在少数人为乳糜池，呈囊状），全长38～45cm，自第2腰椎水平延伸至颈根部（图3-1-15）。在第12胸椎下缘附近，自汇合处的上极开始，胸导管穿过膈肌主动脉裂孔，然后在后纵隔内上行于中线右侧于胸主动脉（在其左侧）和奇静脉（在其右侧）之间。它的后方有脊柱，右侧有发自主动脉的肋间后动脉以及半奇静脉和副半奇静脉的末段。它的前方有膈和食管；有时右胸膜腔形成的隐窝可将胸导管和食管隔开。至第5胸椎体水平，胸导管逐渐向左侧斜行，进入上纵隔，然后沿食管的左缘上行至胸廓上口。在这一段行程中，胸导管进入颈部先后经过主动脉弓和左锁骨下动脉起始段的后方，并与左纵隔胸膜紧密相贴。胸导管进入颈部时，在第7颈椎横突水平弓形向外，弓形导管高出锁骨上方3～4cm，并弯曲越过椎动静脉、左交感干、甲状颈干及其分支，左膈神经和前斜角肌内侧缘的前方（但是，椎前筋膜将胸导管与这些神经和肌肉分隔开）。在胸导管的行程中，还通过下列结构的后方：左颈总动脉、迷走神经和颈内静脉。最后，胸导管在左锁骨下动脉弓形颈部的第一段前方下行，开口并终止于左锁骨下静脉和颈内静脉汇合处（静脉角）。尸体标本中，血流常反流入胸导管，从而使导管看上去像一条静脉。

▪右迷走神经在颈内静脉后方下行，越过锁骨下动脉第一部分后进入胸腔。下行穿过上纵隔，开始在右侧头臂静脉的后方，然后走行向气管右侧，继而向右头臂静脉和上腔静脉后内侧行走。

在上方，迷走神经行于右胸膜和肺的内侧；在下方，奇静脉将右胸膜、肺与右迷走神经相隔，奇静脉向前呈弓状位于右肺门上方。右迷走神经行经右主支气管后方，位于右肺门的后方，再次分为肺后支（支气管后支），肺后支与来自第2交感神经节到第5或第6胸交感神经节的分支结合，组成右肺后丛。右肺后丛尾部发出2或3支分支在食管后面下行，加入左迷走神经形成食管后丛。包括左右两侧迷走神经纤维的迷走神经干离开食管后丛，在食管后表面继续下行，穿过食管裂孔进入腹腔。

- 右内脏大神经在主动脉裂孔处，距主动脉右缘11mm左右。

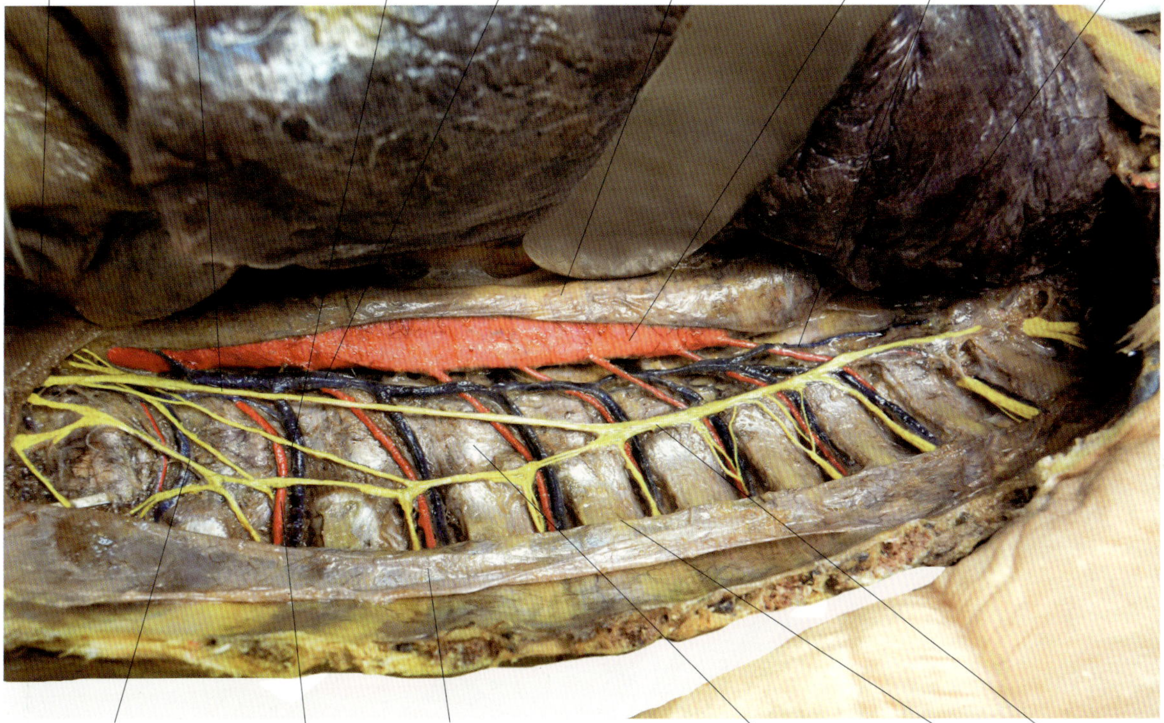

图 3-1-16 胸椎椎体左前外侧毗邻

- 从左侧入路可见胸主动脉、半奇静脉、左交感干和内脏大神经下行（图3-1-16）。
- 胸主动脉：在第4胸椎下缘由主动脉弓延续而来，沿脊柱左侧下行，至第7胸椎平面以下逐渐沿中线走形于脊柱前方，于第12胸椎处下穿主动脉裂孔而移行为腹主动脉。
- 左迷走神经在左颈总动脉和左锁骨下动脉之间于左头臂静脉后方进入胸部，下行穿过上纵隔，越过主动脉弓左侧，在左肺门后方行走。在主动脉弓上方，左迷走神经与左膈神经在前外侧交叉，在主动脉弓与左肋间上静脉交叉。在肺门后左迷走神经分出肺后支，肺后支与来自第2到第4胸交感神经节分支结合，形成左侧肺后丛。2或3个分支在食管前方下行，与来自右侧肺后丛的纤维结合，组成食管前丛。包含双侧迷走神经纤维的神经干在食管前下行，经食管裂孔进入腹腔。

▪ 半奇静脉：半奇静脉与奇静脉一样起自左侧，它沿脊柱前方上行至第8胸椎水平，经主动脉、食管和胸导管的后方横跨脊柱终止于奇静脉。其属支包括下3条肋间后静脉、左腰升静脉和左肋下静脉形成的一条主干，以及食管和纵隔的静脉分支。此外，半奇静脉的下段还与左肾静脉相连。

▪ 副半奇静脉：沿脊柱左侧下行，接受第4（或5）～8肋间隙的静脉，有时也接受左支气管静脉，跨过第7胸椎汇入奇静脉。它有时也加入半奇静脉，然后其主干开口于奇静脉。

▪ 内脏大神经：95%左右的内脏大神经由T5～T9交感神经节向内行走的节前纤维组成，经胸主动脉的两侧下行，75%左右的内脏大神经穿膈中间脚和内侧脚之间进入腹腔，从背面止于腹腔神经节外上部。左内脏大神经位于主动脉左缘3mm左右处。

▪ 胸交感干左右各一，位于肋头前方，脊柱胸段两侧，奇静脉、半奇静脉和副半奇静脉的后外方。每侧胸交感干有10～12个胸神经节，其中第1胸神经节常和颈下神经节合并成颈胸神经节。

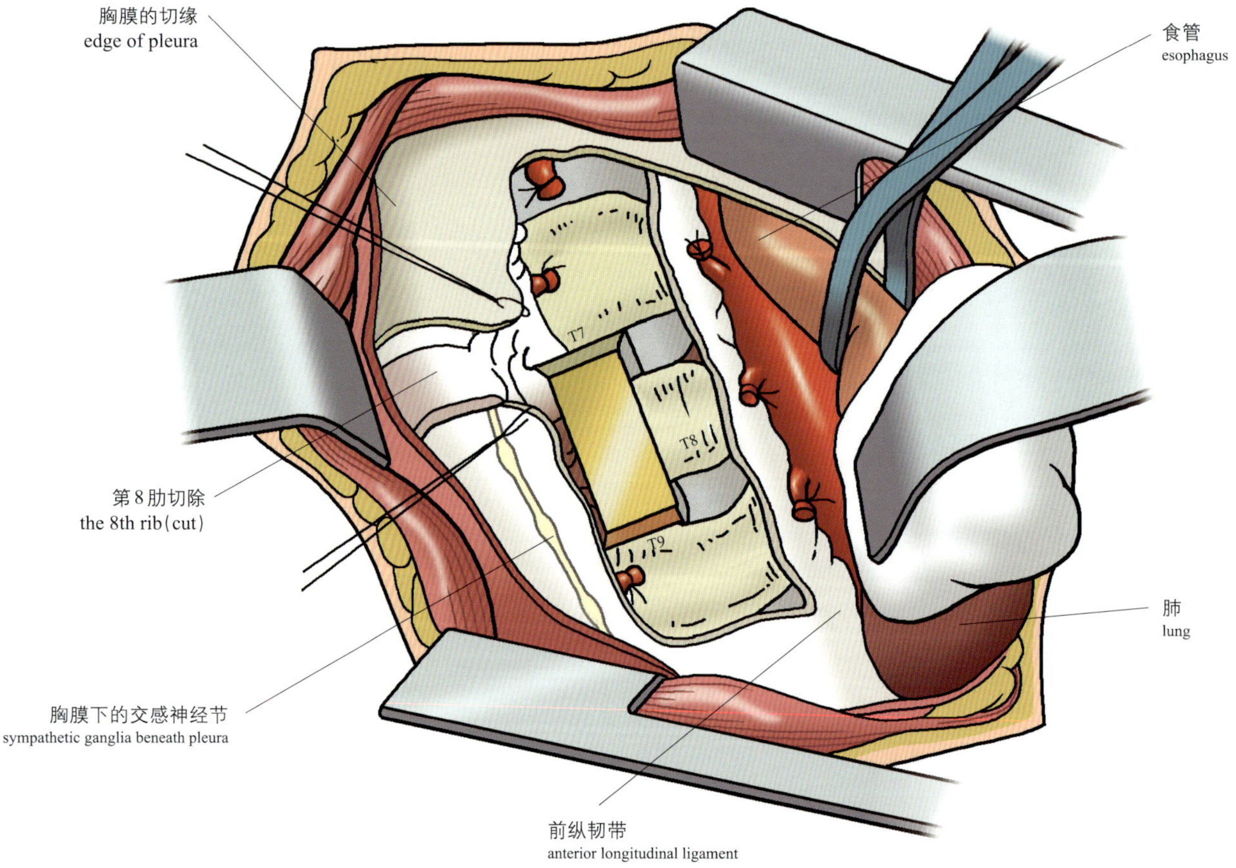

图 3-1-17 椎体次全切除

• 用咬骨钳在切除的间隙之间做骨槽，深度和所切除的椎间盘深度相当，连同椎体后壁一同咬除。准备上下终板，将其刮至轻微出血（图3-1-17）。

• 将事先填好骨屑的钛网置入骨槽。钛网高度应比骨槽稍高1～2mm，以适当力度打入为宜。

• 在切除椎体的上下临椎安装椎体垫片，以椎体垫片为模板安装椎体钉，平行椎体后缘入钉。

• 根据术前测量选取长度适合的螺钉，钉头必须沉入垫片内，螺钉应超过对侧椎体皮质2mm。后行加压并固定钛棒。

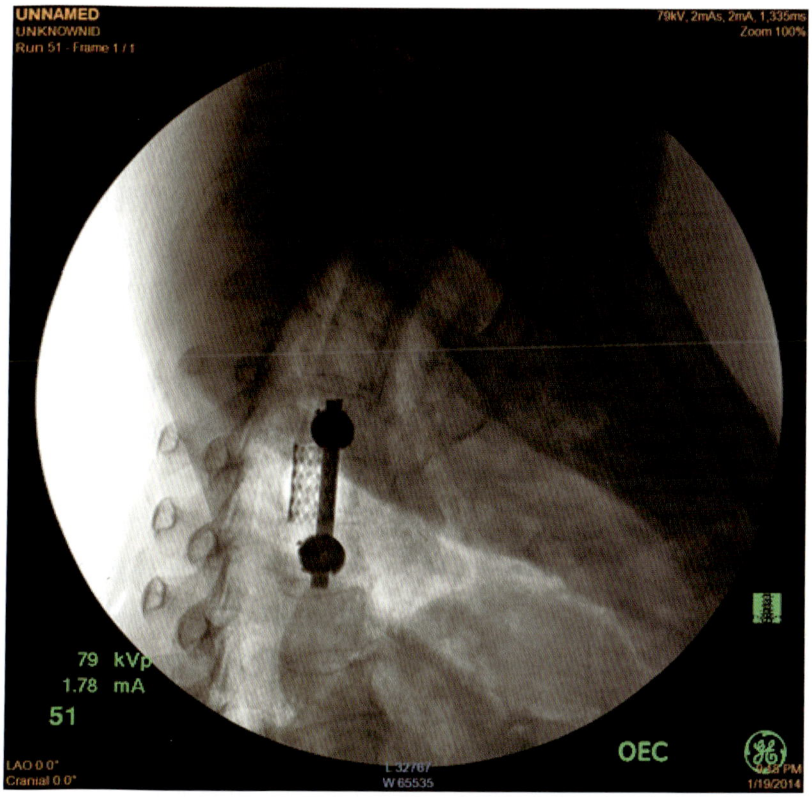

图 3-1-18
术中侧位透视见钛网及钉棒位置良好

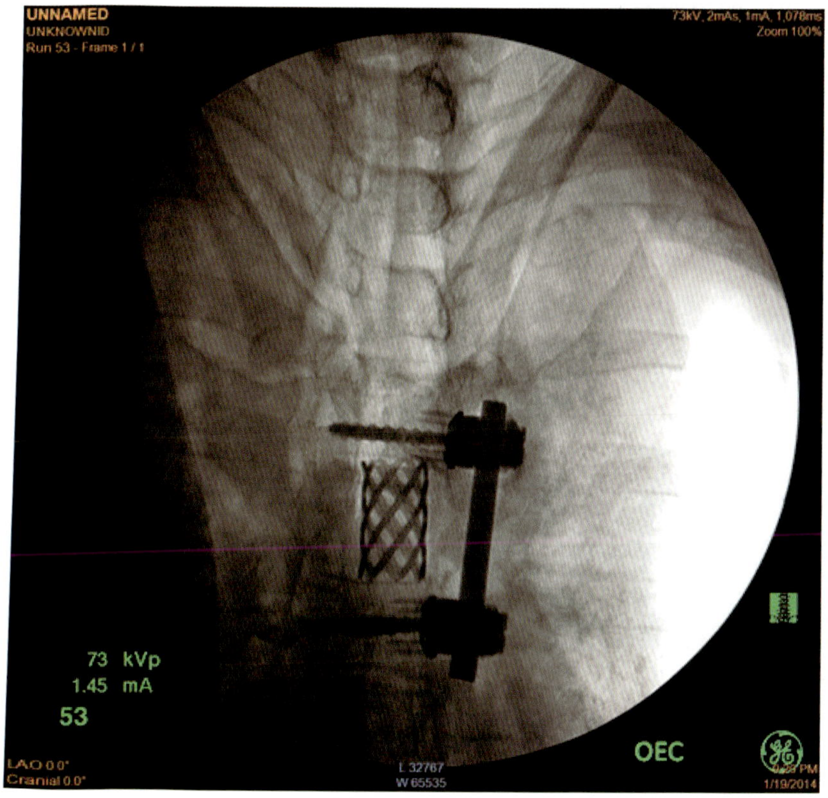

- 术中正侧位透视钛网及钉棒位置良好（图3-1-18、图3-1-19）。

图 3-1-19
术中正位透视见钛网及钉棒位置良好

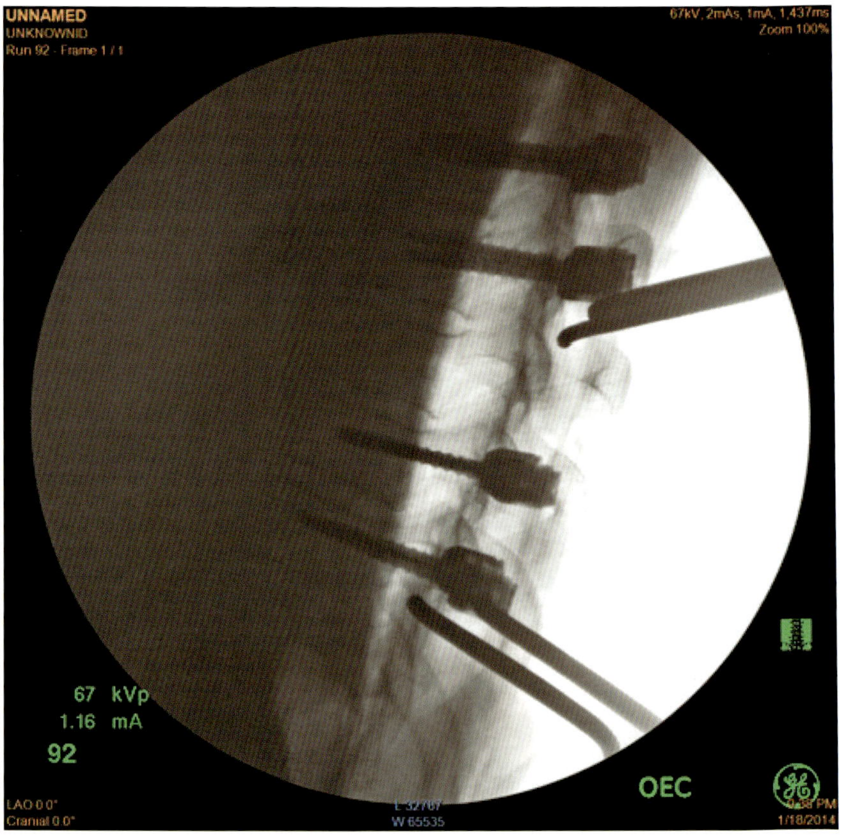

·术中正侧位透视确定椎弓根钉位置良好（图3-3-5、图3-3-6）。

图 3-3-6
术正侧位透视确定椎弓根钉位置

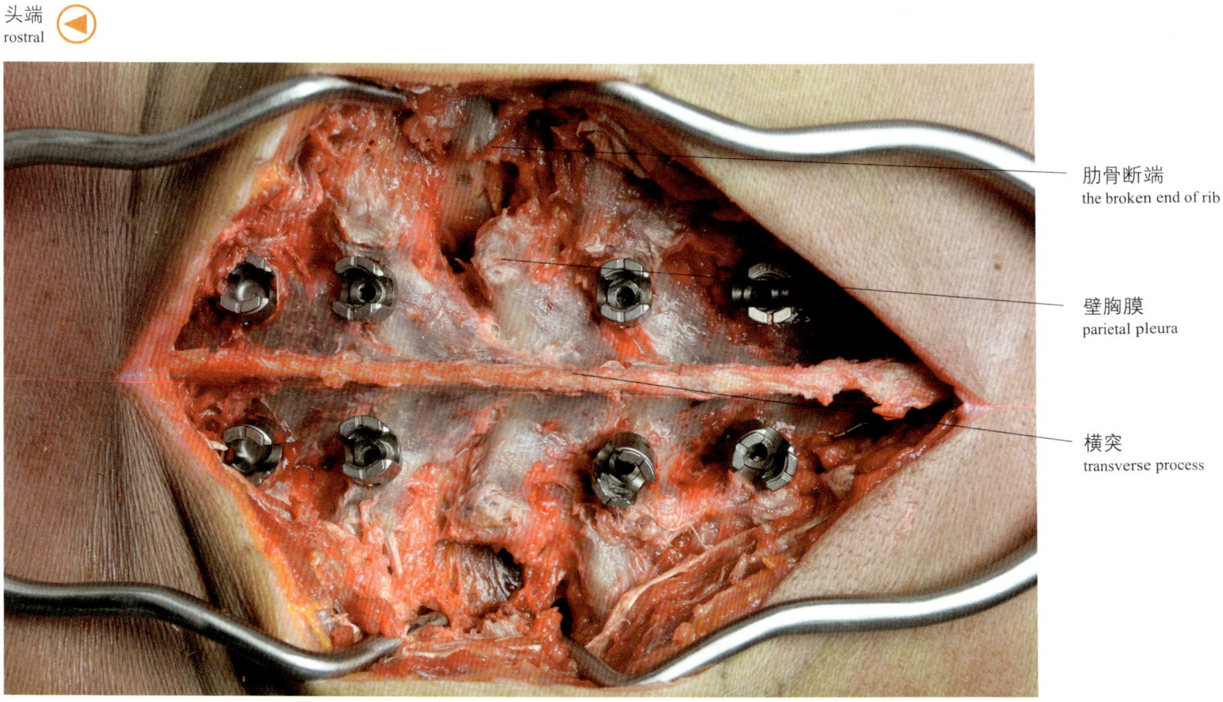

图 3-3-7 去除目标椎体两侧肋骨头及近端部分肋骨

·骨膜下剥离目标椎体两侧肋骨近端，剥离时注意勿损伤胸膜。

·在距离肋椎关节外侧3cm处横断肋骨，切除肋骨头，将肋骨头从肋椎关节完整切除（图3-3-7）。

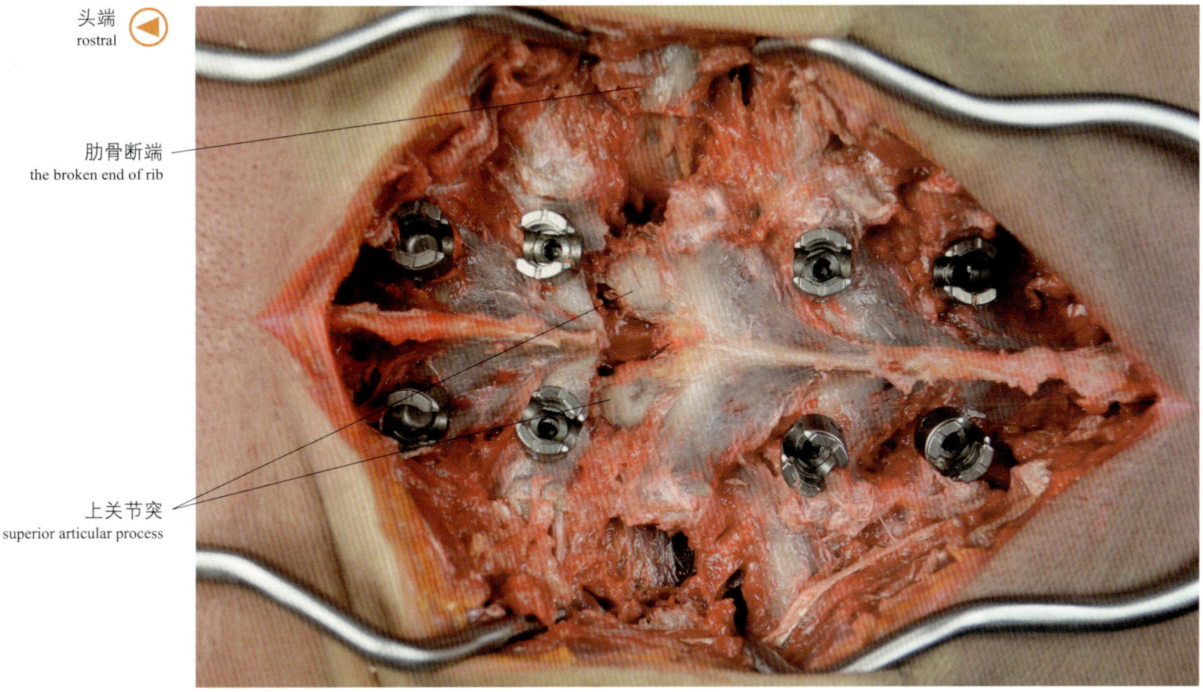

图 3-3-8
椎板咬骨钳去除目标椎体上位椎体的下关节突及黄韧带

·首先切除目标椎体相邻上下棘突之间的棘上韧带和棘间韧带。

·用骨刀或椎板咬骨钳去除上位椎体的下关节突，用椎板咬骨钳咬除黄韧带及上位椎体部分椎板，去除下位关节突关节囊（图3-3-8）。

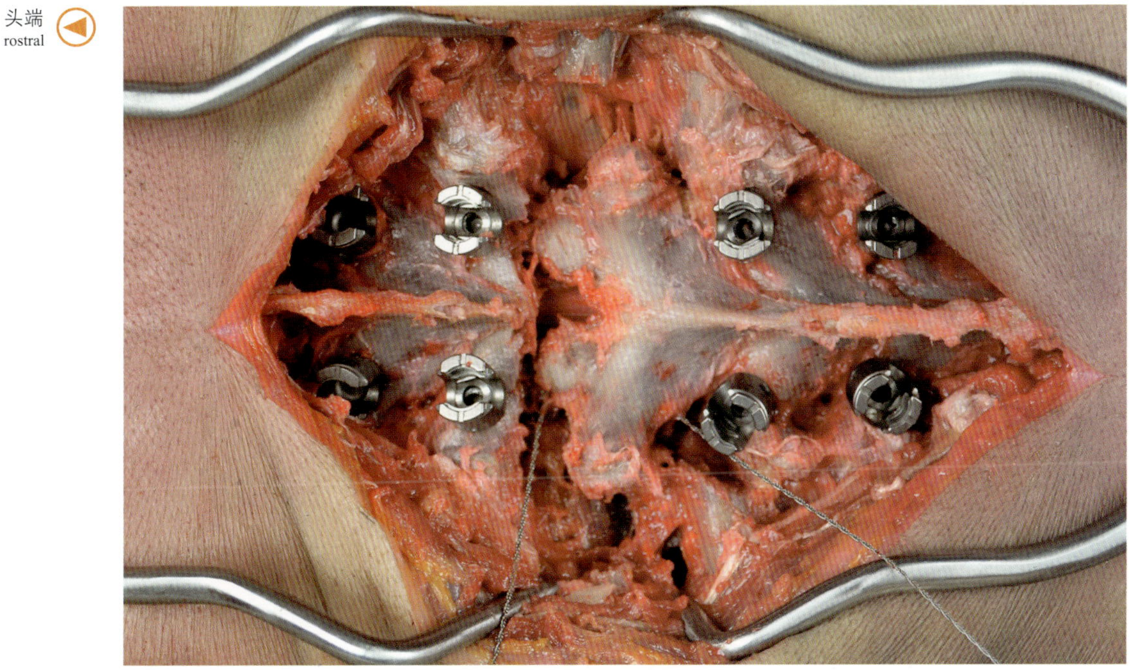

图 3-3-9
线锯导向器的保护下锯断椎弓根

·在线锯导向器的保护下，将线锯由内侧绕过椎弓根，将椎弓根截断（图3-3-9），或者使用椎弓根凿切断椎弓根。

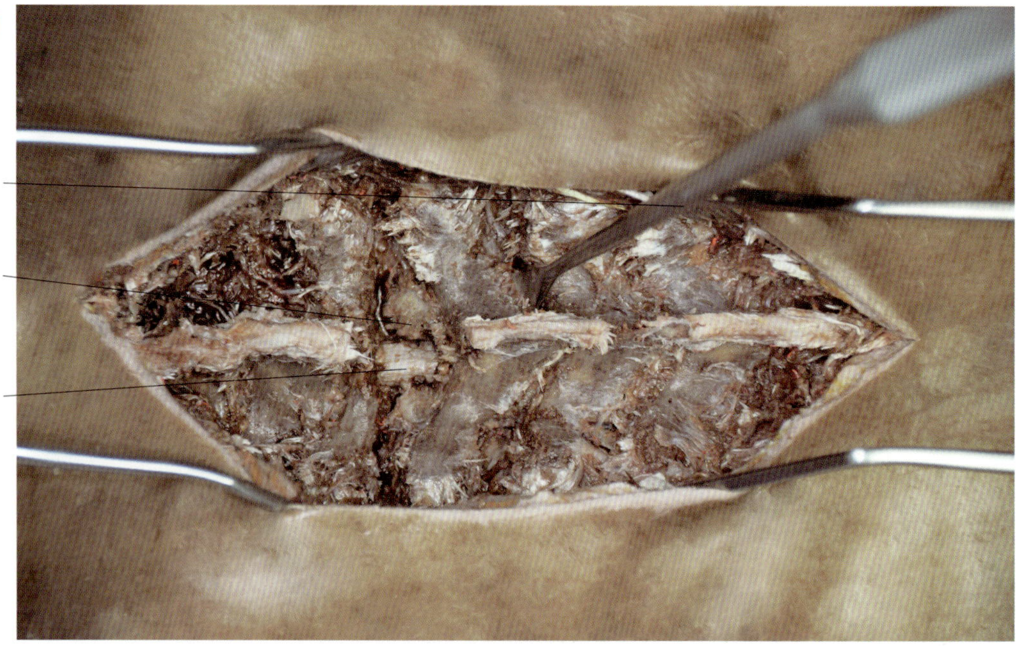

图 3-3-10
使用椎弓根铲切断椎弓根

• 将椎弓根凿由椎板间伸入，水平由尾端向头端切断椎弓根（图3-3-10）。

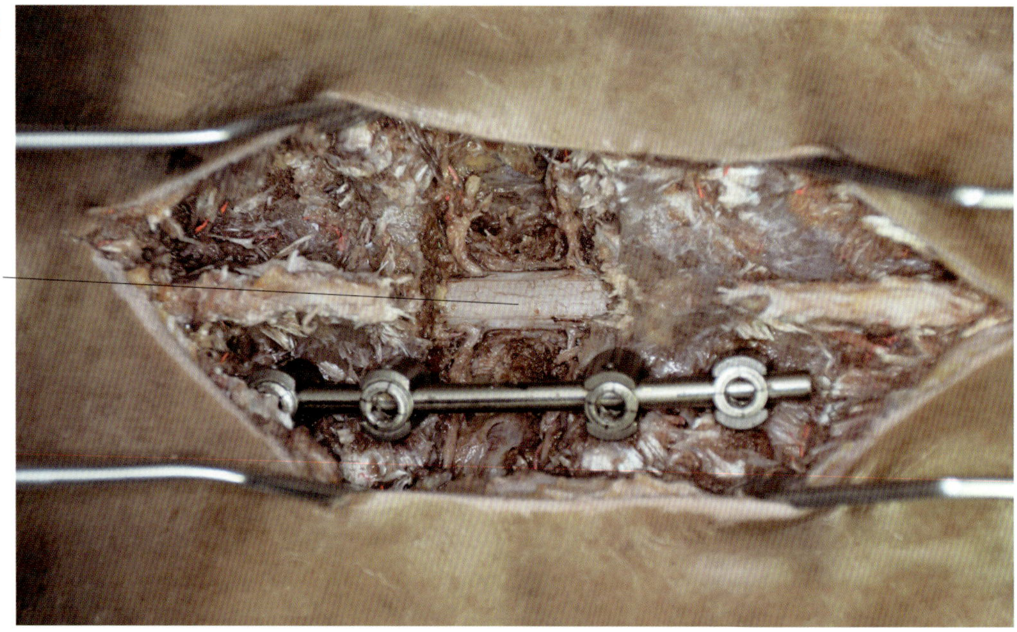

图 3-3-11
完整去除椎体后部骨性结构

• 完整切除目标椎体后部骨性结构（图3-3-11），注意保护脊髓和神经根。

• 胸椎椎孔小而圆，椎弓根不偏斜，胸髓较小，比颈髓更圆。胸椎板短、厚并且宽，上下交搭重叠。棘突向下倾斜，薄而且几乎平坦的上关节突由根板接合处伸出，关节突关节面朝向后上外方，下关节突从椎弓板伸向下方，面朝向前，并稍偏向上内侧。

• 先使用连接棒固定一侧的椎弓根钉，防止切除前、中柱时脊柱失稳导致脊髓损伤。

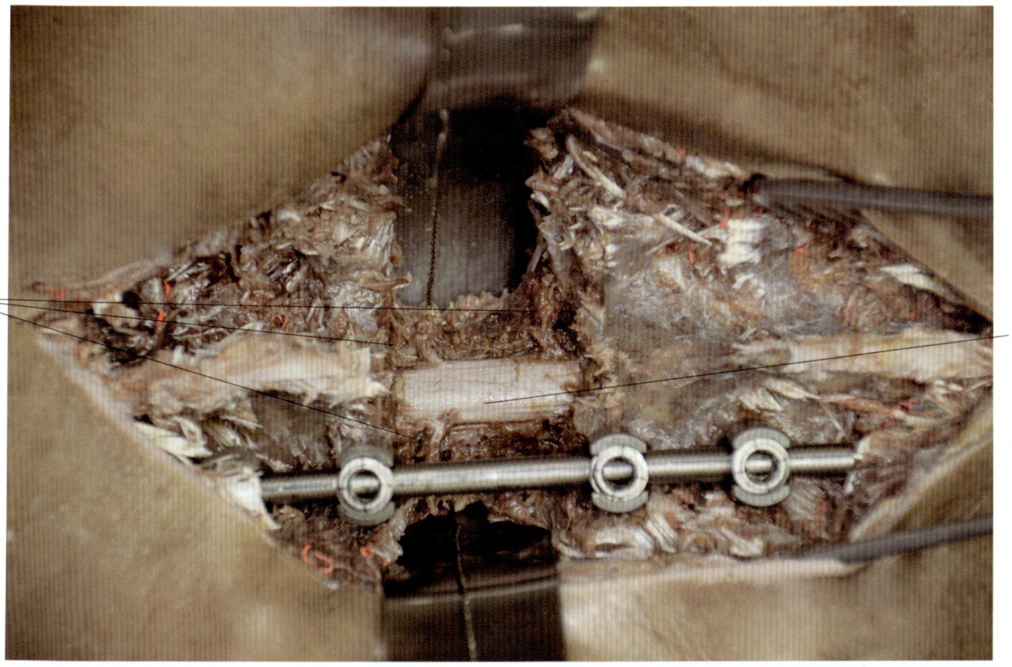

图 3-3-12 剥离并挡开椎体前方组织

·用椎体挡板剥离目标椎体两侧的软组织并推向前方（图3-3-12）。

·并用纱布垫置在椎体两侧和前方，可将椎前组织隔开并起到压迫止血的作用。

·由主动脉发出的节段动脉走行于椎体两侧，显露并结扎可显著减少术中出血。

·也可使用弧形的带有弹性的拉钩伸入椎体前方保护前方的主动脉及上腔静脉。

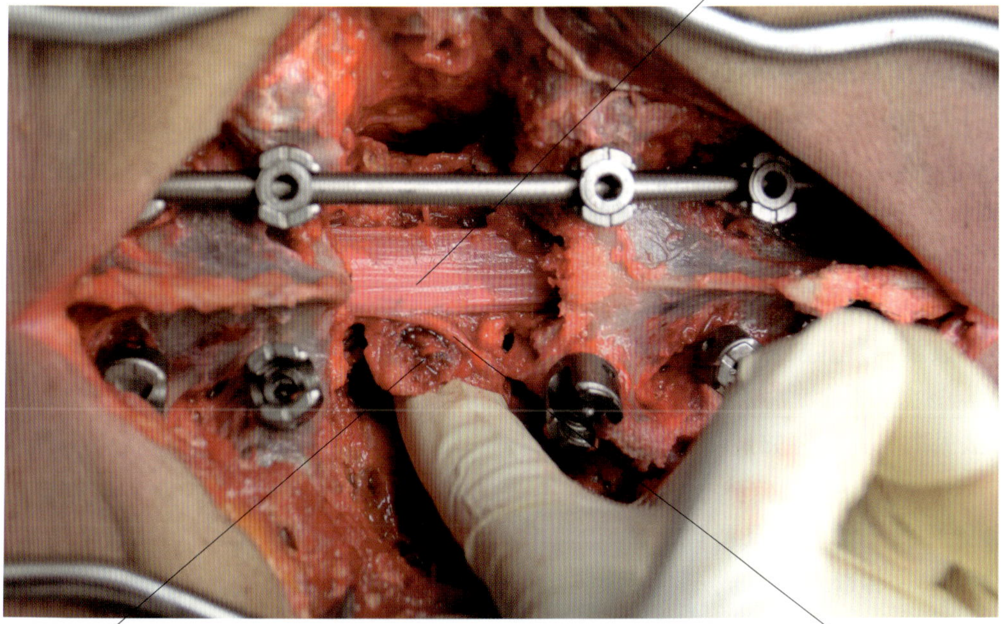

图 3-3-13 离断椎体并旋出

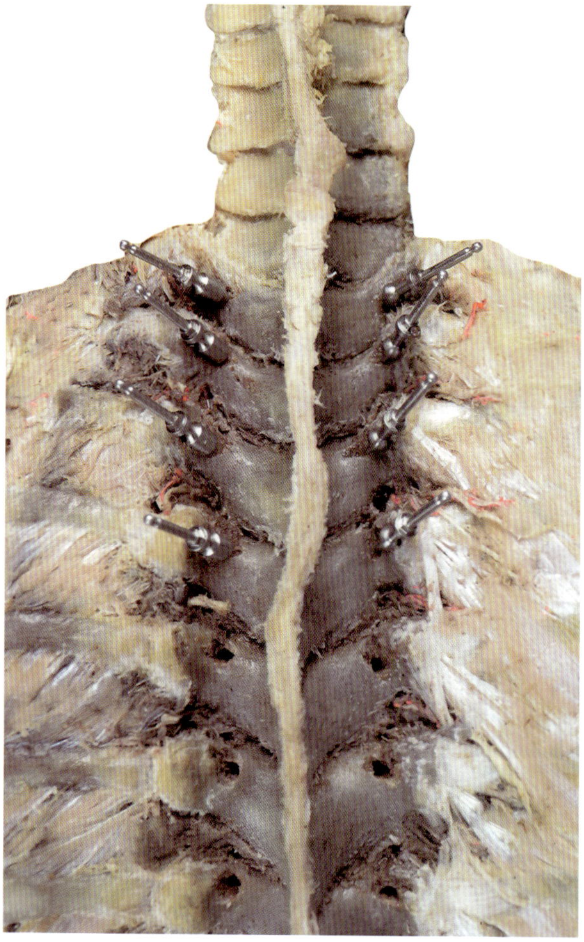

• 在选定进针点后，即可用细椎弓根探探路，进针角度内倾15°～30°，尾倾10°左右。图示T1-T4椎弓根钉进针角度（图3-4-12）。

图 3-4-12
置入Mark示颈胸段椎弓根钉的角度

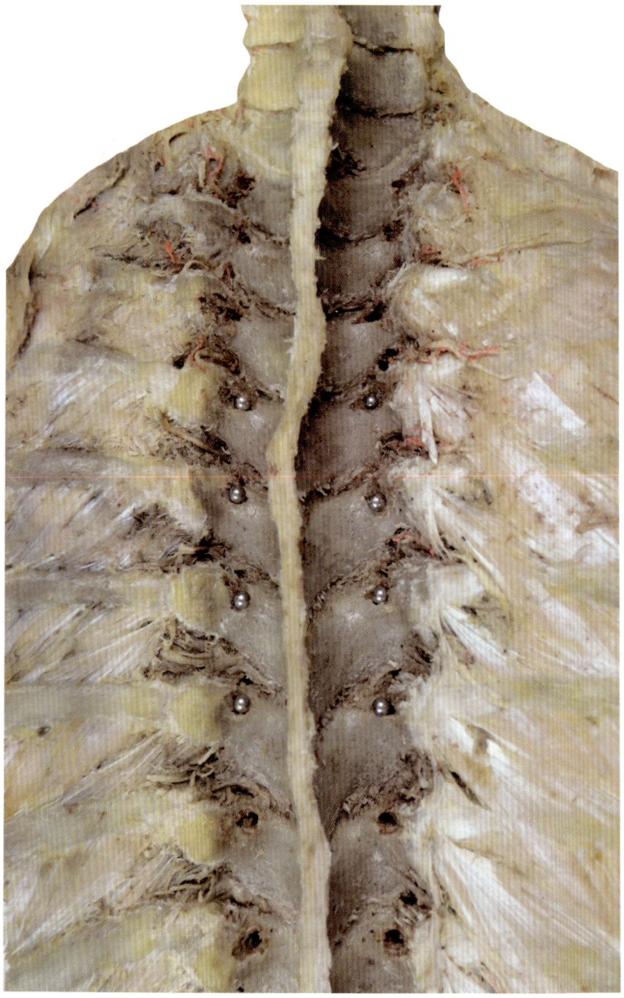

• 如上图所示T4-T7椎弓根钉进针点（图3-4-13）。

图 3-4-13
置入钢珠示中胸段椎弓根钉入钉点

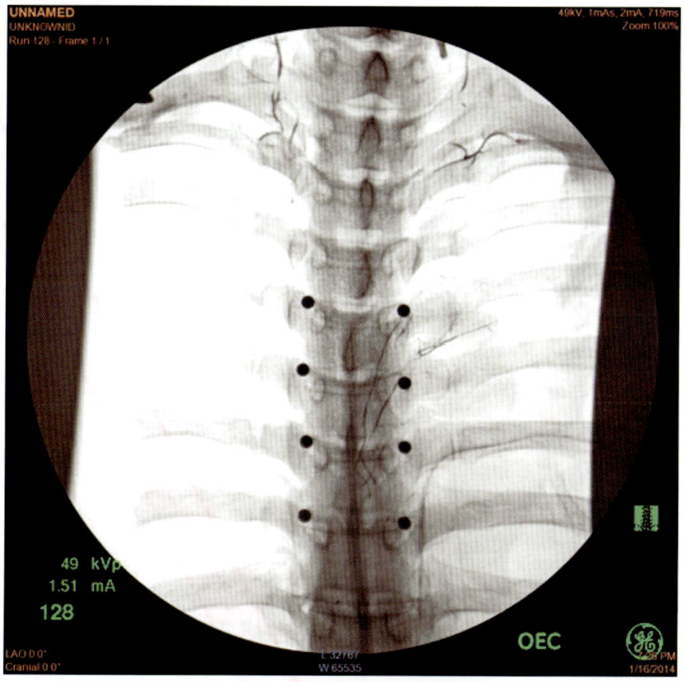

• T4-T7椎弓根钉入点和椎弓根在正位透视时的相对位置关系（图3-4-14）。

图 3-4-14
中胸段椎弓根钉入钉点正位投影

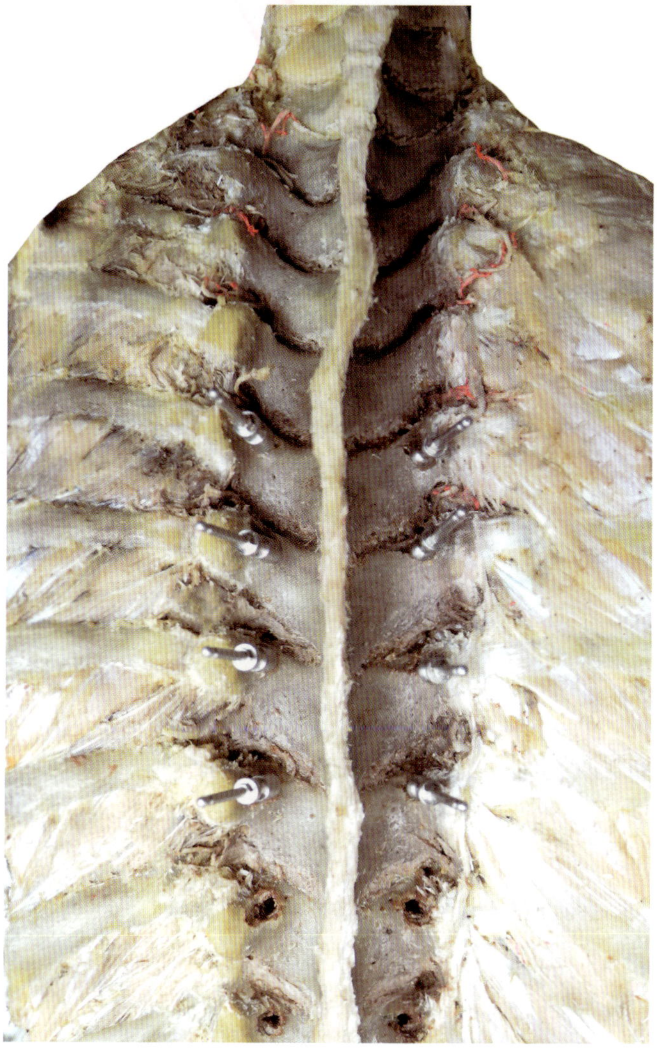

• 图示T4-T7椎弓根钉的进针角度（图3-4-15）。

图 3-4-15
置入Mark示中胸段椎弓根钉入钉角度

· T9-T12椎弓根钉进针点（图3-4-16）。

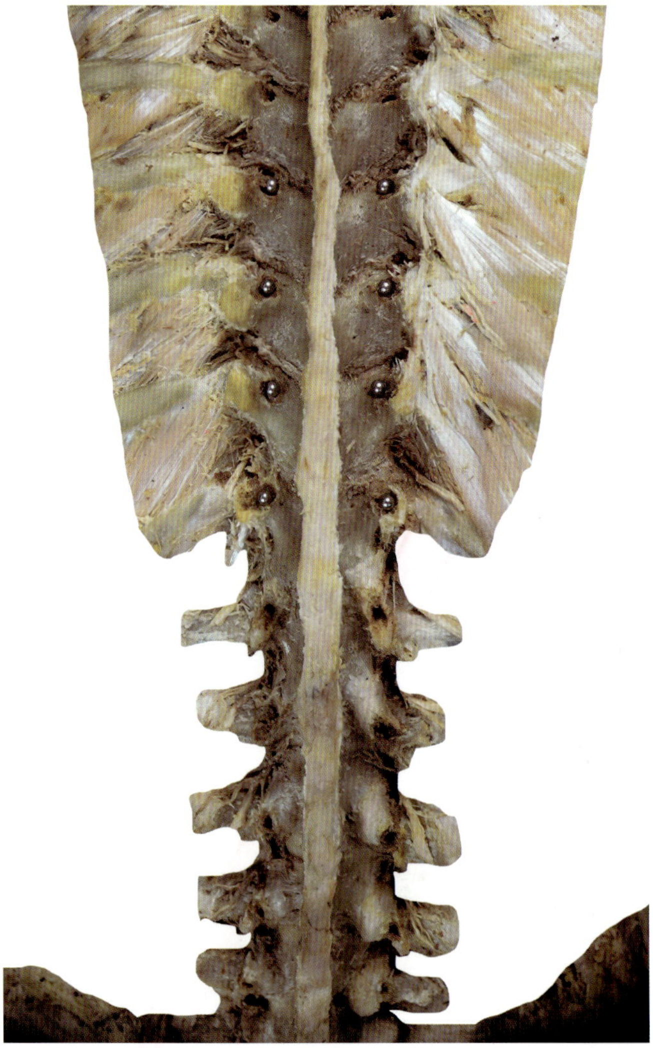

图 3-4-16
置入钢珠示下胸段椎弓根钉入钉点

· 图示T9-T12椎弓根钉入点和椎弓根在正位透视时的相对位置关系（图3-4-17）。

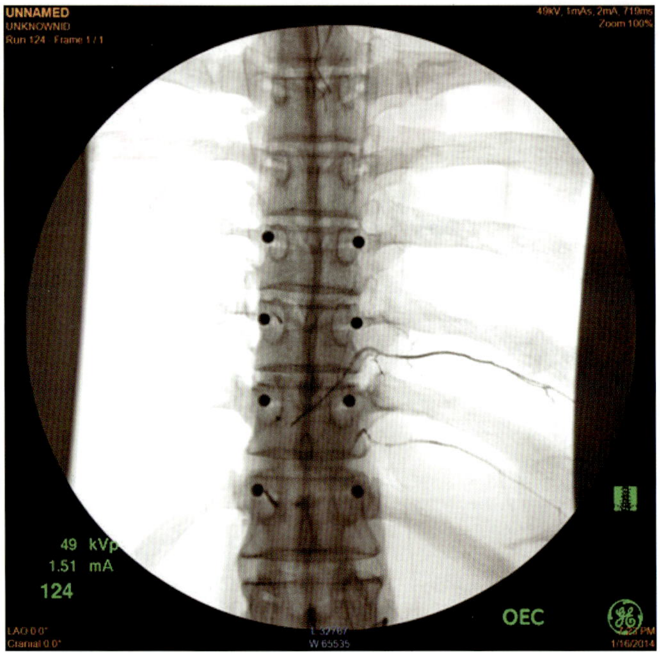

图 3-4-17
下胸段椎弓根钉入钉点正位投影

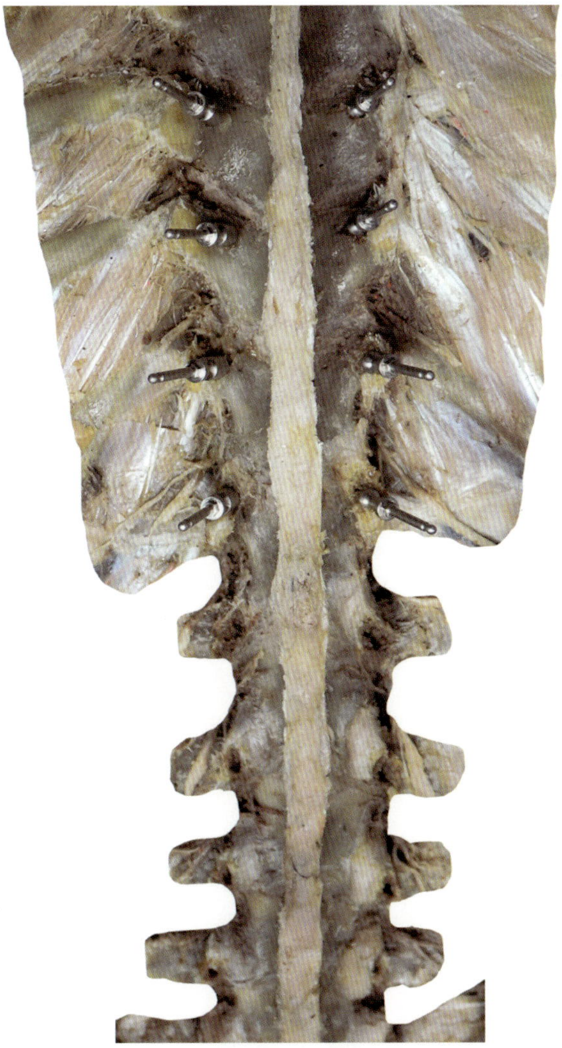

• T9-T12椎弓根钉的进针角度（图3-4-18）。

图 3-4-18
置入Mark示下胸段椎弓根钉入钉角度

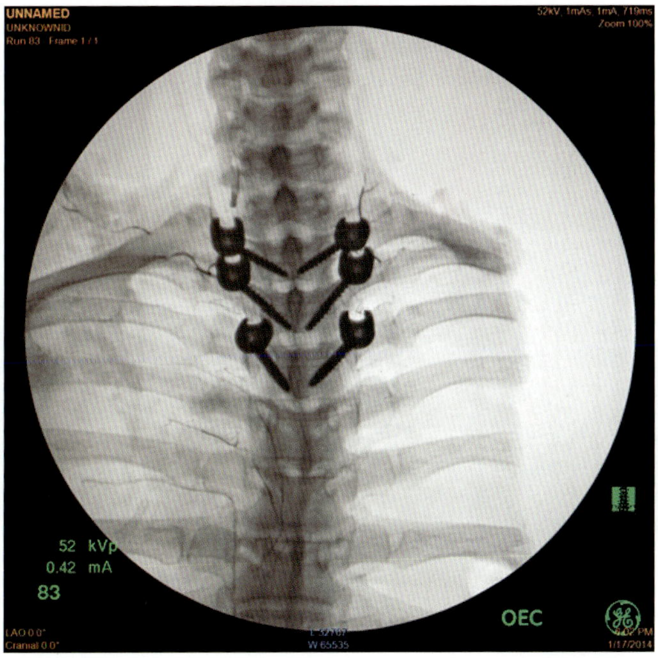

图 3-4-19
T1-T3胸椎椎弓根钉正位透视

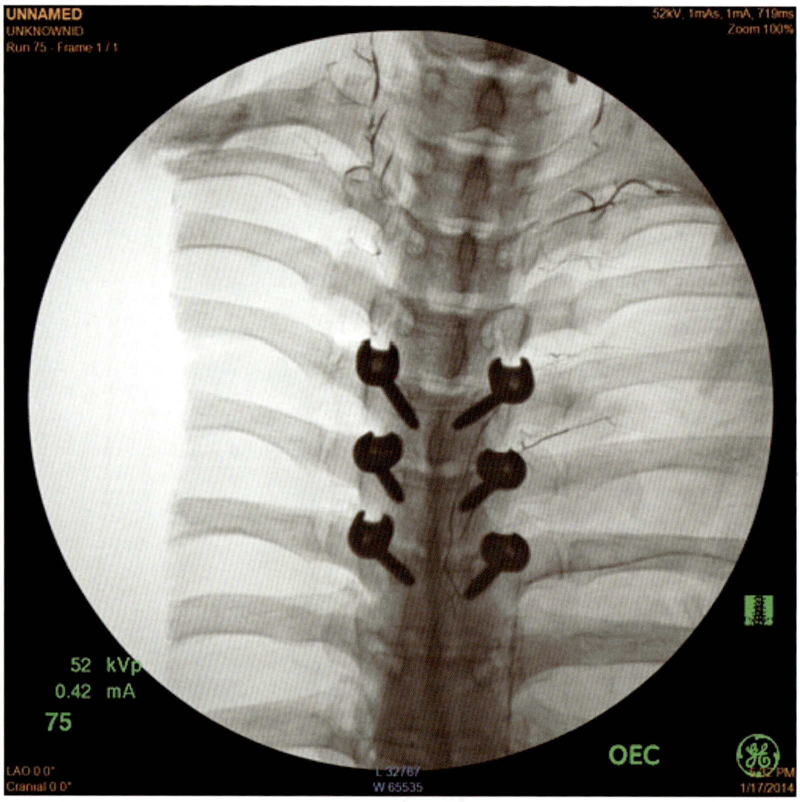

图 3-4-20
T4-T6胸椎椎弓根钉正位透视

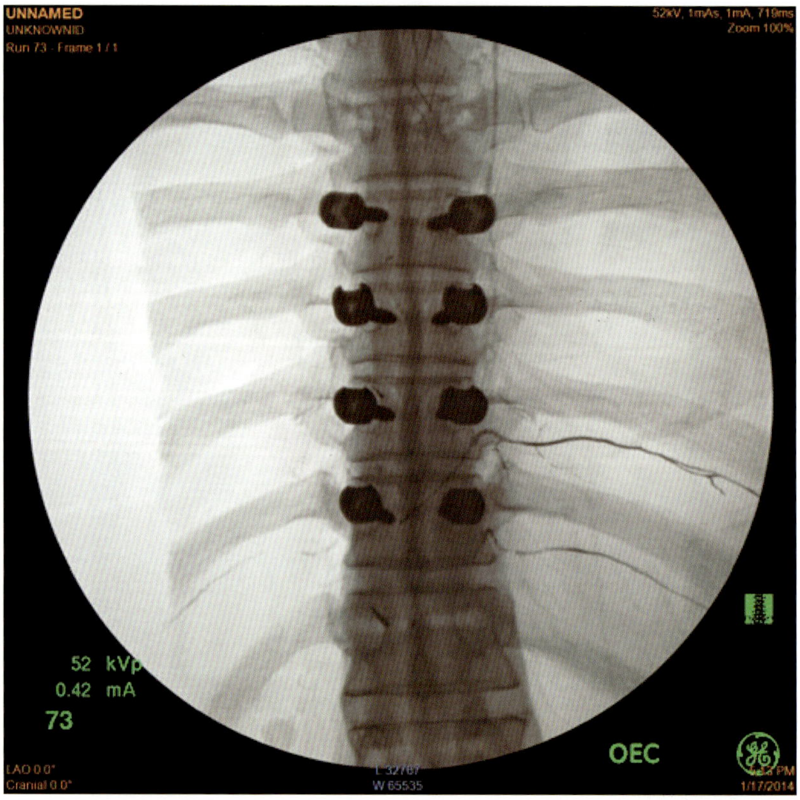

图 3-4-21
T7-T11胸椎椎弓根钉正位透视

- 如图可见正位片提示椎弓根钉位置良好。
- 术中正侧位透视确认椎弓根钉位置情况良好方可结束手术。

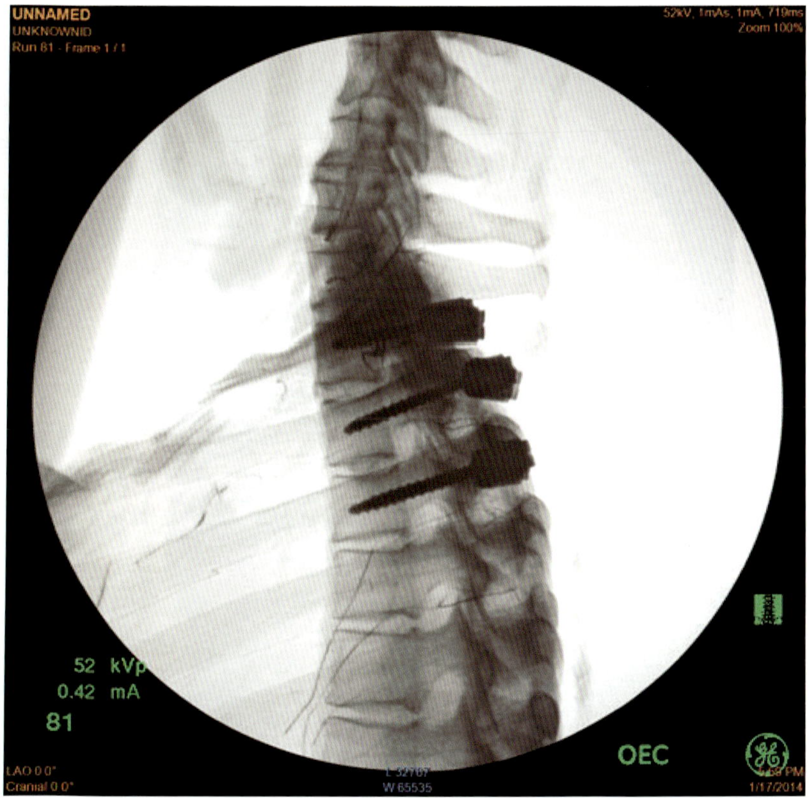

图 3-4-22
T1-T3 胸椎椎弓根钉侧位透视

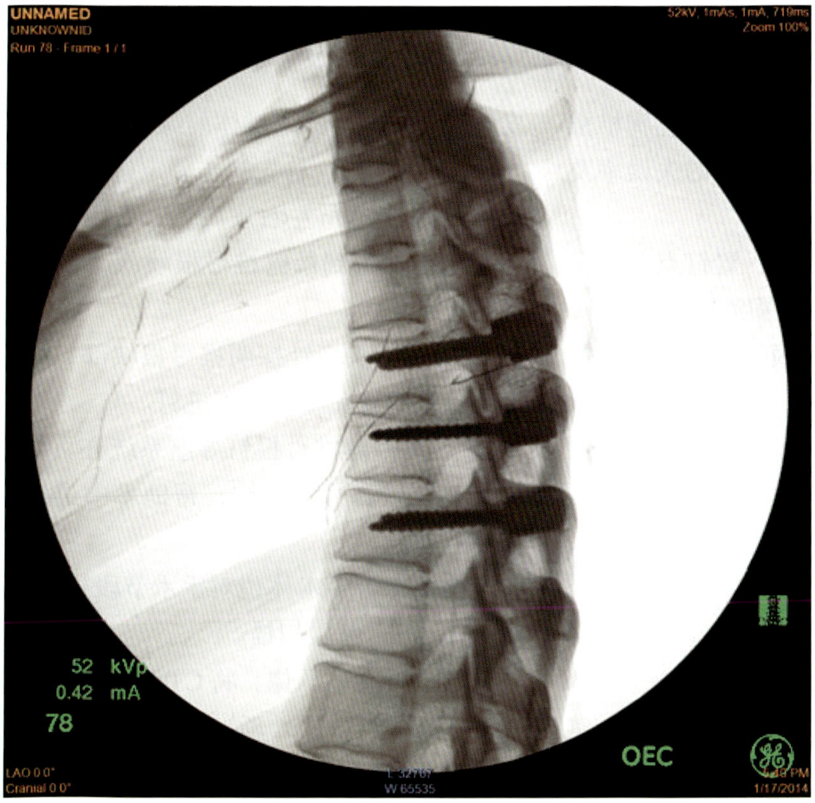

图 3-4-23
T4-T6 胸椎椎弓根钉侧位透视

第六节
胸腰椎联合侧方显露技术

[概述]

胸腰联合侧方入路由于创伤较大，一般较少采用。但是针对胸腰段脊柱的爆裂性骨折尤其是伴有前、中柱的骨折、塌陷和椎管内椎间盘、骨块对脊髓神经根压迫时，后方入路难以达到重建前、中柱的目的，此时，胸腹联合入路就可发挥其优势。

该入路的优点有：①暴露充分，有利于手术操作；②可以直视下对病灶彻底切除、减压完全，能很好地重建前、中柱，恢复其稳定性；③植骨丰富、固定坚强。其缺点有：需要开胸、创伤较大、术后并发症较多。

该入路的适应证主要针对胸腰段脊柱椎体的病灶，包括胸腰段结核病灶清除术，椎体肿瘤切除术和胸腰段骨折合并截瘫侧前方椎管减压术等。

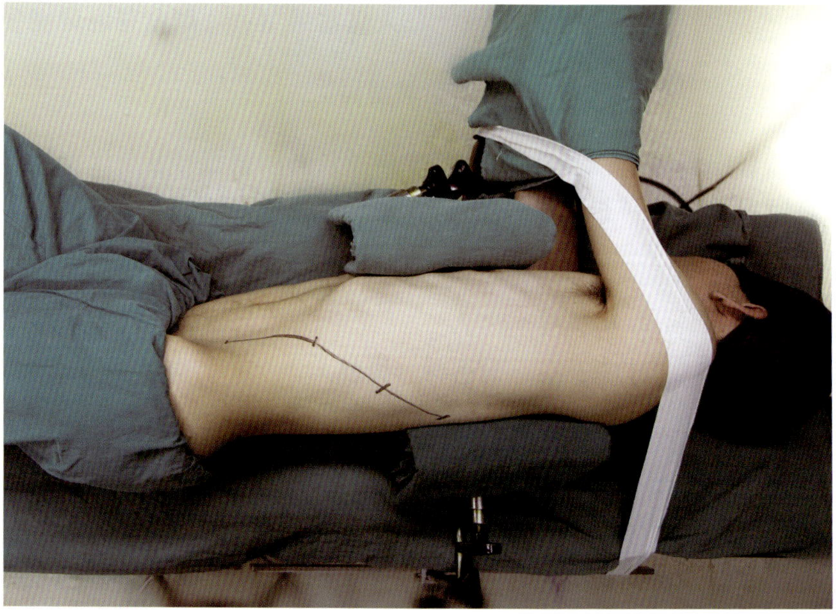

图 3-6-1
胸腰椎联合侧方显露体位及切口

·患者侧卧位。从脊柱患侧面进入（患侧向上）。如果两侧均可，首选左侧入路（图 3-6-1）。

·左侧主动脉相比右侧的腔静脉更容易移动，且不易损伤，并且脾脏比肝脏更容易牵开。

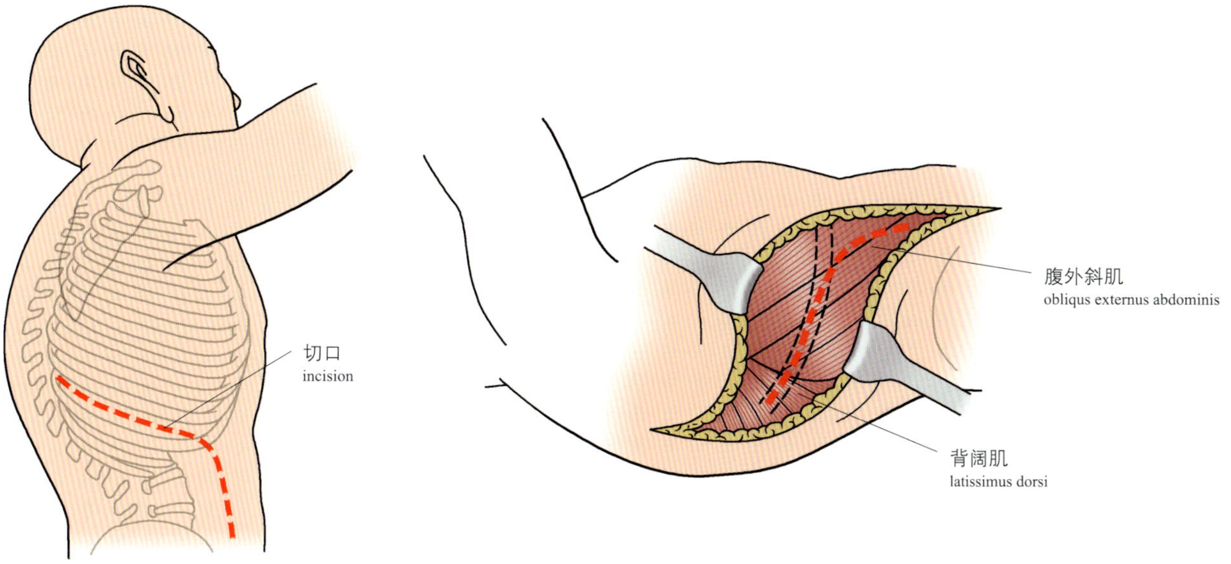

图 3-6-2 胸腹联合入路手术切口

• 切口自椎旁肌外侧缘，沿着第10肋到其肋软骨结合部切开皮肤及皮下组织（图3-6-2）。

• 沿皮肤切口切开深筋膜、腹外斜肌，暴露第10肋骨表面筋膜。注意保护肋间动静脉和神经。

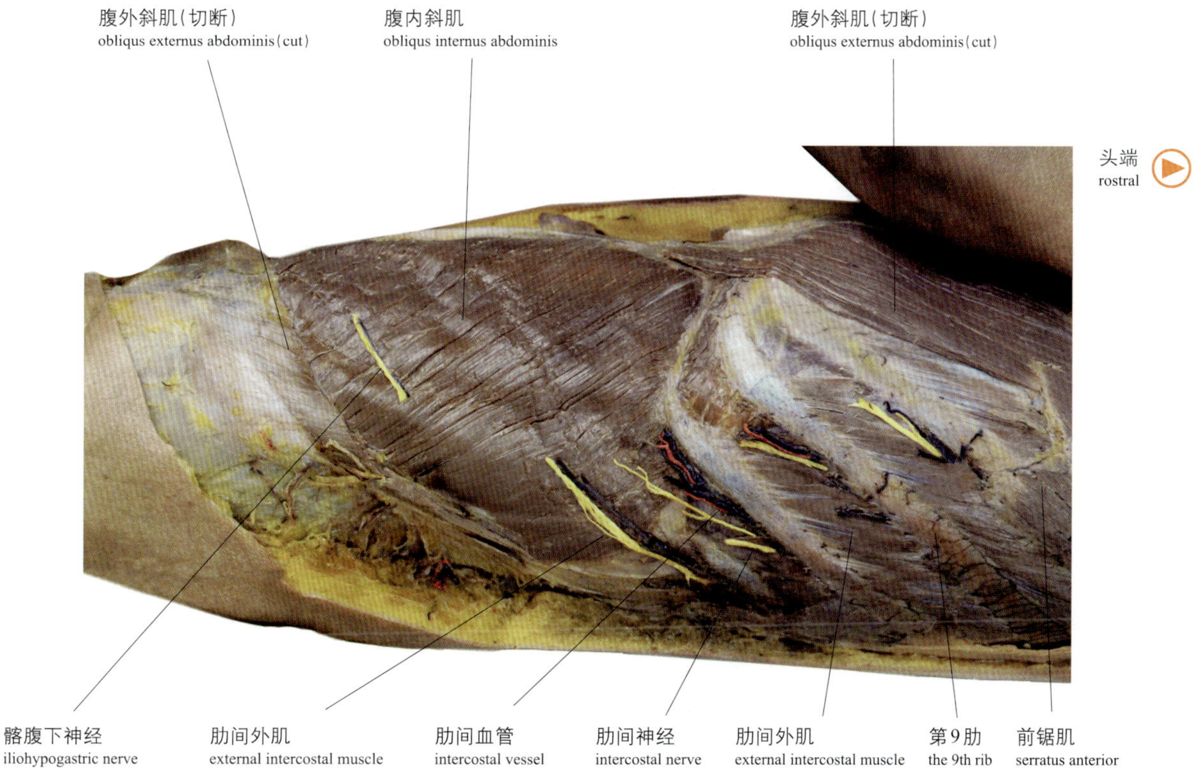

图 3-6-3 胸腹侧壁浅层解剖

▪前锯肌起自肋部，止于肩胛骨。肌齿起自上8、9甚至10肋的外侧面和上缘的前面并覆盖交织的肋间内肌的纤维。它们位于一条长的、稍微卷曲的线，经过胸廓下外侧。第1指状突起自第1、2肋和肋间筋膜，其余的起自单个肋，最下4个指状突起自腹外斜肌的上5条肌齿。肌肉紧密沿着胸廓的轮廓，经肩胛骨腹侧至肩胛骨内侧缘。前锯肌血液供应来自胸上动脉、胸外侧动脉及胸背动脉在背阔肌前的分支。前锯肌由从肌肉外侧面下降的胸长神经，C5、C6、C7支配。

▪肋间动脉（肋间后动脉）除第1、2肋间动脉来自锁骨下动脉的分支肋颈干外，其余9对肋间动脉和1对肋下动脉均发自胸主动脉。各肋间动脉行于相应的肋间隙内，在肋间隙后部，行于胸内筋膜与肋间内膜之间。至肋角附近，穿行于肋间最内肌与肋间内肌之间，并紧贴肋沟前行。至腋前线以前则在相应肋骨下缘下方，肋间内肌与胸内筋膜之间走行。肋间动脉行至脊柱两旁在肋骨小头下缘附近发出后支，向后穿至背部，分支至脊髓、背部肌和皮肤。肋间动脉在近肋角处还分出一肋间侧副支，向前下走行，继而沿下位肋骨的上缘前行。上9对肋间动脉及其侧副支的末端在肋间隙内与胸廓内动脉和肌膈动脉的肋间前支（又叫肋间前动脉）相吻合。如在肋间隙前部穿刺时，进针部位应在上、下肋之间刺入，而在肋角的内侧部位穿刺时，应在下位肋骨的上缘刺入。

▪各肋间静脉与同序数的肋间动脉伴行，位于动脉上方。肋间静脉向后汇入奇静脉、半奇静脉或副半奇静脉（图3-6-3）。

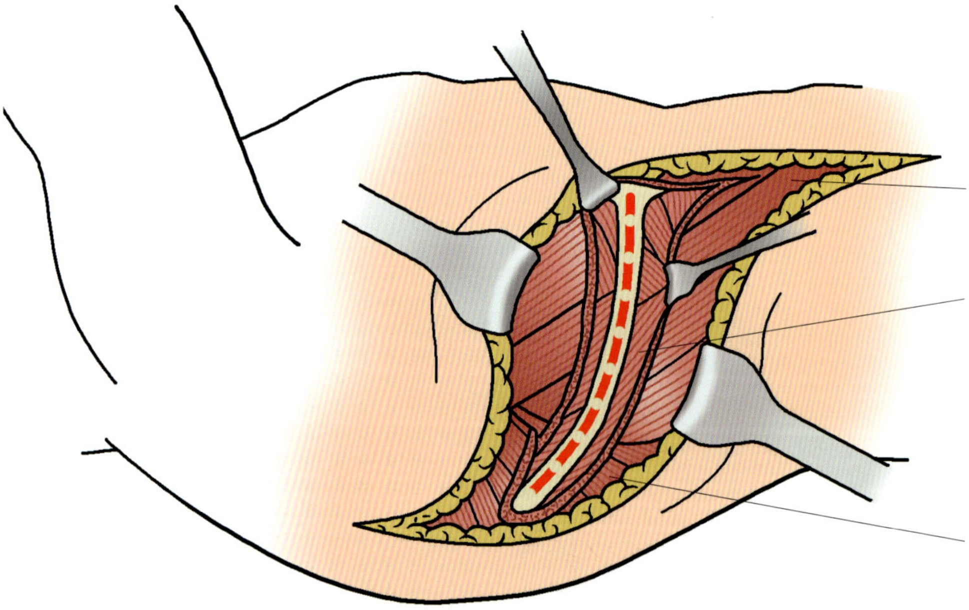

图 3-6-4
骨膜下剥离肋骨

▪切开剥离第10肋骨膜，用骨膜剥离子将其骨膜剥离（图3-6-4）。注意严格按照骨膜下剥离，避免损伤肋间血管和神经。

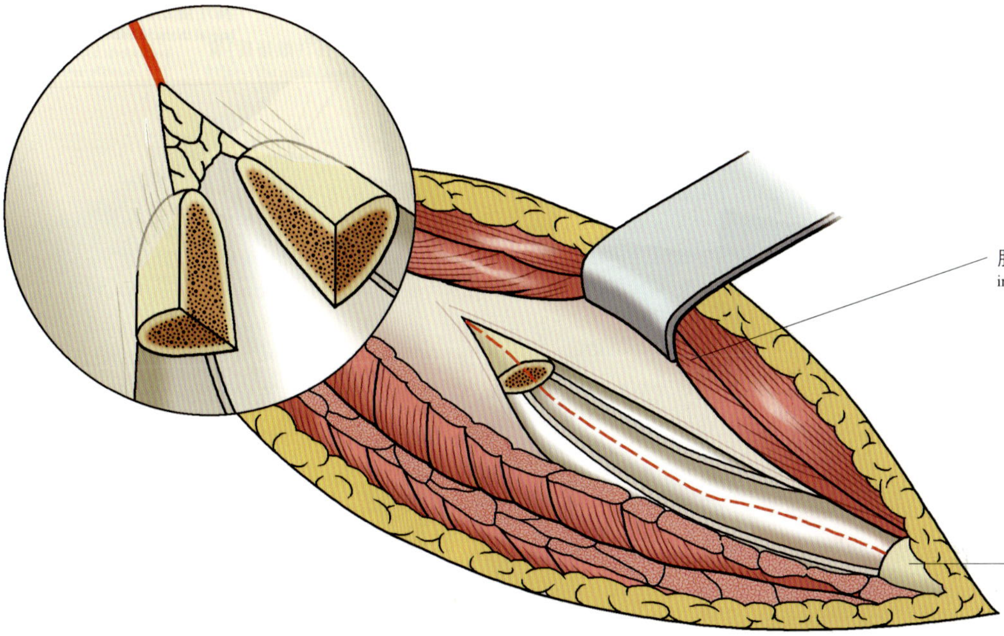

图 3-6-5
切开肋软骨进入腹膜外间隙

· 在肋骨角、肋软骨连接部剪断肋骨。将肋软骨切开，向两侧牵开（图 3-6-5）。
· 以此步骤进入腹腔，可避免损伤腹膜、膈肌。

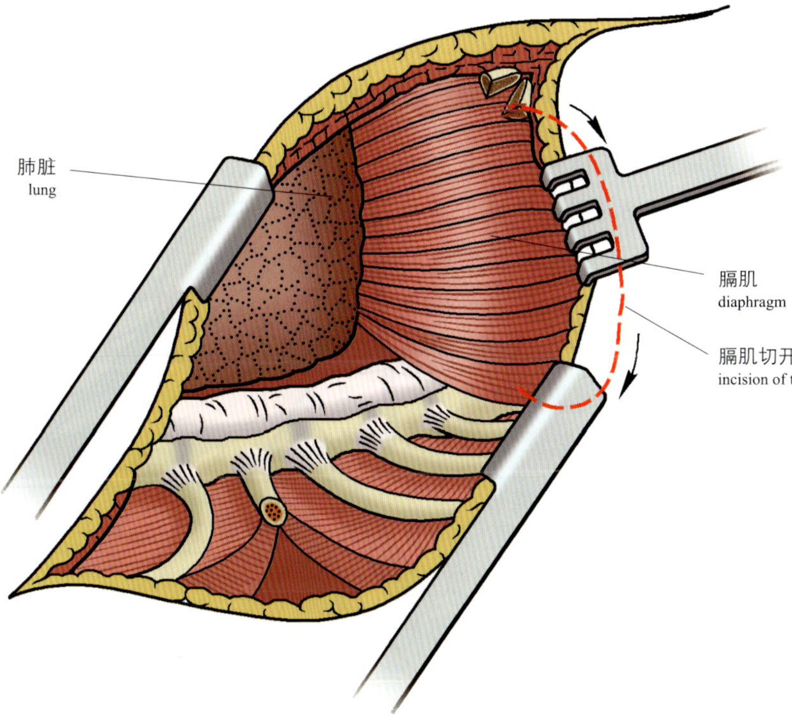

图 3-6-6 显露胸腔示意图

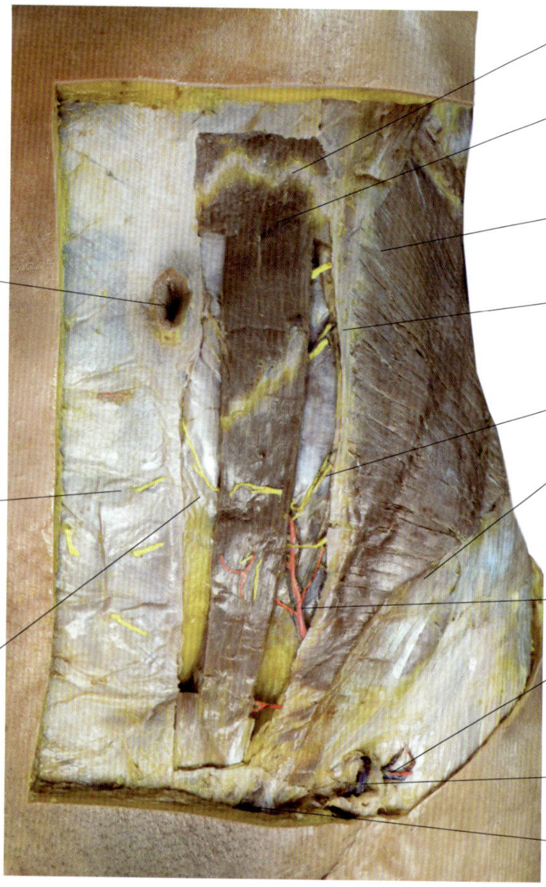

图 4-1-3 腹壁相关解剖

▪腹壁浅层结构（图4-1-3）：腹外斜肌的肌性部分和前锯肌肌齿交错，部分腱膜形成腹直肌鞘的前层。

▪第7~12肋间神经的腹侧支从肋间隙前行进入腹壁，靠近其各自的肋间隙前端时第7~8肋间神经向内上方弯曲，在腹横肌的锯齿间穿过肋软骨深面至腹内斜肌腱膜后层深面，然后穿过腹内斜肌腱膜，经过腹直肌后方，发出分支供应腹直肌上部，在靠近腹直肌外侧缘处经腹直肌穿过腹直肌鞘的前层，分布于上腹部的皮肤。

▪第9~11肋间神经走行于膈肌和腹横肌锯齿间的肋间隙，之后行于腹横肌和腹内斜肌之间，在腹直肌外侧缘，穿过腹内斜肌肌腱膜后层，经过腹直肌后方并发出皮支分别支配脐上、脐周和脐下皮肤。

▪第12肋间神经（肋下神经）与第1腰神经腹侧支合称腰背神经，肋下神经与肋下血管伴行，沿第12肋下缘外弓状韧带和肾的后方，行走于腰方肌上部前面，穿过腹横筋膜，行走于腹内斜肌深面，分布同下位肋间神经，肋下神经分布于髂前上棘和髋部的皮肤，向下可达股骨大转子。

▪第7~12肋间神经进入腹直肌鞘后，沿途发出肌支，支配肋间、肋下和腹部肌肉，所有6条肋间神经也发出感觉支分布于膈的肋部、相应的壁胸膜和壁腹膜，前支支配腹外斜肌，第10~12肋间神经支配下后锯肌。

▪髂腹下神经是L1脊神经前支的终末支，在腹内斜肌与腹横肌之间，行于髂前上棘内方约2.5cm处穿过腹内斜肌，向内下方达腹外斜肌腱膜的深面，在浅环上方约2.5cm处穿过腹外斜肌腱膜，其前皮支常经浅环的内侧脚上方穿出支配腹部耻骨上方皮肤。

▪髂腹股沟神经也是L1脊神经前支的终末支，在髂腹下神经下方相距约一横指并与其平行，经腹股沟管，位于精索的外侧，出浅环后分布于阴囊前部的皮肤。生殖股神经生殖支沿精索内侧下行，出浅环分布于提睾肌及大腿内侧、阴囊或大阴唇和阴阜。

▪ 腹前外侧壁的血管来自胸廓内血管的腹壁上血管及肌膈血管分支、髂外血管的腹壁下及旋髂深血管、股动脉及大隐静脉的旋髂浅和腹壁浅血管，以及位于第11肋间隙的肋间后血管的肋下血管的前支。

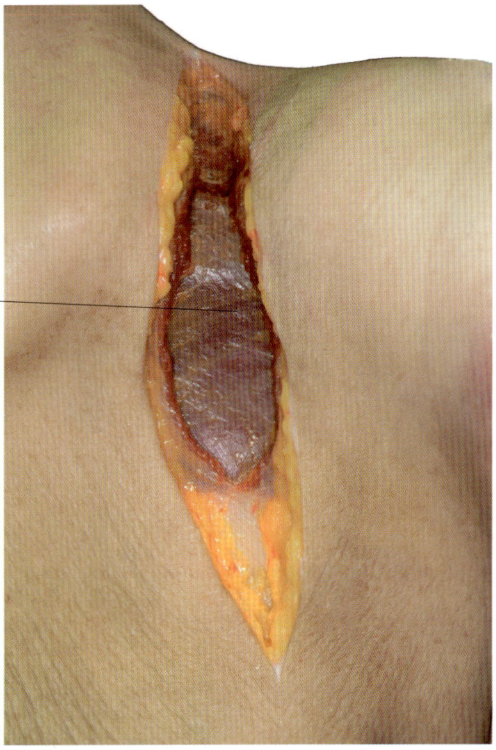

• 沿切口方向切开深筋膜和腹外斜肌肌纤维（图4-1-4），显露其下方的腹内斜肌。

图 4-1-4
切开腹外斜肌

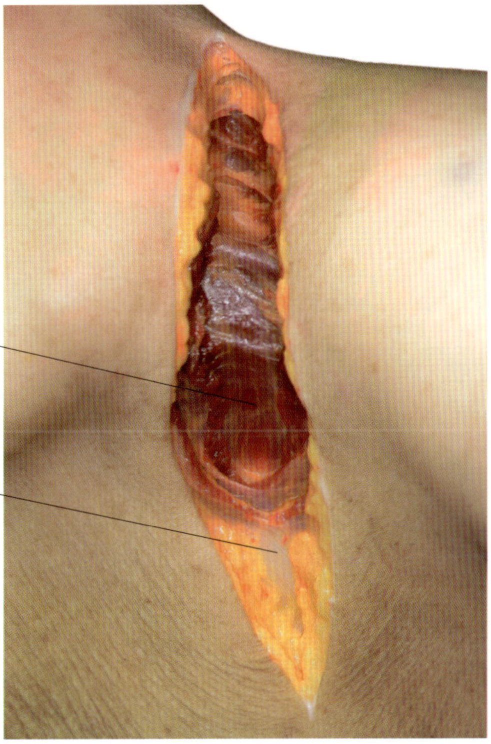

• 垂直于腹内斜肌肌纤维（平行于皮肤切口）的方向切开腹内斜肌（图4-1-5）。

图 4-1-5
切开腹内斜肌

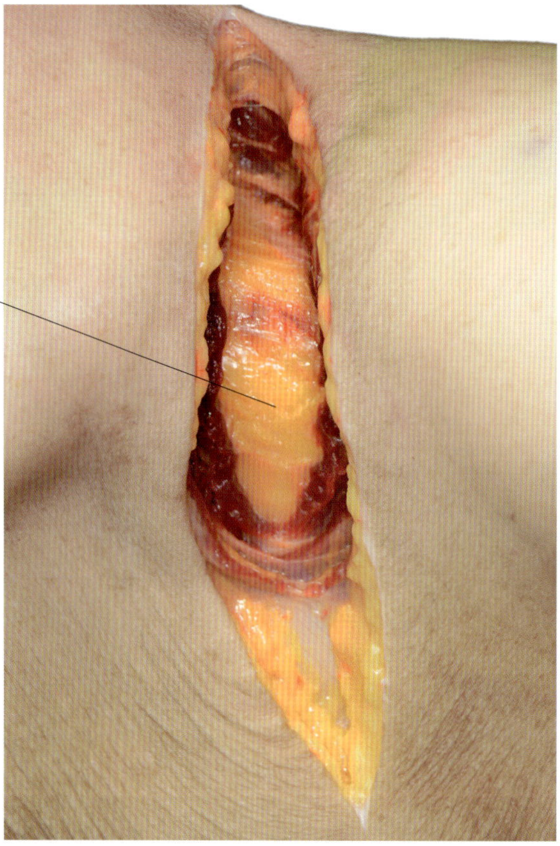

• 切开腹横肌及腹横筋膜，显露腹膜外脂肪（图4-1-6）。腹横筋膜非常薄且与腹膜距离很近，切开筋膜时应注意不要损伤腹膜。

• 对于体型较瘦的患者，在切开腹横筋膜前，确定筋膜下没有腹膜组织后再行切开。

图 4-1-6
切开腹横肌

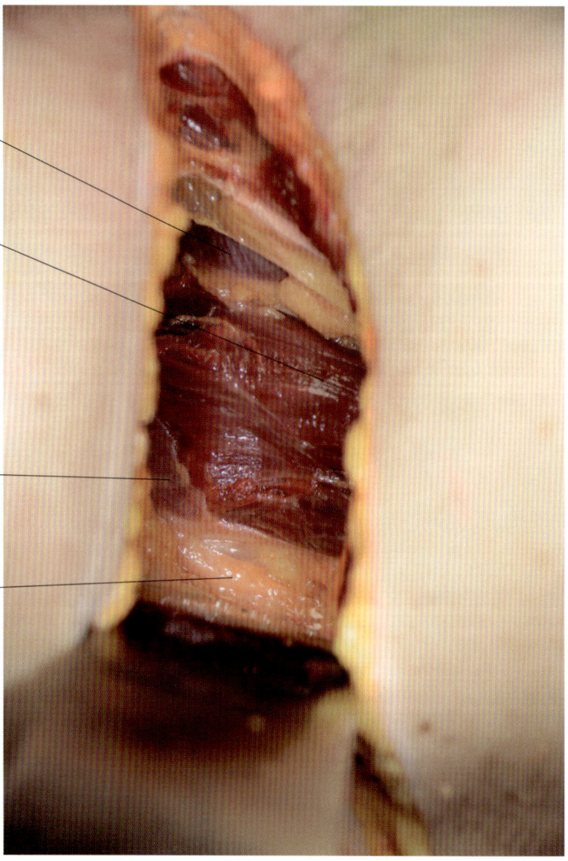

• 钝性分离腹膜外脂肪和腰大肌筋膜，并将腹膜及其内容物牵向腹侧（图4-1-7）。

图 4-1-7
显露腰大肌

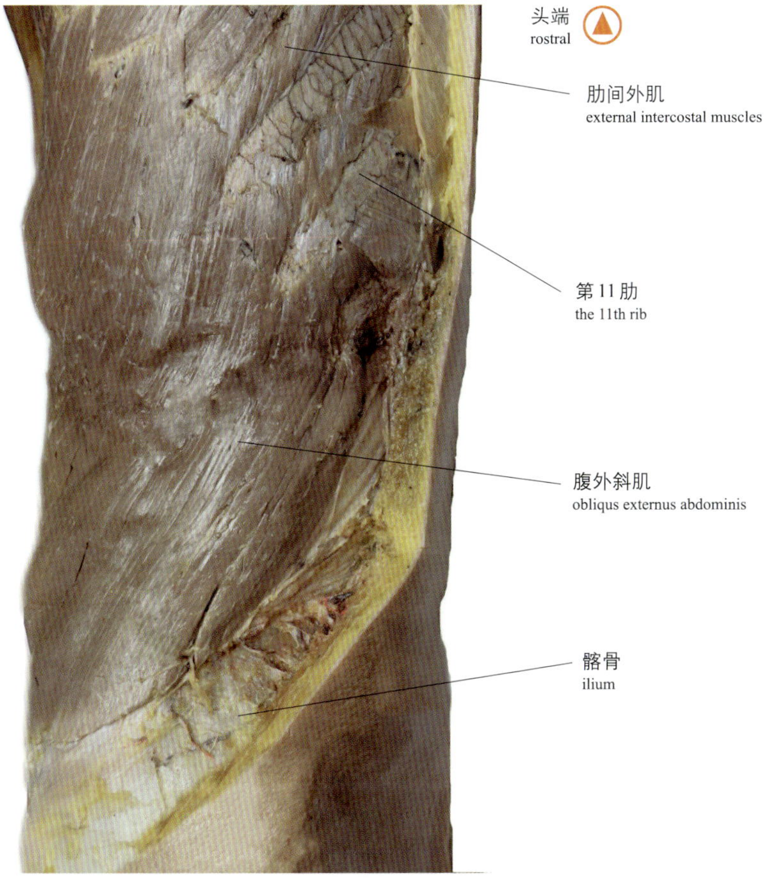

图 4-1-8　腹壁侧方相关解剖（腹外斜肌）

▪腹外斜肌：腹外斜肌起于下8肋的外、下缘，弯曲走行于腹外侧部和前部，肌纤维方向从外上斜向内下，其起点很快变为肌性，与前锯肌、背阔肌的下位起点沿向下后的斜线犬牙交错，上部肌束的起点与相应的肋软骨靠近，中部肌束的起点与其肋软骨有一定的距离，而最下部肌束则起于第12肋软骨尖。其肌纤维向下方的止点走行时逐渐偏离，起于下2位肋的肌纤维几乎垂直下降，止于髂嵴前半或髂嵴前部的外唇；中间和上部的纤维向下前，沿第9肋软骨至脐稍下平面的垂线，止于腱膜的前面；腹外斜肌的后缘是游离的。腹外斜肌腱膜分布于髂前上棘和耻骨结节之间，其游离缘形成腹股沟韧带，其腱膜深部的纤维以10°~20°角斜行至腹股沟韧带，然后转为内侧，多数沿腹股沟韧带走行至耻骨结节，腱膜更深部的纤维向后内侧伸展，止于耻骨梳。腹外斜肌在上位肋和下位肋的附着点可以缺如，指状突起样的肌齿甚至整块肌肉也可以是双倍的。肌肉上附着点有时与胸大肌或前锯肌相延续。该肌由第8~12肋间神经的终末支和第7~12胸神经的腹侧支分出的肋下神经所支配；由肋间后动脉及肋下动脉的分支、腹壁上动脉、腹壁下动脉、旋髂浅动脉、旋髂深动脉和腰后动脉营养。主要作用是维持腹部形态，增加腹内压力和抵抗重力，躯干进行侧屈等（图4-1-8）。

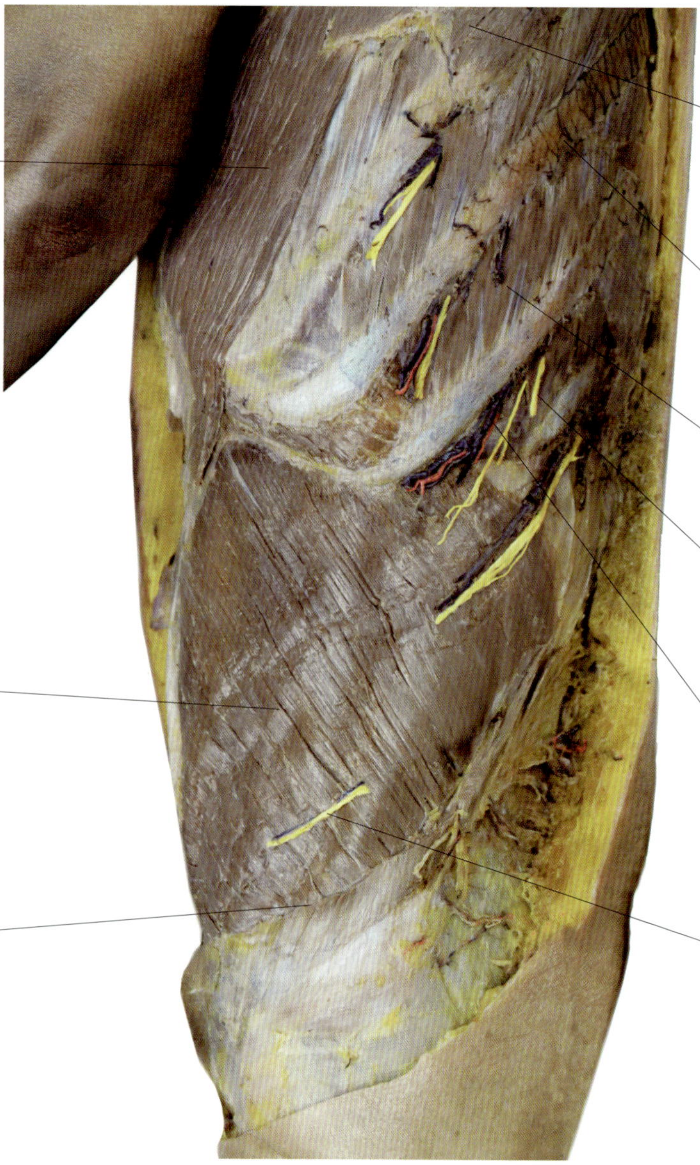

图 4-1-9 腹内斜肌解剖（腹外斜肌已切除）

▪腹内斜肌：腹内斜肌肌纤维大部分位于腹外斜肌深面，比腹外斜肌薄，起自腹股沟韧带沟状上缘的外2/3，腹内斜肌向外起于髂嵴前半部中间线的前2/3，一些纤维向后附着于胸腰筋膜，起自髂部附着点后端的纤维向上外止于3位或4位肋下缘和肋软骨，最上部纤维形成一短的游离上缘，附于髂前上棘的纤维是分散的，终止于前面从下而上逐渐变宽的腱膜。腹内斜肌由第8~12肋间神经的终末支、第7~12胸神经腹侧支分出的肋下神经以及L1神经腹侧支来的髂腹下神经和髂腹股沟神经的小分支支配；由下位肋间后动脉及肋下动脉的分支、腹壁上动脉、腹壁下动脉、旋髂浅动脉、旋髂深动脉和腰后动脉营养。主要作用是维持腹部形态，增加腹内压和抵抗重力侧屈（图4-1-9）。

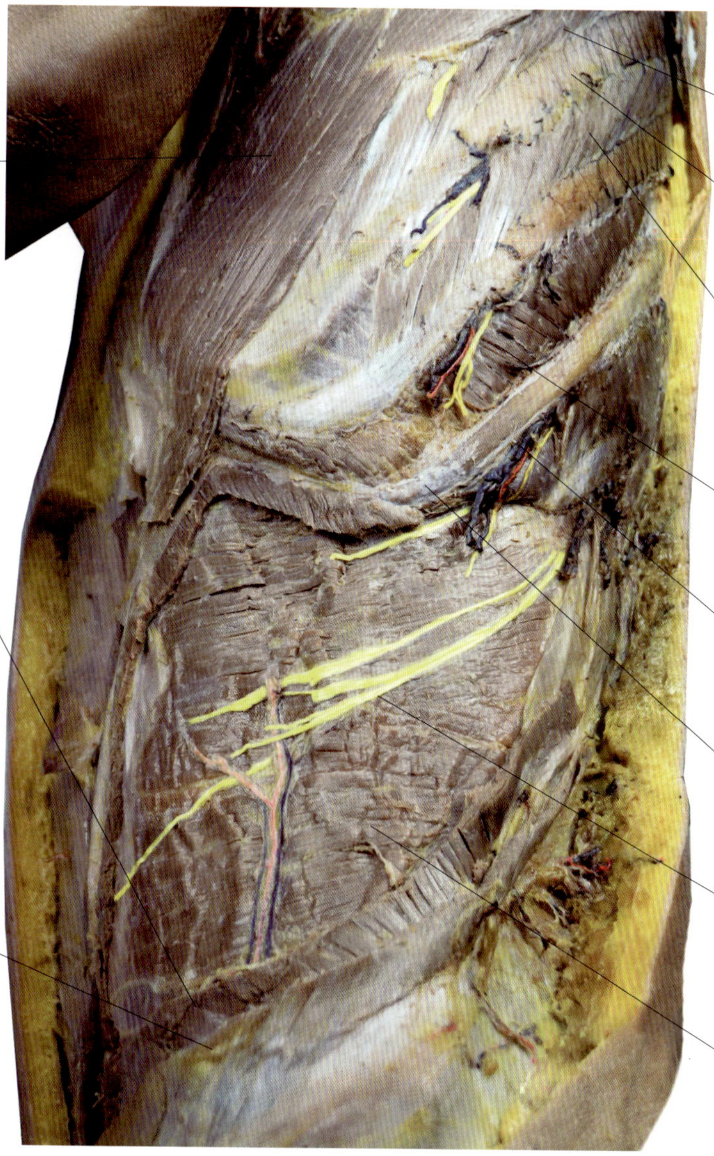

图 4-1-10 腹横肌解剖（腹外斜肌、腹内斜肌已切除）

▪ 腹横肌：腹横肌起自胸腰筋膜、髂嵴及腹股沟韧带的外侧 1/3，自后向前，于腹直肌外侧缘处移行为腱膜。腹内斜肌与腹横肌二者下缘均呈弓状，先越过精索的上内侧，在腹直肌外缘呈腱性融合，称腹股沟镰或联合腱。然后绕至腹股沟管内侧部精索的后方，止于耻骨梳韧带。当腹壁肌肉收缩时，弓状下缘即接近腹股沟韧带，这种弓状结构似有封闭腹股沟管的作用。腹内斜肌和腹横肌下缘的部分肌纤维，沿精索向下移行，成为菲薄的提睾肌。腹横肌由第 8~12 肋间神经的终末支、肋下神经和第 7~12 胸神经腹侧支分出的以及 L1 神经腹侧支来的髂腹下神经和髂腹股沟神经支配；由下位肋间后动脉及肋下动脉、腹壁上动脉、腹壁下动脉、旋髂浅动脉、旋髂深动脉和腰后动脉营养。主要作用是维持腹部形态，增加腹内压（图 4-1-10）。

▪ 腹内斜肌下部纤维和腹横肌腱膜的下部组成联合腱，其止于髂嵴和耻骨梳（止于耻骨梳的纤维经常缺如），从腹股沟浅环后方下降，有加强腹股沟管后壁内侧份的作用，向内联合腱的上部纤维与腹直肌鞘的前壁融合，向外部分纤维与凹间韧带融合。

第二节
腰椎后方显露及经椎间孔腰椎间融合术

[概述]

腰椎后方入路包括后正中入路及后外侧入路。主要应用于后柱病变，比如椎弓根、横突、小关节面和棘突、椎管；中柱病变，比如椎间盘、后纵韧带和椎体后方。主要适用于以下外科操作，椎管、神经根管和椎间孔的减压，骨缺损和脊柱不稳植骨融合，椎弓根置钉，脊柱原发或继发肿瘤的切除，以及感染灶的清除等。Wiltse手术入路（椎旁肌间隙入路）具有手术操作简单，软组织损伤小，手术时间短，出血量少，疗效高，患者术后卧床时间短，恢复快等优点，适应于胸腰椎骨折、腰椎间盘突出症、腰椎间盘突出症翻修、腰椎管狭窄症、腰椎滑脱症等手术，易于推广应用，是符合微创理念的一种实用手术入路。

Harms等于1982年提出经椎间孔入路腰椎椎间融合（Transforaminal lumbar interbody fusion，TLIF）的方法，TLIF主要经安全三角显露椎间隙，可使椎间融合时硬膜囊或发出的神经根受到最小的牵拉，甚至不被牵拉，而且该术式仅削弱腰椎后方单侧结构，这些技术上的优势使得TLIF技术迅速得到推广。但由于不对神经根管进行彻底减压，传统TLIF操作适应证较窄。主要适应于不合并或合并单侧神经症状的腰椎退行性疾病，但一般不适用于多节段椎间盘累及或合并神经根压迫症状的患者。因此，后来发展出改良TLIF技术，采用传统的后正中入路，操作区域较传统TLIF内移，切除单侧部分关节突关节及相邻椎板，围绕下位神经根管进行三维减压，既解除了神经压迫，又可以保留后柱棘突韧带复合体。改良TLIF技术几乎适用于各种腰椎退行性疾病。

[体位]

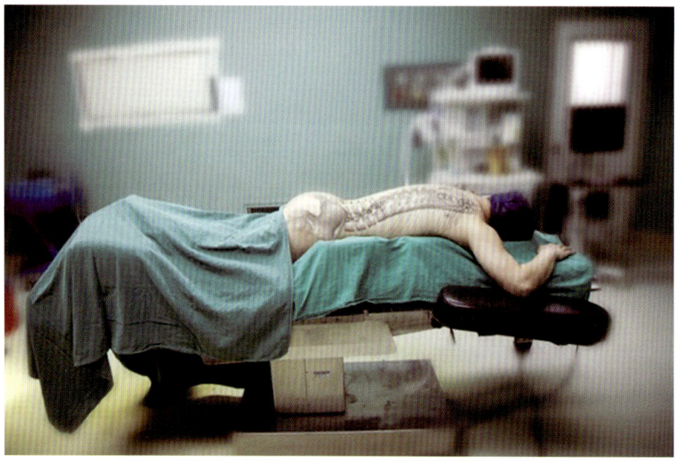

· 通常患者全麻后采用俯卧位（图4-2-1）。要求保持腹部的足够空间避免影响呼吸，同时也有利于降低椎管周围静脉丛的压力，减少术中出血。

图 4-2-1
腰椎后方显露体位

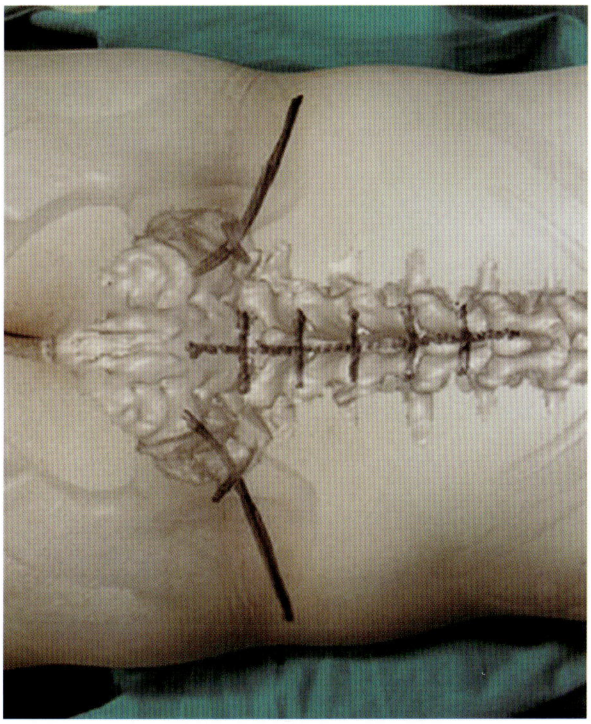

图 4-2-2 腰椎后方显露切口

[显露]

· 根据手术范围，后正中沿棘突做相应切口（图 4-2-2）。

· 切开皮肤、皮下组织，显露腰背筋膜，并沿腰背筋膜表面向切口两侧作适度的剥离。

· 切开腰背筋膜，显露背部肌肉。注意不要损伤棘上韧带和棘间韧带的完整性。

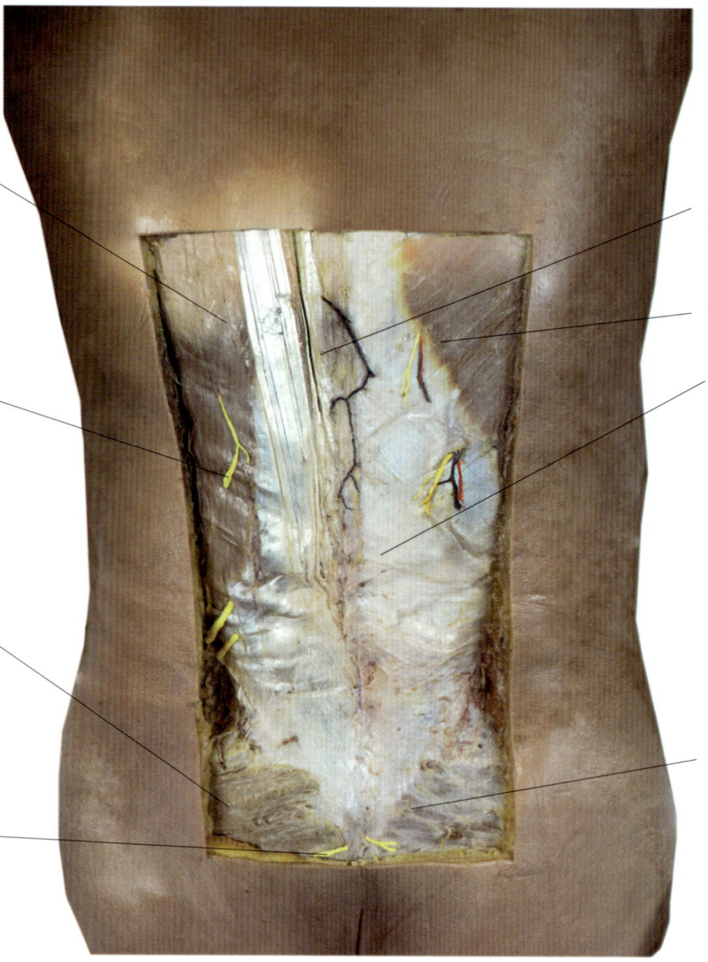

图 4-2-3 腰椎后路相关解剖

▪ 腰背筋膜又称胸腰筋膜，此处出血可以用电凝或压迫止血，注意应保持正中位切开，防止损伤腰背部血管神经（图4-2-3）。胸腰筋膜主要作用是支持并包裹竖脊肌和多裂肌。但实际上只有覆盖腰方肌的深层才是由方向多变的胶原纤维结构组成的筋膜组织，其筋膜纤维没有特定的主导方位；而腰背筋膜中层与浅层是以前人们命名上的错误，它不是筋膜而是腱膜结构，它包含了自肌腱引出的胶原纤维，占了明显的主导方位，所以应称作胸腰腱膜。腰背筋膜与腱膜均起自胸部，止于骶部的骶骨；浅层起止于腰椎棘突与棘上韧带、骶中嵴、髂后上棘与骶髂关节内侧缘。腰背筋、腱膜结构坚韧，有前、中、后三层，腰背筋、腱膜后层覆盖于背部，后层可进一步分为深浅两层，浅表为背阔肌的腱膜，其纤维从背阔肌附着的外侧缝向内下到达棘突；深层与浅层融合其纤维以相反方向与浅层交叉，这二层共同形成稳定的三角形结构。内侧附于棘突和棘上韧带，上方与夹肌的筋膜交织，下方附于骶骨并与臀肌的筋膜交织（即腰背腱膜浅层与臀筋膜浅层相延续），外侧附于肋和髂骨的髂嵴中部；腰背筋、腱膜中层由强健的横行纤维组成，内侧附于腰椎横突，外侧附于第12肋和腹横肌，在外侧中央成为腹内斜肌的起点。腰背筋膜前叶最深，覆盖腰方肌，附着在竖脊肌、腹内斜肌、下后锯肌、骶棘韧带、骶髂关节后韧带、髂嵴和腰椎横突前部、髂骨和髂腰韧带等处。腰背筋膜在腰椎横突附近增厚，形成联合部；在L4-S1段，其横行纤维与中线部结构相连紧密。

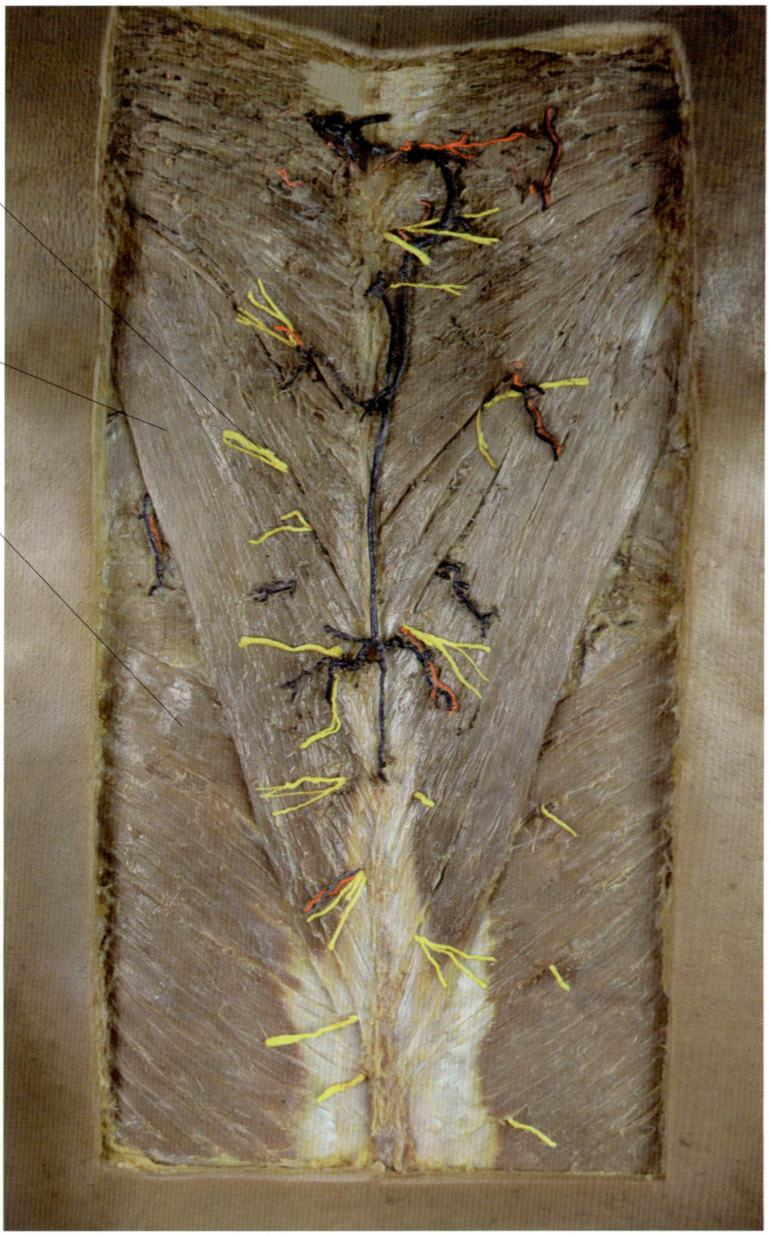

图 4-2-4 背阔肌

▪背阔肌（图4-2-4）：于腰背部和胸部后外侧的皮下，呈直角三角形，上内侧部被斜方肌遮盖，以腱膜起自下6个胸椎棘突的腱性纤维，向前至斜方肌；通过胸腰筋膜后层起自腰骶椎棘突、棘上韧带及髂嵴后部；或以肌性纤维起自竖脊肌外侧的髂嵴后部（后唇），以3~4个肌齿起自下3~4个肋骨外侧，与腹外斜肌相交叉，有时有小部分肌纤维起自肩胛骨下角背面。肌纤维斜向外上方，逐渐集中，经腋窝的后壁、肱骨的内侧绕至大圆肌的前面，于大圆肌肌腱外侧移行于扁腱，止于肱骨小结节嵴。背阔肌的下外侧缘通常在腰三角与腹外斜肌后缘分开，该小三角的基部是髂嵴，其底面是腹内斜肌。背阔肌由来自臂丛后束、C6-C8的胸背神经支配，该神经走行于神经血管蒂内，在胸背动脉近端分叉处约13cm近端分2~3叉，神经和血管支一起走行。

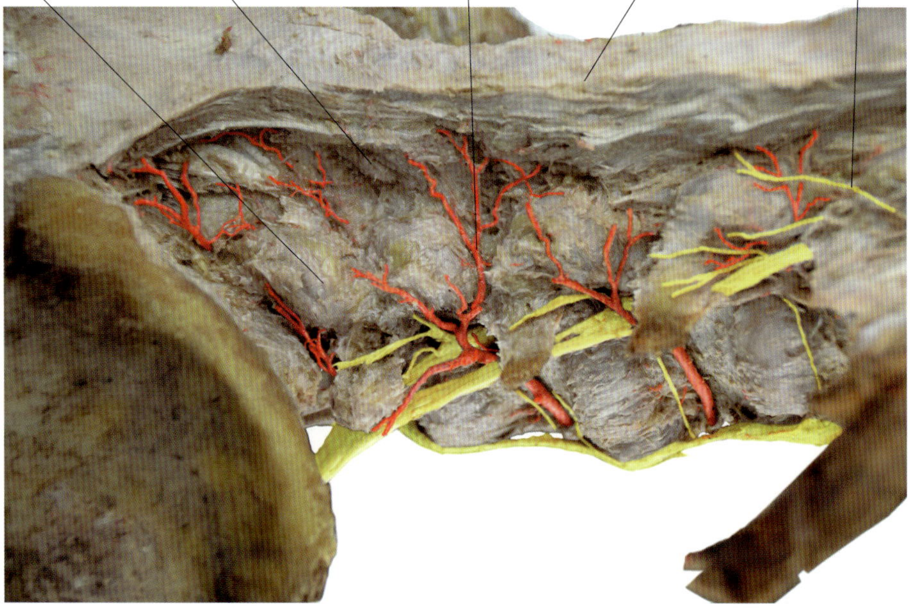

图 4-2-5 腰部后方韧带、血管和神经

▪ 棘上韧带：是架在各椎骨棘突尖上的索状纤维软骨组织，起自C7棘突，止于骶中嵴（该韧带止于L3棘突者占22%，止于L4棘突者占73%，止于L5棘突者占5%，图4-2-5）。棘上韧带是由腰背筋膜、背阔肌、多裂肌的延伸（腱膜）部分组成，分3层：深层连接相邻2个棘突，且与棘间韧带交织在一起；中层跨越2到3个棘突；浅层跨越3到4个棘突。作用是与弓间韧带一起在棘间韧带帮助下限制脊柱过度前屈。棘上韧带与棘间韧带由脊神经背支的神经末梢分布，是极敏感的组织，一旦受到损伤，可通过脊神经背支传入中枢，引起腰痛或牵涉性下肢痛。

▪ 腰椎棘间韧带：宽而厚，呈四边形，位于相邻棘突附着每个棘突的根部到棘突之间，前缘接黄韧带，后方移行于棘上韧带，腰部较强；在上3个腰椎间隙可分为4层，在下2个腰椎间隙则分为3层（图4-2-5）。其与棘突将左右两侧脊背肌分开，棘间韧带有限制脊柱前屈的作用。其损伤会导致长期不愈的腰痛，以弯腰时明显，但在过伸时因挤压病变的棘间韧带，也可引起疼痛。部分患者的疼痛会向骶部或臀部放射。

▪ 剥离附着于脊柱的肌肉，可见腰椎节段血管神经，显露横突时应先用骨膜剥离器或Cobb探测下方结构是否为骨性结构，然后用电刀紧贴脊柱骨面进，防止损伤腰椎节段血管神经或硬膜囊。

▪ 腰椎关节突关节的神经支配来自腰神经后背支的内侧支（图4-2-5），向后穿过骨纤维管，分布于椎间关节及其周围的结构，其整个行程大致为“S”形，以骨纤维管为标志可分为3段：自起始部至骨纤维管入口，为“S”形的第1个弯曲的骨纤维管前段；位于骨纤维管内，构成“S”形行程的中间转折部的骨纤维管内段；骨纤维管后段为自骨纤维管出口至神经分为终末肌支，该段构成“S”段的第2个弯曲，依次分出第1关节支、棘支，第2关节支、棘支和第3关节支。这种结构可大大增加其伸缩能力，使神经在运动过程中能够缓冲牵拉以避免损伤。腰椎关节突关节由同位、上位或上两位神经干前支和后支的分支支配，并有丰富的节段性吻合，为多源双节段分布。

- 背深肌：由回旋肌、半棘肌和多裂肌组成。其肌束位于深层，从横突到棘突，斜向上内侧方向，横突棘肌的肌束大约跨越5个椎间隙，多裂肌大约跨越3个椎间隙，回旋肌大约跨越1~2个椎间隙（图4-2-5）。其中多裂肌从骶骨一直延伸到枢椎棘突，在腰骶部起于竖脊肌肌腱膜、骶骨和腰椎乳突，止于约上3个节段的棘突。回旋肌是最深、最短的，起自横突根部，走向上内侧，止于上一个椎骨的椎板与横突的接合处，回旋长肌跨越两个椎骨。

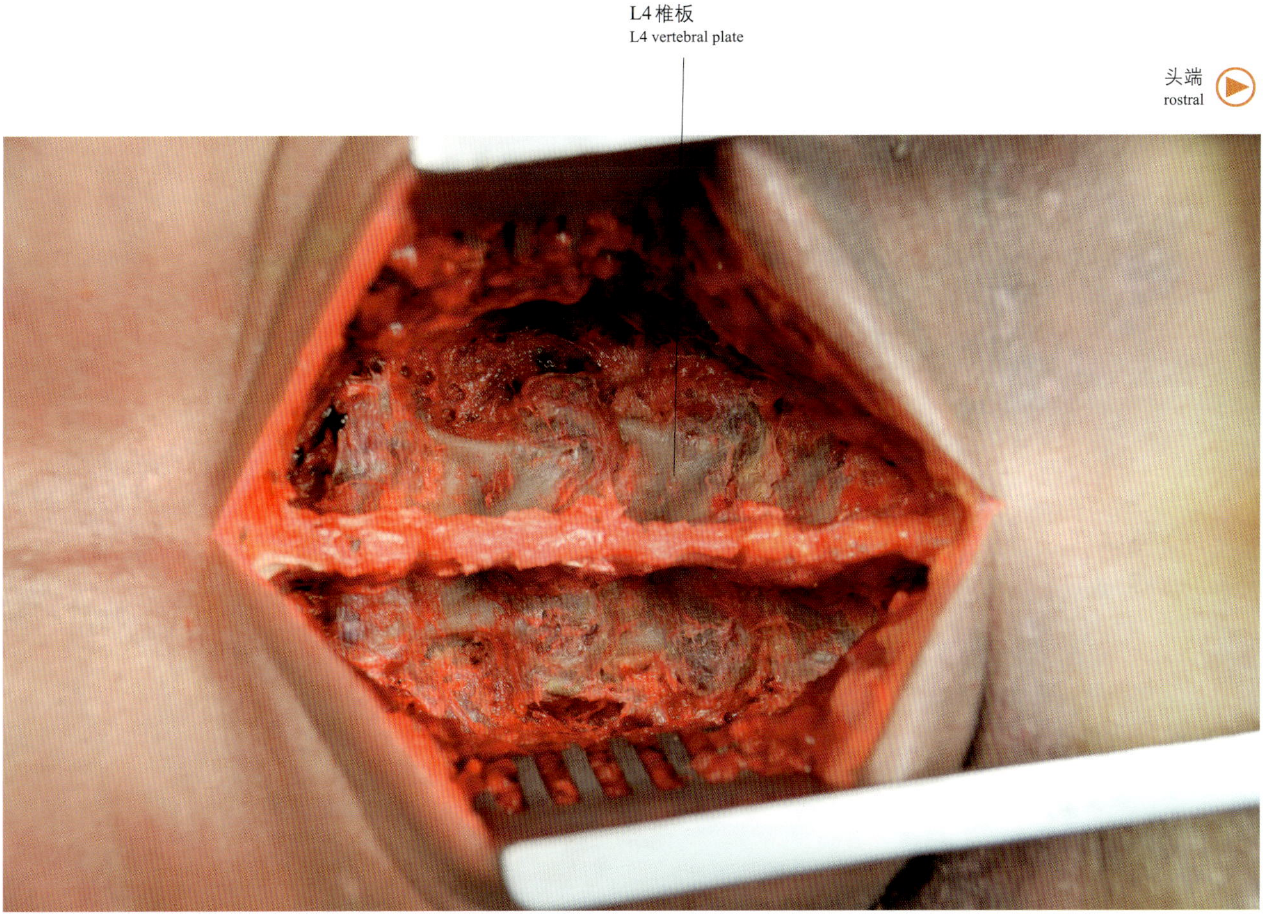

图 4-2-6 显露腰椎后方结构

- 沿棘突两侧切开腰背筋膜，注意保留棘上韧带和棘间韧带。
- 切断骶棘肌在棘突上的附着点，沿棘突和椎板行骨膜下剥离，此处可用干纱条填塞止血。
- 显露至两侧的关节突关节内侧，用自动撑开器拉开椎旁肌肉，显露腰椎后方结构（图4-2-6）。

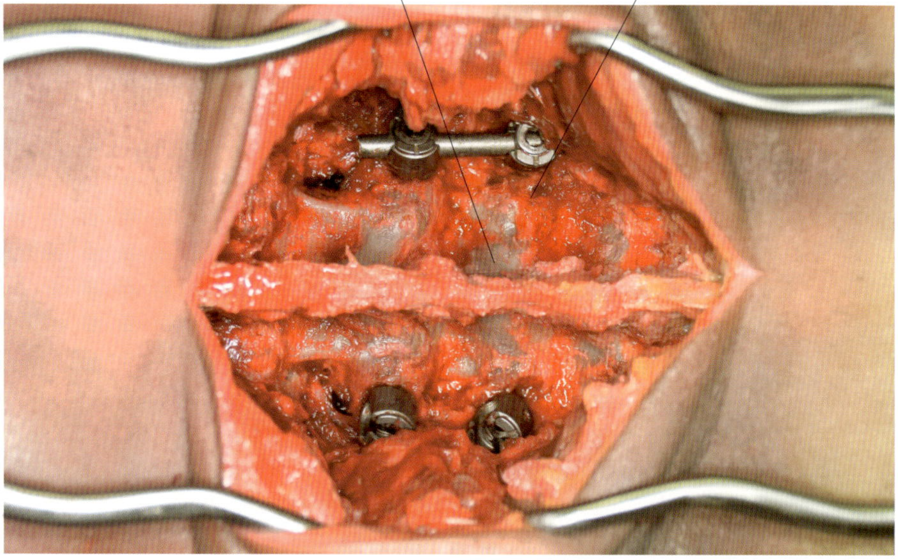

图 4-2-7 安装连接棒临时稳定所处理节段

• 于安置融合器的对侧椎弓根钉上安装连接棒，辅助临时固定脊柱并撑开本节段椎间隙（图4-2-7）。防止切除下关节突关节时脊柱不稳，损伤脊髓、神经根和椎管内静脉丛（图4-2-8）。

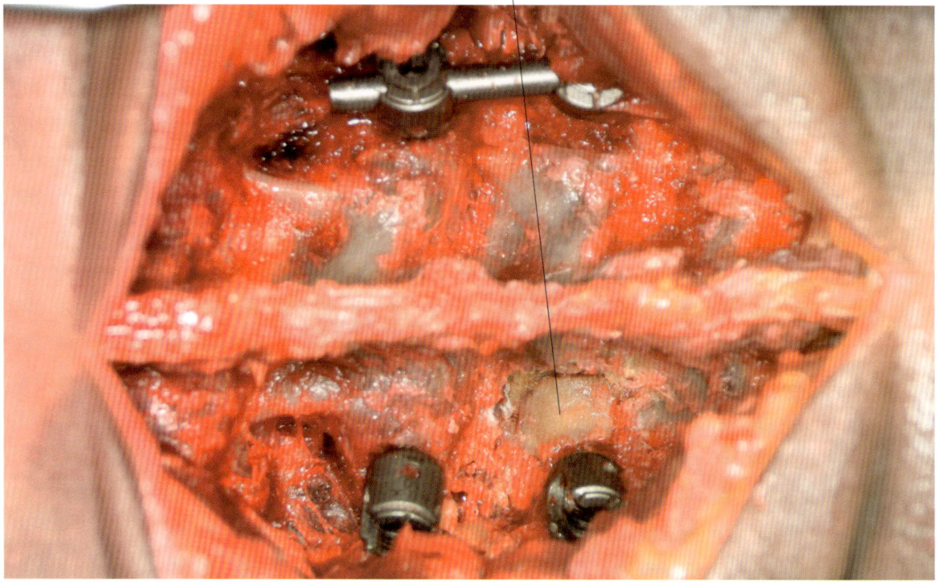

图 4-2-8
用骨刀凿除部分关节突关节

• 用骨刀将所处理间隙的上位椎体的下关节突外侧凿除。

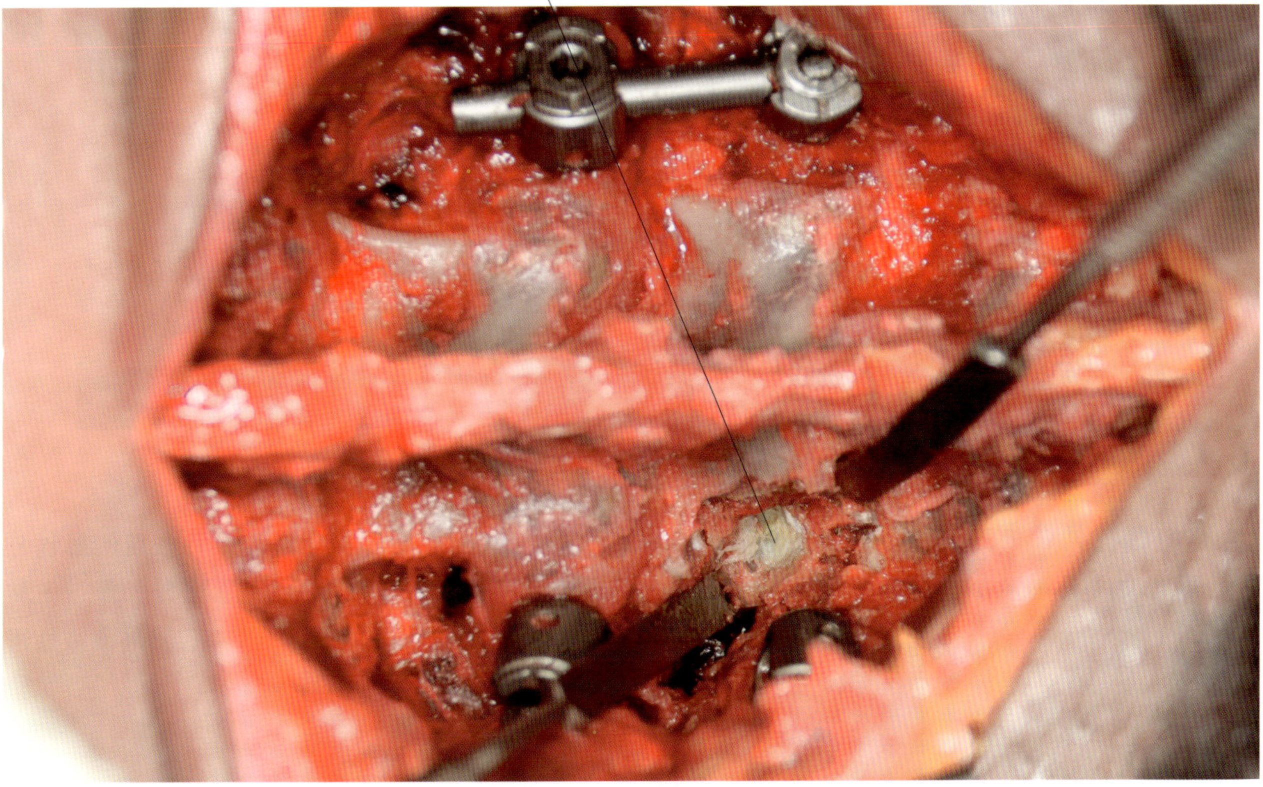

图 4-2-9 显露侧隐窝和椎间盘

• 用枪状咬骨钳去除下位关节突关节的上关节突，切除增生黄韧带，显露侧隐窝和椎间盘（图4-2-9）。

• 显露侧方椎管、硬膜囊、椎间孔以及下位走行的神经根。上位神经根于上位椎弓根中下面出椎间孔，可不必显露。

• 沿下方椎体、椎弓根的上面移动神经根拉钩，保护下位神经根。

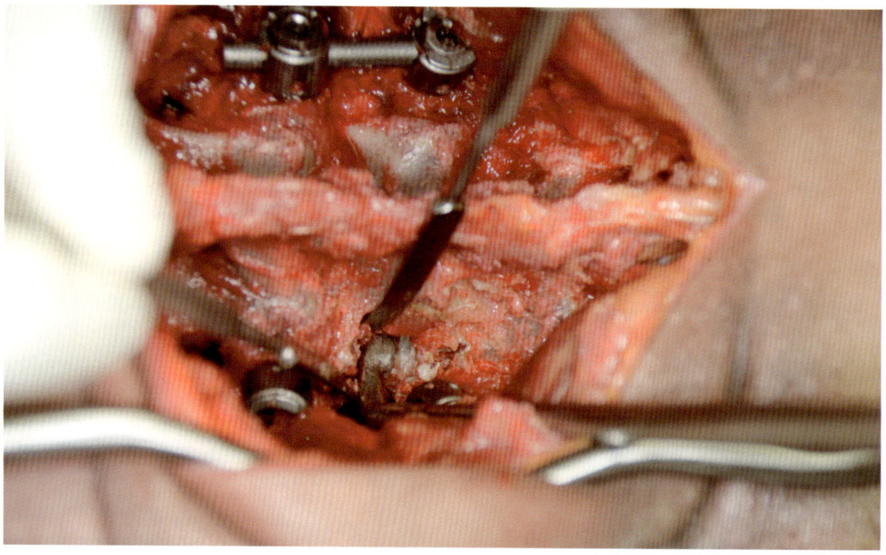

图 4-2-13 处理椎间隙

·用神经根挡板将硬膜囊轻轻挡向对侧保护，并用尖刀切开纤维环，用髓核钳、试模、铰刀依次将髓核及椎间盘纤维环切除，再用刮刀刮出终板骨面，至微出血（图4-2-13）。

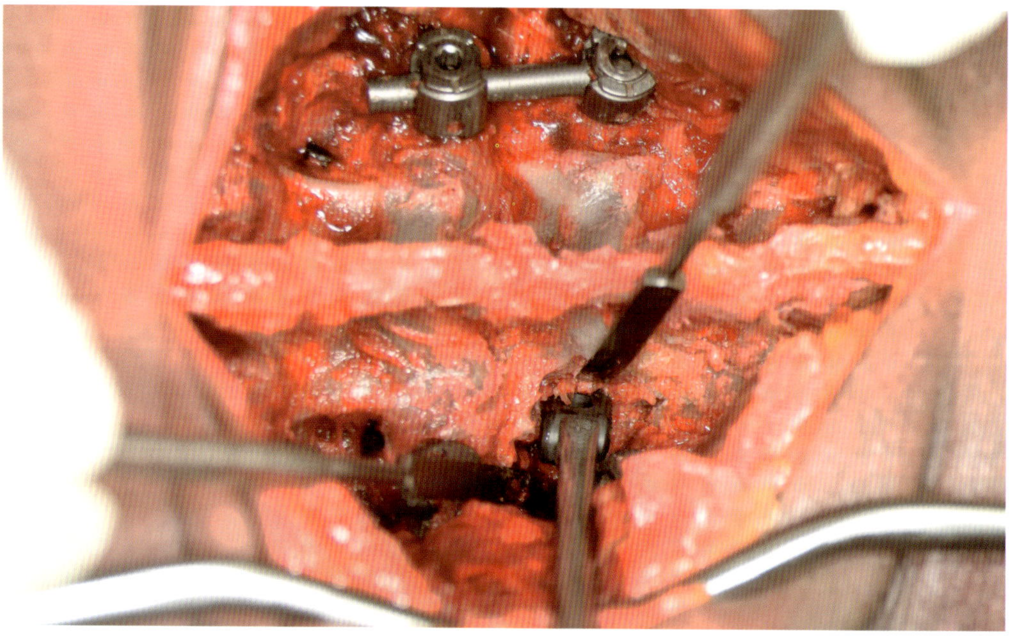

图 4-2-14 植入椎间融合器

·将适当大小的椎间融合器植入椎间隙（图4-2-14）。

·将椎间融合器植入椎间隙前部中央，内置物通过术中X线确定位置。

• X线正侧位片示椎弓根螺钉及椎间融合器位置良好，椎弓根螺钉位于椎弓根“眼睛”内，两侧螺钉未过中线，平行且贴近骨性上终板（图4-2-15、图4-2-16）。

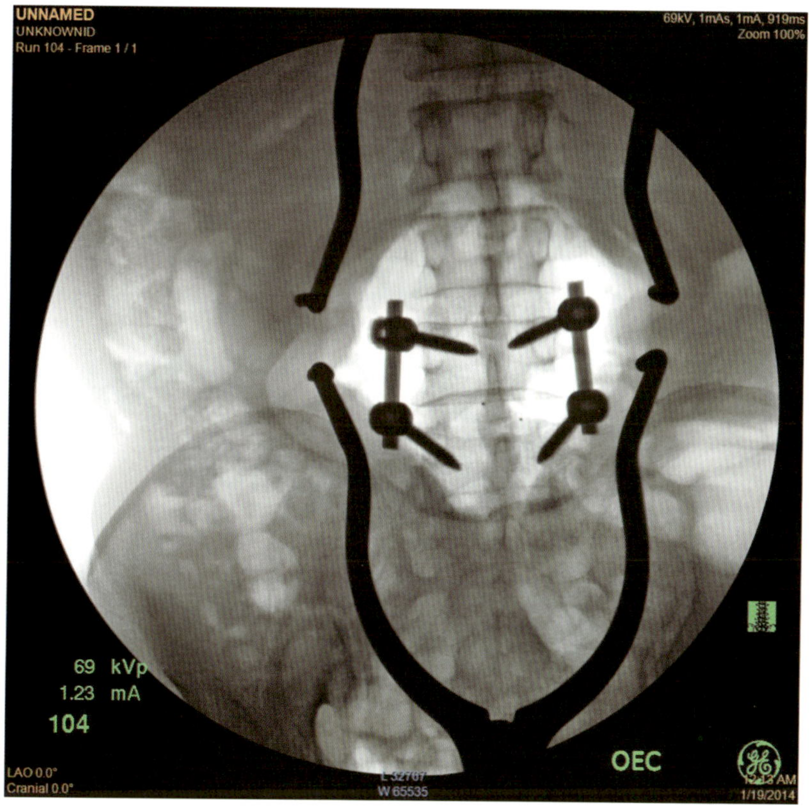

图 4-2-15
植入椎间融合器（X线正位片）

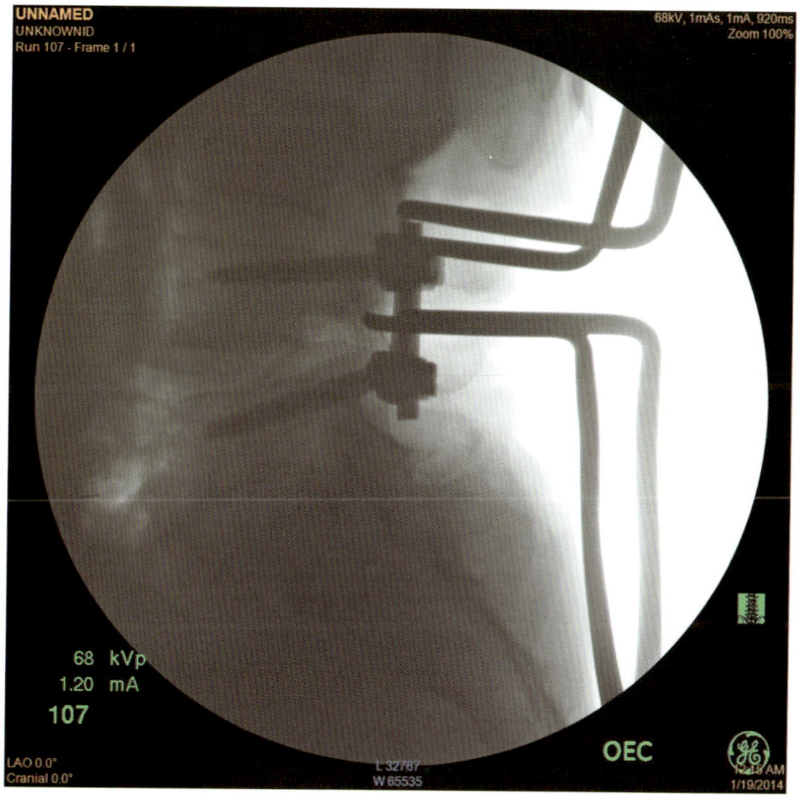

图 4-2-16
植入椎间融合器（X线侧位片）

• 切口位于背部后正中（图4-3-3）。

• 剥离棘突两旁肌肉并牵至两侧至横突外缘。植入深部拉钩，显露出棘突、椎板及关节突关节。

• 向两旁牵开肌肉时动作轻柔防止损伤竖脊肌造成脊柱不稳。

• 显露椎体时应尽量紧贴椎弓根骨面进行操作，避免损伤动静脉和脊神经背支，造成术中出血或背部肌肉失神经支配。

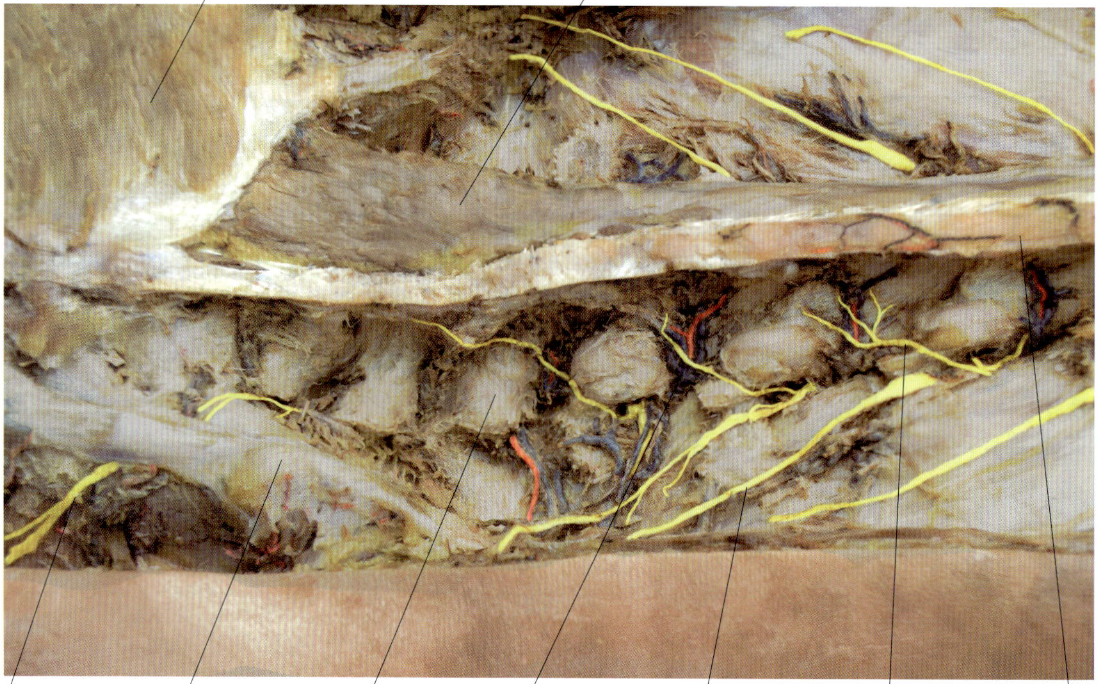

图 4-3-4 腰椎后方解剖

▪ 竖脊肌（又称骶棘肌，图4-3-4）：为深部数目众多的短肌，附于椎骨与椎骨之间，位于背部深层全部椎骨棘突两侧的纵沟内，为两条强大的纵行肌柱，起自骶骨背面、腰椎棘突、胸腰筋膜和髂嵴后份，填于棘突与肋角之间的沟内，向上分为三部：外侧为髂肋肌，止于肋角；中间为最长肌，止于横突及其附近肋骨；内侧为棘肌，止于棘突。各肌还有一系列副起点发出的小肌束参与：髂肋肌的附加小肌束起于髂嵴、肋角和颈椎横突；最长肌的小肌束起于骶骨、肋角和全部横突；棘肌的小肌束起于胸椎和颈椎的棘突。腰部竖脊肌由腰部脊神经背支的外侧和中央支支配，是维持人体直立的重要结构，一侧竖脊肌收缩可使躯干向同侧侧屈，两侧同时收缩可以使脊柱后伸。

▪ 包绕竖脊肌的鞘为胸腰筋膜，分前、后两层，后层在腰部显著增厚，并与背阔肌起始处腱膜紧密结合。

▪ 脊柱区的神经支配来自31对脊神经背支（图4-

3-4)，各脊神经背支均较前支细小，出椎间孔后，在相邻横突之间再分为内、外侧支，支配该区的皮肤和肌肉，多数脊神经背支在分布上呈较明显的节段性。内侧支紧贴横突根部骨纤维孔下行，沿下位椎体上关节突外缘向下进入乳突与副突之间的骨纤维管，出管后即发出细小分支，支配同位或下位下关节、棘肌、回旋肌、棘间韧带和棘突。主干继续向下内侧及背侧走行，下行3个椎体平面后在后正中线附近穿深筋膜至皮下。其前段位于下位椎骨上关节突外侧。

- L1-L3神经后支的外侧支除支配竖脊肌外，其皮支在竖脊肌外缘穿背阔肌腱膜，向下跨越髂嵴后部达臀上部皮下，又称为臀上皮神经（图4-3-4）。各脊神经背支的行程与椎间关节关系密切，且皆行于背部深肌的肌纤维或腱纤维之间。临床上常见因横突或关节突肥大，背部深肌劳损、撕裂、肌纤维、腱纤维或韧带的肿胀出血等原因使后支受压，张力增加，导致腰背痛。

[置钉]

- 确定固定点，采用椎弓根螺钉或钩固定截骨平面上方一个节段，下方两个节段（或上下各两个节段），在C臂机的辅助下置入椎弓根螺钉（图4-3-5）。
- 对于置钉困难的病例可以在CT导航系统监视下完成置钉。

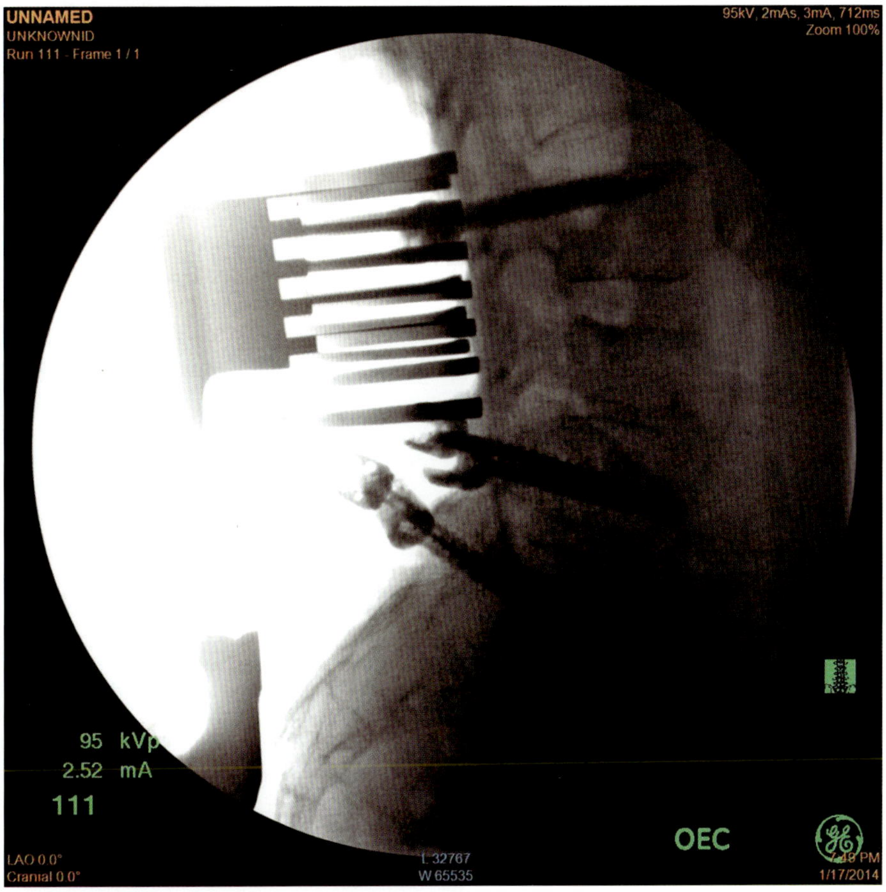

图 4-3-5
置入椎弓根螺钉

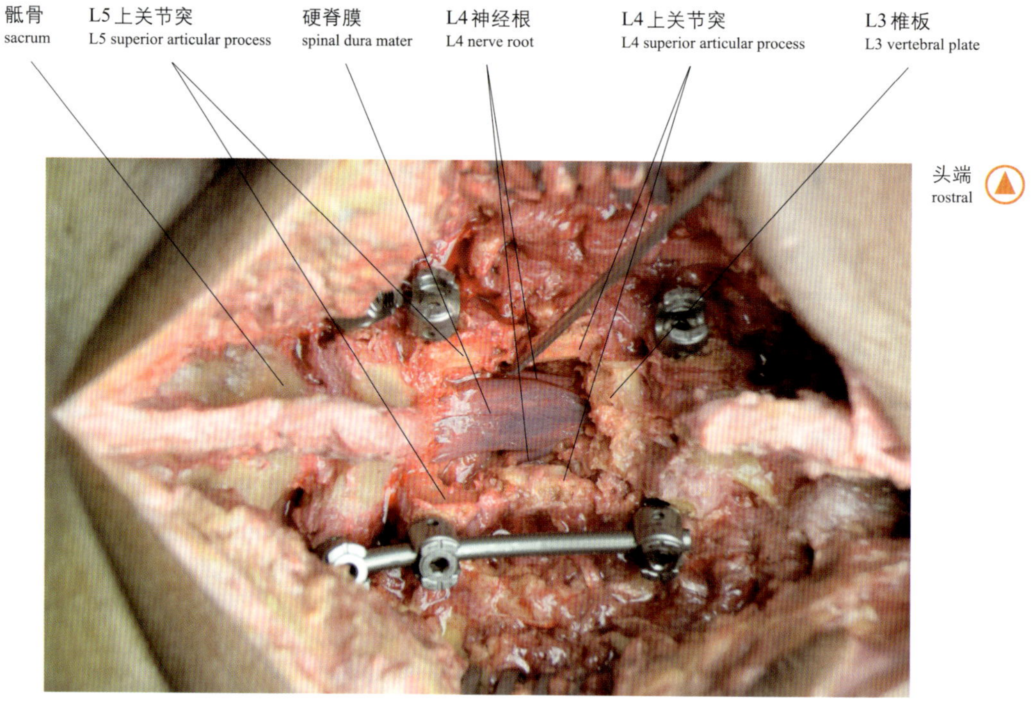

图 4-3-14 截骨节段神经根减压

• 用神经探子探查截骨节段的出口神经根根管并充分减压，避免截骨和闭合截骨面时造成神经根的压迫（图4-3-14）。

• 用骨凿配合咬骨钳将截骨节段的上关节突去除，显露椎弓根。

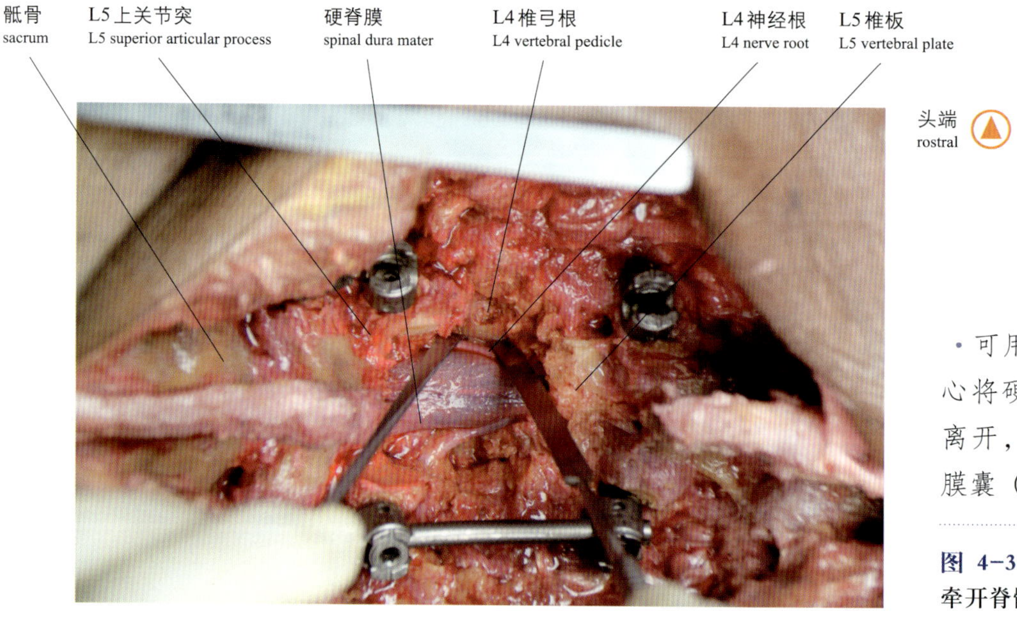

• 可用神经拉钩小心将硬膜与骨面剥离开，防止损伤硬膜囊（图4-3-15）。

图 4-3-15
牵开脊髓神经根

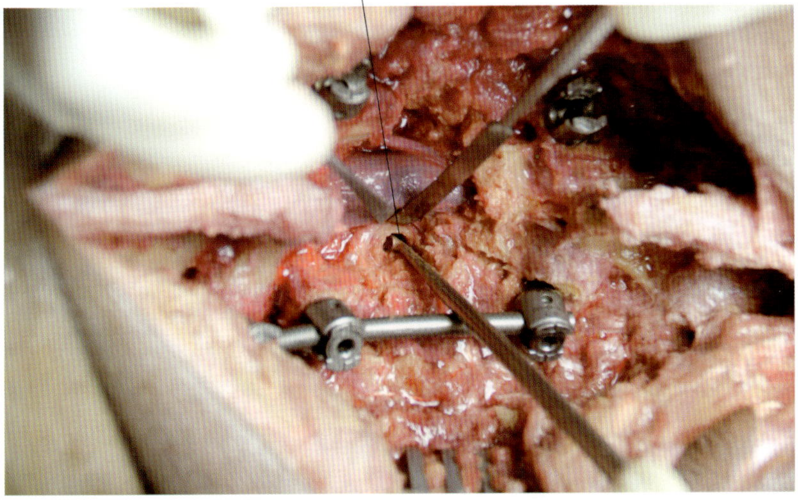

图 4-3-16 处理椎弓根松质骨

• 由小号刮匙开始逐渐增至大号的刮匙刮除椎弓根松质骨（图4-3-16）。

• 用神经剥离钩将神经根、脊髓和硬脊膜拉向一侧，防止损伤。

• 如果出血较多可以在压迫止血后先处理对侧，再交替进行。

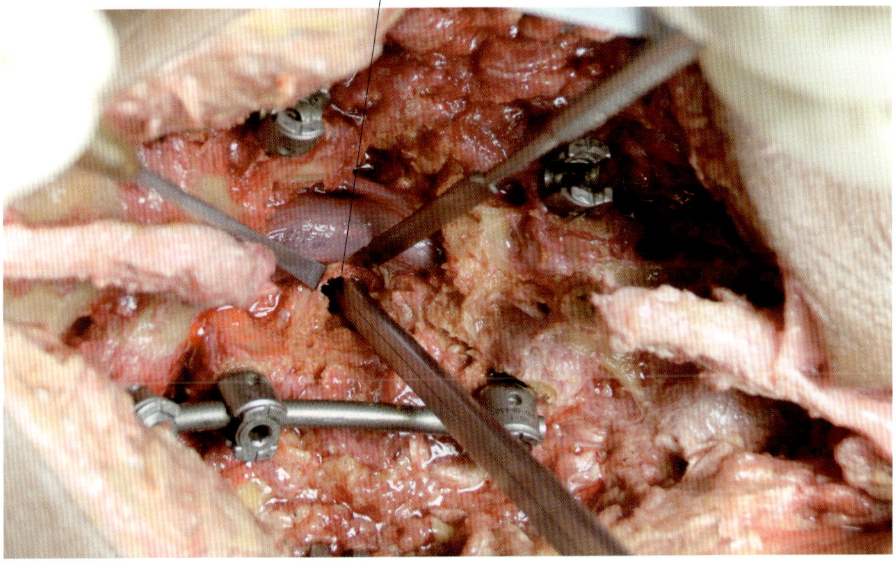

• 在神经挡板的保护下用椎板咬骨钳咬除残留的椎弓根皮质骨（图4-3-17）。

图 4-3-17 处理椎弓根皮质骨

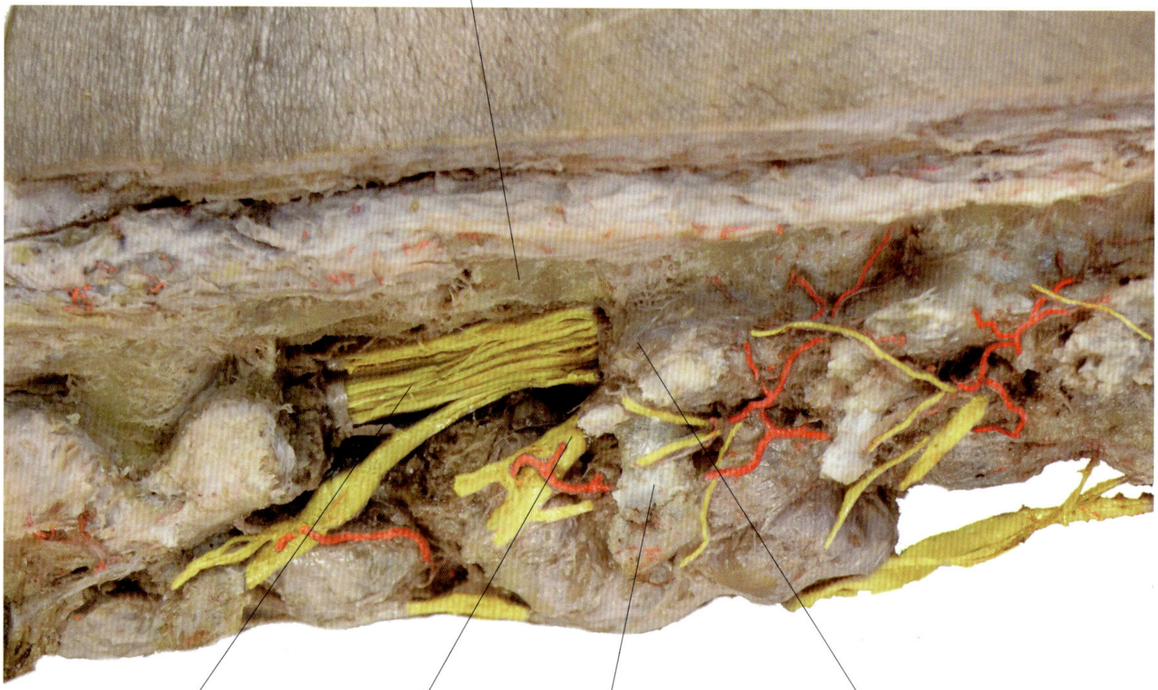

图 4-3-18 神经根、马尾神经与骨性结构的关系

▪ 图4-3-18示椎体、神经根、和节段血管的关系，图中已切除L5椎体和硬脊膜、软脊膜。每一对脊神经都有一对前根和一对后根，前、后根在椎间孔处汇合为脊神经。前根属运动性，后根属感觉性，故神经根受损后，可出现感觉或和运动功能的障碍。

▪ 腰椎椎间孔为腰神经根出椎管处，呈上宽下窄的耳状形。上下界为椎弓根，前界为椎体和椎间盘的后外侧面，后界为椎间关节的关节囊，黄韧带外侧缘亦构成部分椎间孔后界。正常情况下，椎间孔要比通过它的所有神经血管宽大，剩余空隙被疏松的结缔组织和脂肪填充，以适应这些结构的轻度相对运动。绝大多数神经根出椎间孔的高度位于相邻横突间隙上1/4内，90%以上节段动脉前支均位于相邻横突间隙上1/2内。

▪ 关节突关节的血液供应来自腰动脉，腰动脉走行至椎弓峡部附近穿入椎板发出分支到上、下关节突。上、下关节突的相应静脉则与椎外静脉汇成椎弓静脉，在椎间孔处注入椎内或椎板静脉丛。由于腰动脉紧贴腰椎体横行，当行腰椎结核病灶清除术时，应结扎相关动脉，防止出血。

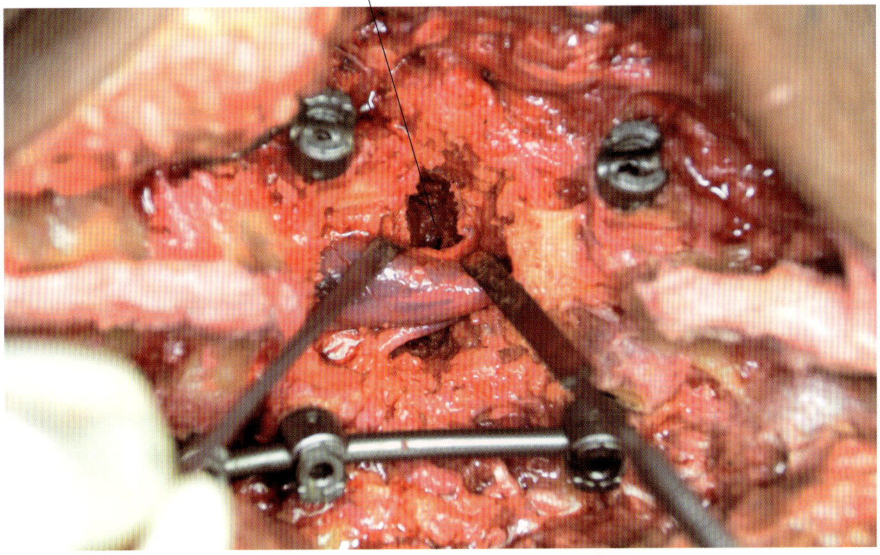

图 4-3-19 经椎弓根椎体截骨

• 用同样的方法处理对侧，在神经挡板的保护下用咬骨钳咬除椎弓根的皮质（图4-3-19）。

• 牵拉硬膜囊和神经根时注意不超过中线，防止神经根牵拉过度，造成损伤。

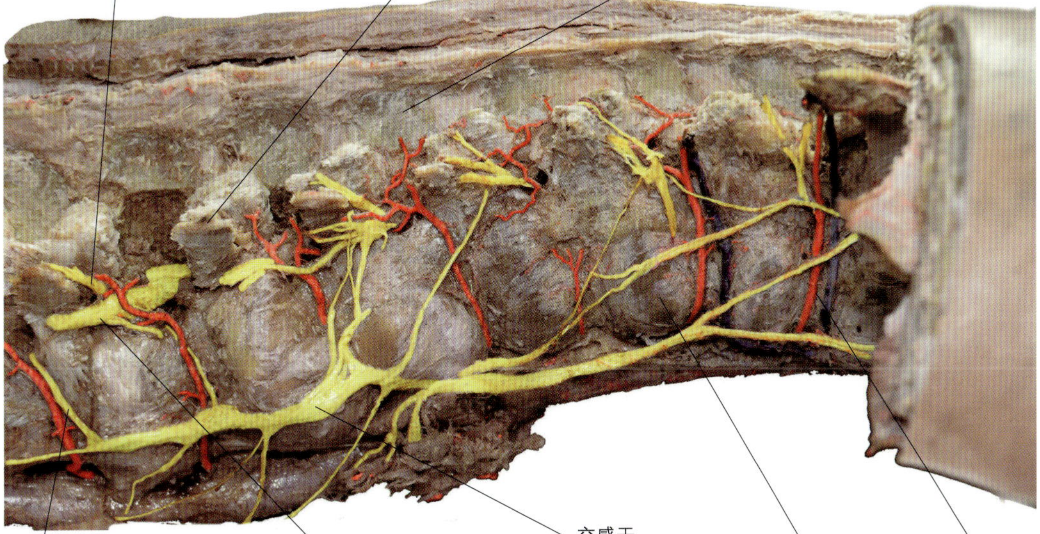

图 4-3-20 椎体周围神经血管

▪ 图4-3-20示椎体、神经根、交感干，以及节段血管的关系，向前方楔形切除椎体时操作范围切勿超出椎体，防止损伤交感干和节段血管等结构。

▪ 椎间盘血供和神经分布。在胎儿和幼儿时期，每个椎间盘皆由三条动脉供血，而成人椎间盘几乎无血管，仅纤维环周围有来自节段性动脉分支的小血管穿入，多在椎间盘的前后缘。椎间盘的神经分布与血管相似，在纤维环的周边有丰富的神经末梢，其深部、软骨板和髓核内无神经纤维。前部和两侧部主要接受窦椎神经的纤维。窦椎神经多发自脊神经背支（图4-3-21），也可发自总干，接受交感神经小支后经椎间孔返回椎管，故又名返神经。窦椎神经先贴行于椎间盘后面，发升、降支沿后纵韧带两侧上、下行，可各跨两个椎间盘，共分布至4个椎体，其横支可与对侧吻合。窦椎神经分布于椎管内结构，组织学研究显示，其感觉神经末梢在后纵韧带、硬脊膜的前部、神经根袖、椎管内前静脉丛的静脉壁等处的密度最高，椎骨骨膜及硬脊膜的侧部次之，硬脊膜囊后部及黄韧带内最为稀少。

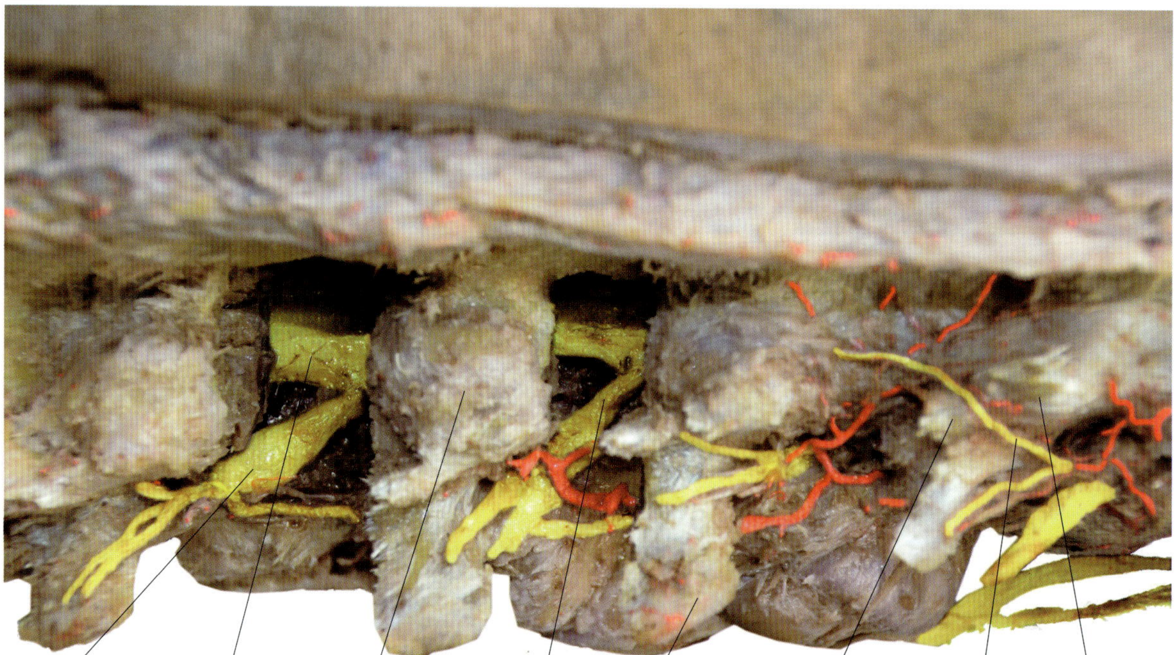

图 4-3-21　硬膜囊、神经根和椎体的关系（切除椎弓板）

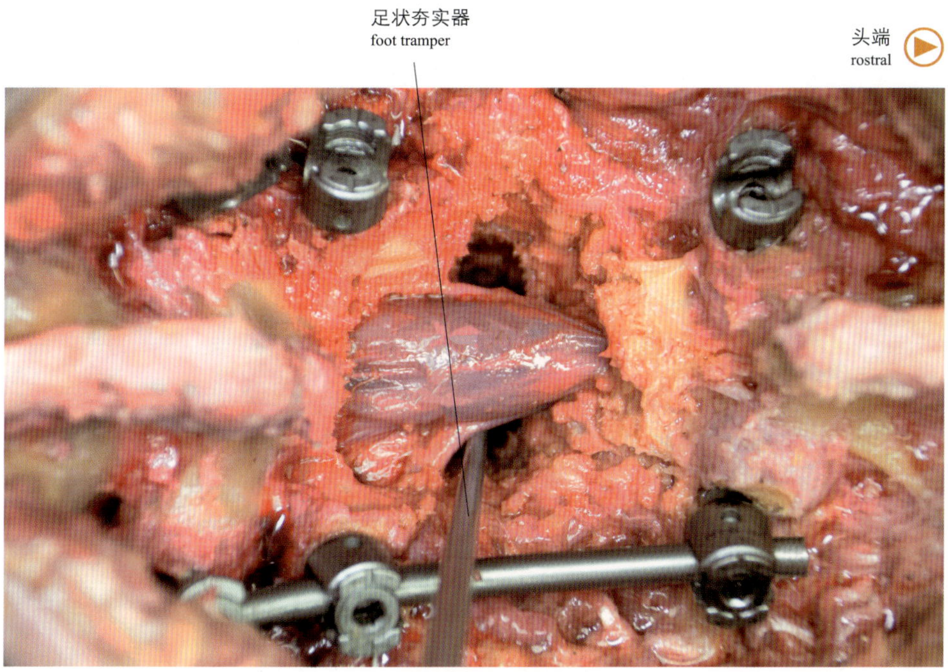

图 4-3-22 椎体截骨

·用足状夯实器置于硬膜囊腹侧，向腹侧方向夯击切断的皮质骨壁，取出皮质骨片（图4-3-22）。

·用椎板咬骨钳切除头尾两端截骨缘椎体后壁下的部分骨质，防止闭合时挤压硬膜。

·用直骨刀沿头尾两端截骨，楔形切除椎体至椎体前部。然后用刮匙刮除已切下的松质骨，至椎体的前1/3。

·仅需切除椎体的后2/3部分，其余的1/3部分在闭合时会发生骨折。

·椎体侧壁用剥离器小心分离。用垂体钳咬除侧壁的皮质骨后通过X线观察侧位透视影像，明确椎体前部的切除深度和范围。

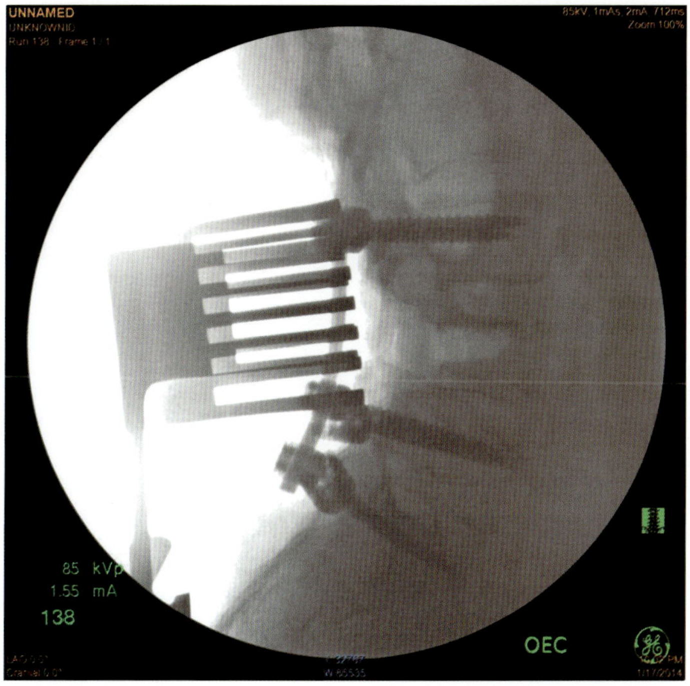

图 4-3-23
PSO截骨侧位C臂机透视

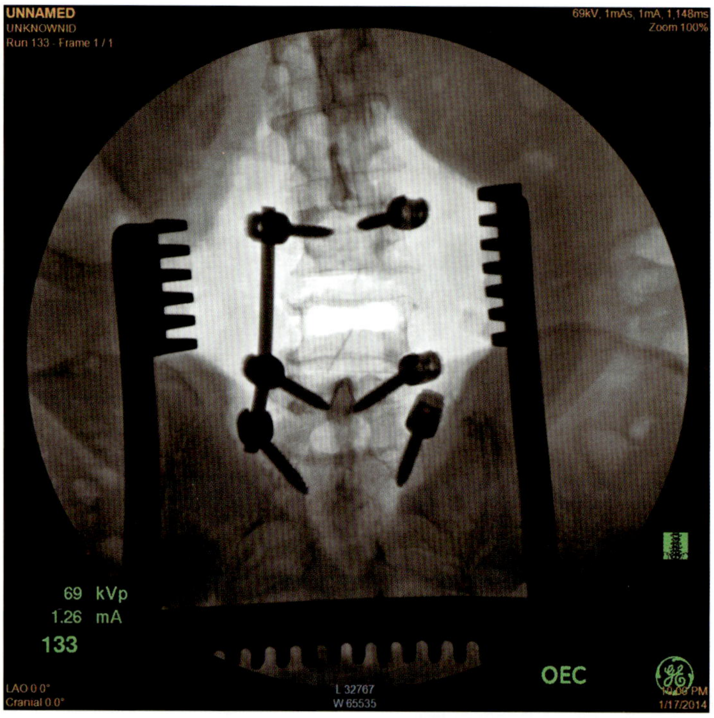

· C臂机透视影像，明确椎体前部的切除深度和范围是否达到要求（图4-3-23、图4-3-24）。

图 4-3-24
PSO截骨正位C臂机透视

头端
rostral

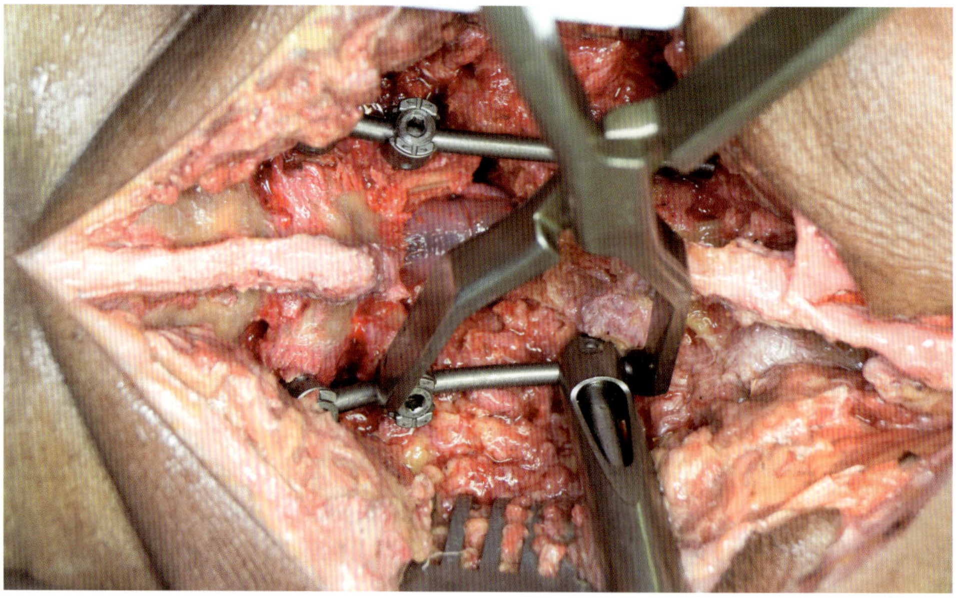

图 4-3-25 加压锁紧螺帽

· 用压缩器对截骨节段上下两对椎弓根钉进行轴向加压，闭合截骨面。

· 术者在加压时可配合用双手掌平置于截骨平面，缓慢向下加压，压力要均匀持续（图4-3-25）。

· 加压矫形过程中患者如出现的异常情况，如呼吸困难，可以稍等片刻，待患者情况好转后再缓慢向下加压，压力要均匀持续。

· 也可以升高肾托或将可调曲度的手术台伸直来矫形。

· 矫形后可在上、下椎板上进行植骨。

· 最终两端截骨平面应当紧密贴合。如果未紧密贴合，可以先撑开后将其中游离骨块清除干净后再闭合。

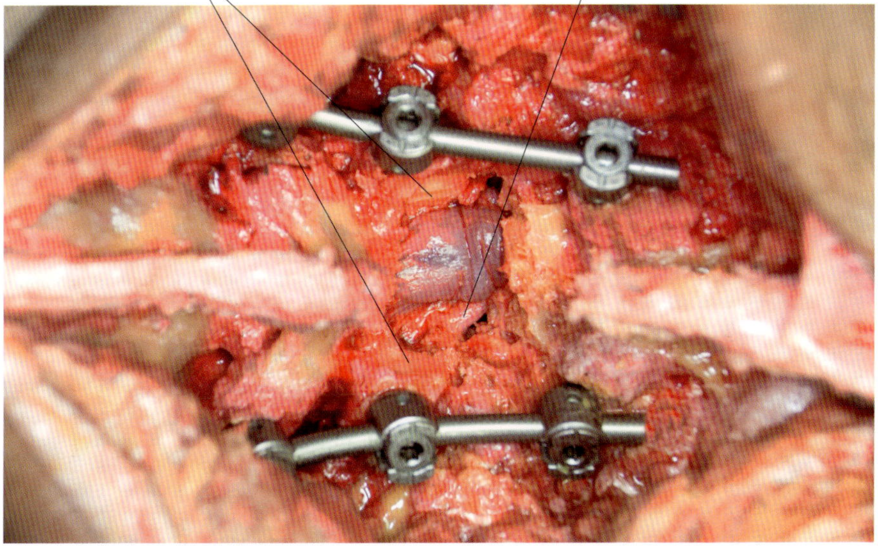

·闭合过程应进行神经根监测，如果出现神经根刺激，需要再次显露截骨部位与椎间孔，去除压迫神经根的骨片（图4-3-26）。

图 4-3-26
闭合骨面后上下椎板间距离缩短硬模稍皱褶

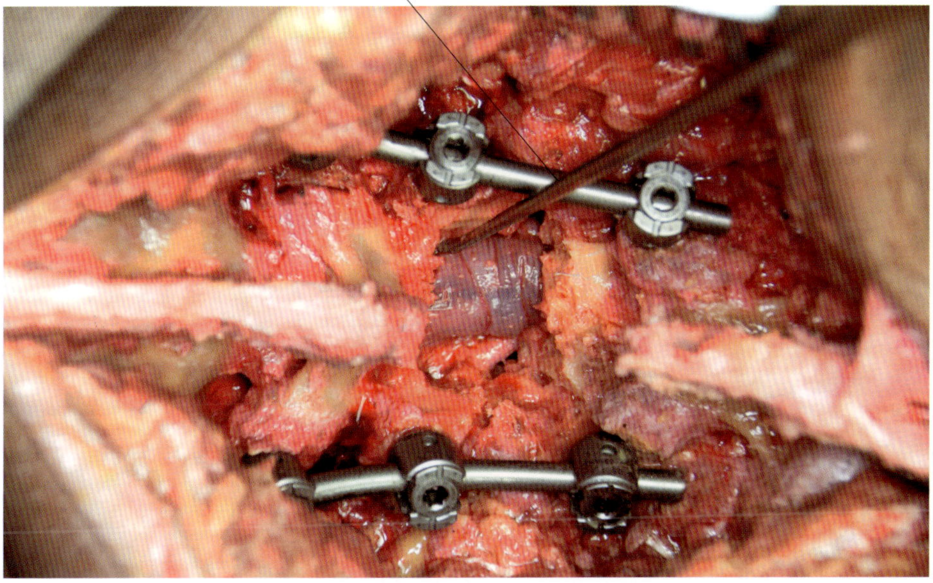

图 4-3-27
探查椎间孔避免神经根受压

·用神经根探子探查椎间孔（图4-3-27），清除多余骨质，防止压迫神经根和硬膜囊。

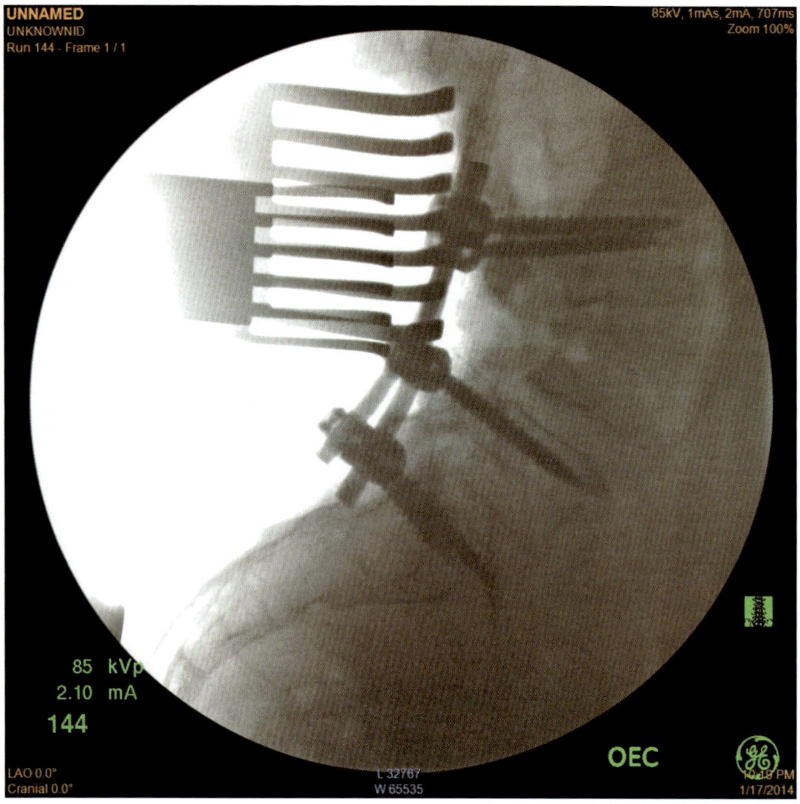

图 4-3-28
闭合骨面后侧位X线透视

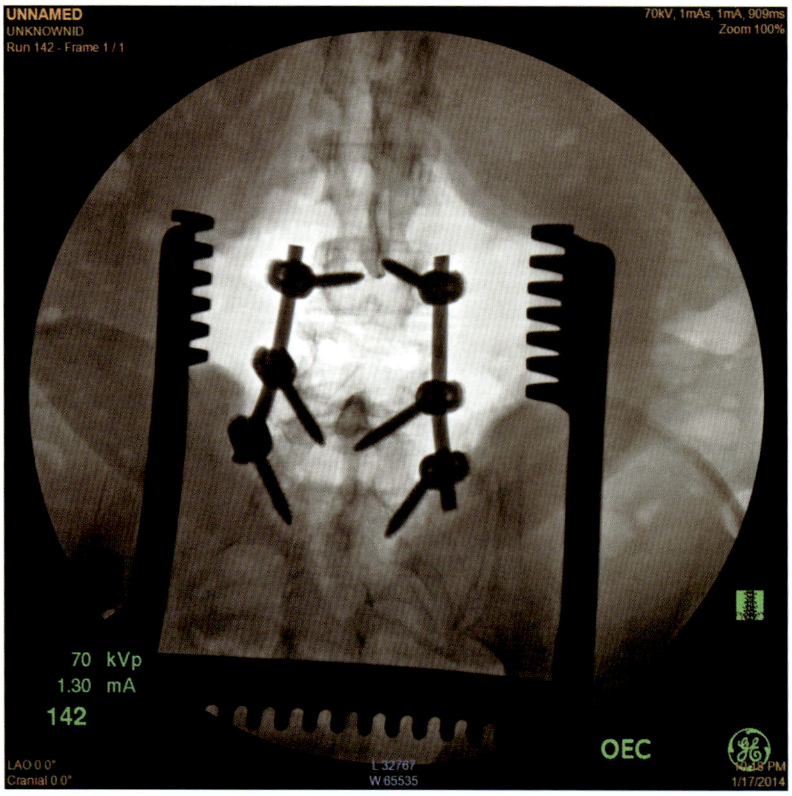

· 闭合骨面后X线透视见截骨面闭合，内置物位置良好，矫形满意（图4-3-28、图4-3-29）。

图 4-3-29
闭合骨面后正位X线透视

[小结]

VCR技术

• 后路全脊椎截骨椎体切除术（VCR，vertebral column resection）可以矫正矢状面和冠状面上的畸形，主要用于矫正严重僵硬的脊柱侧凸畸形，以及先天性、特发性、结核性，或神经纤维瘤病等所致的脊柱后凸畸形。

• VCR需要切除1个或多个脊柱节段的全部结构，包括与切除椎体相邻的上、下椎间盘结构，属于闭合-开放式截骨。

• 单节段的全脊椎切除可以实现50°~70°的冠状面或矢状面的矫正效果，尤其是在矢状面的矫正效果更为明显。

• 多个椎体全切除多是由于前中柱结构的侵蚀和融合，或者是先天性畸形中单个椎体的切除无法满足矢状面和冠状面的同时矫正，或者是前中柱稳定性重建的需要。

• 由于VCR去除前、中柱的骨性结构较多，故需要对椎体前、中柱的稳定性进行重建，如进行结构支撑性植骨或非支撑性植骨，保证长期的融合效果。

• 术中监测脊髓诱发电位可以减少或避免损伤神经和神经根。

• VCR的适应证包括：

（1）重度先天性混合型侧后凸畸形的矫形及翻修术；

（2）脊柱柔韧性低于25%的成人侧后凸或先天性侧后凸患者；

（3）僵硬性或感染后导致的脊柱侧后凸畸形，椎体融合、脊柱柔韧性低于10%者；

（4）胸椎后凸大于80°或腰椎后凸大于30°，脊柱侧后凸同时有旋转者。

• 根据侧后凸角度分别计算出后凸和侧凸所需截椎板的不同宽度，通过截两侧椎板和椎体不同的宽度来同时矫正后凸和侧凸。

• 截骨手术既要矫正后凸、侧凸，而且还要对旋转进行矫正。

• 对于严重僵硬的侧后凸畸形者的截骨部位改为二处，使畸形的矫正在多处完成。

• 截骨部位不宜超过3处，否则会增加脊髓损伤的风险和假关节形成的发生率。

• 术前详尽的影像学评价和制定完善的手术计划，通过对畸形的脊柱结构以及相应的椎管内脊髓神经结构的详细了解，确定截骨的部位和范围，选择内固定的固定点；

• 截骨前采取临时固定，避免截骨后脊柱错位；

• 截骨范围不要过长，避免顶椎处加压后脊柱短缩过多致脊髓损伤；

• 顶椎处的矫正以凸侧加压为主，凹侧适当撑开，以免脊髓过度牵拉；

• 矫正时通过交替调整矫形棒的弯度来获得逐渐矫正，同时采用脊髓体感诱发电位监测，没有条件者应采用术中唤醒试验。

• 有效降低术中神经系统损伤是完成截骨矫形的关键。

• VCR截骨平面的选择：

（1）如果顶椎就是畸形主导椎，则以顶椎为中心截骨；

（2）如果顶椎就是椎管最狭窄的部位，术中又能将狭窄段椎管切除减压者，则在顶椎处截骨；

（3）如果顶椎是一侧后方半椎体，切除顶椎只能矫正侧凸时，还应做顶椎邻近椎间的楔形截骨以矫正后凸；

（4）如果顶椎是后方半椎体，其上为正常椎体，其下为后方楔形椎体，二者都是导致畸形的因素时，截骨区则应选在顶椎下2/3和下方畸形椎体上1/3处。

SPO技术

· Smith-Peterson截骨技术（SPO）是一种后方楔形截骨技术，SPO的截骨中心位于椎弓根之间，切除的旋转轴位于椎间盘后方的椎间孔前壁，通过撑开脊柱的中柱和前柱闭合后方楔形截骨。

· SPO可以同时矫正矢状面和冠状面的畸形。

· SPO通过单节段或多节段的截骨达到矫正脊柱畸形，减轻疼痛的目的。

· SPO是典型的开放性截骨，通过截除并闭合脊柱后柱结构并张开脊柱前中柱的椎间盘间隙实现对后凸畸形的矫正，其铰链中心常位于椎体后缘。

· 脊柱后凸畸形的病例中，一个节段的SPO可以获得30°左右的矫正。

· SPO椎体前方椎间盘处被楔形张开，令矫形后的椎体之间无法形成骨性的接触，从而严重破坏了前、中柱的稳定性，可能会导致延迟融合或后路内固定失败，严重者还会出现麻痹性肠梗阻，血管、神经并发症等。

· 对于脊柱侧凸畸形的病例，SPO矫形可以保留一定的椎间盘前纤维环的结构，适当伸展即可达到每节段10°~15°矫正，多节段截骨可以大大提高SPO矫形能力。

· SPO不仅可以矫正脊柱矢状面的侧凸畸形，还可以通过切除椎体小关节等后柱结构增加脊柱的柔韧性来增加侧凸畸形的矫形效果。

· SPO更适合于僵硬的长圆形脊柱侧、后凸畸形的矫正，比如强直性脊柱炎、术后平背综合征、脊柱侧弯融合后的医源性脊柱畸形、外伤后脊柱后凸畸形，以及退行性病变术后过度综合征（近端或远端）等。

· SPO截骨部位的选择：

（1）一般认为L3-L4时腰椎前凸的顶点是SPO的理想部位，因为此处为主动脉分叉以上，胸廓和脊髓圆锥以下；

（2）如果冠状位也存在畸形，则应该选择侧弯顶点为截骨中心；

（3）如果只有矢状位存在畸形，则应该在后凸最明显的节段进行SPO；

（4）SPO主要根据脊柱畸形程度和部位来选择截骨部位的，理想情况下截骨部位的中心应位于畸形最显著的部位。

截骨技术的选择

· 对于通过简单方法（如多节段前路椎间盘切除并椎体融合，后路固定融合）就能达到矫正畸形，以及大于6cm的固定冠状面失衡、固定的上胸椎弯曲同时存在骨盆倾斜、脊柱凸面和凹面长度不对称者不应考虑SPO手术。

· 在拟采用脊柱截骨矫治严重脊柱侧凸畸形之前，必须根据患者畸形类型、严重程度、神经损害有无及一般状况选择PSO、VCR或SPO等不同截骨方式。

· 对于仰卧位左右侧屈位X线片上脊柱畸形基本没有矫正的、冠状面Cobb角> 90°或矢状面Cobb角>50°的患者，可以考虑实施SPO或VCR，以及扩大蛋壳技术。

· 具体的截骨方式需要根据CT三维重建影像或3D打印的畸形局部情况，结合各种截骨方式的优缺点来决定。

· 术者采用自己最熟悉的手术方法和入路也是非常重要的考虑因素。

截骨术并发症及其预防

· 神经损伤：最常见的原因是在截骨完成后进行截骨断端的闭合过程中脊髓发生皱缩，或椎板对脊髓造成压迫。

· 截骨完成时由于此时脊髓已失去稳定结构的保护，如果保护不当，也极易造成脊髓损伤。胸段脊髓、圆锥或马尾神经损伤的后果是灾难性的，所以建议采用术中神经电生理监护。

· 在脊椎两侧截骨即将完成时，截骨端处于相对不稳定状态，手术操作中可能会出现局部异常活动。如此时断端无任何固定，在安置连接棒或行椎管减压时，截骨端的左右或前后位移会对脊髓产生剪切损伤。因此，在完成脊椎一侧截骨后，应用连接棒行同侧临时固定；

• 截骨后对畸形进行矫正过程中，随着截骨端之间的角度位移，脊髓发生皱缩，如椎管减压不充分，截骨端的椎体后缘与对应的椎板边缘可对脊髓产生“夹击”损伤。因此，在畸形矫正前，应行椎管广泛减压和椎体后上缘切除。尽管椎体截骨过程中有损伤脊髓的可能性，但只要操作规范，截骨后矫正无疑比单纯采用撑开或旋转矫正对脊髓造成的牵拉损伤要小。

• 术中彻底止血，如用骨蜡封闭骨创面，止血纱布、脑棉压迫静脉，双极电凝止血等，可有效降低出血量。术中自体血回输的应用也可有效地减少异体血的输入。

◇参◇考◇文◇献◇

［1］ Susan Standring. Gray's anatomy the anatomical basis of clinical practice. 39th ed.［M］. 徐群渊，译. 北京：北京大学医学出版社，2008：817-880.

［2］ 贾连顺，李家顺. 现代腰椎外科学［M］. 上海：远东出版社，1995：259-295.

［3］ 富田胜郎，马原，田慧中. 全脊椎整块切除术：一种治疗原发性恶性脊柱肿瘤的新手术方法［J］. 中国矫形外科杂志，2006（14）：500-505.

［4］ 李建民，阎峻，杨志平. 胸腰椎肿瘤全脊椎整块切除初步应用及手术方法改进［J］. 中国矫形外科杂志，2009（17）：14-16.

［5］ Ueda Y， Kawahara N， Tomita K， et al. Influence spinal cord blood flow and spinal cord function by interruption of bilateral segmental arteries at up to three levels： experimental study in dogs［J］. Spine，2005（30）：2239-2243.

［6］ Tomita K， Kawahara N. Total en bloc spondyleetomy： a new surgical technique for primary malignant vertebral tumors［J］. Spine，1997（2）：324-333.

［7］ Kawahara N， Tomita K， Matsumoto T， Fujita T. Total en bloc spondylectomy for primary malignant vertebral tumors［J］. Chir Organi Mov，1998（83）：73-86.

［8］ 常乐，陶惠人，罗卓荆，等. 后路脊椎截骨术治疗先天性脊柱侧后凸畸形［J］. 中国骨与关节外科，2011（4）：283-287.

［9］ Gill JB， Levin A， Burd T， et al. Corrective osteotomies in spine surgery. 2008（90）：2509-2520.

［10］ Redding G， Song K， Inscore S， et al. Lung function asymmetry in children with congenital and infantile scoliosis［J］. Spine，2008（8）：639-644.

［11］ 殷海东，苏培强，彭焰，等. 特发性脊柱侧凸后路矫形术中个体化选择椎弓根螺钉进钉点的研究［J］. 中国医师杂志，2009（11）：292-295.

［12］ Chang KW， Chen YY， Lin CC， et al. Closing wedge osteotomy versus opening wedge osteotomy in ankylosing spondylitis with thoracolumbar kyphotic deformity［J］. Spine， 2005，30：1584-1593.

［13］ Michele A， Krueger FJ. A surgical approach to the vertebral body［J］. J Bone Joint Surg Am， 1949，31：873-878.

［14］ Bridwell KH， Lewis SJ， Lenke LG， et al. Pedicle subtraction osteotomy for the treatment of fixed sagittal imbalance［J］. J Bone Joint Surg Am， 2003，85：454 -463.

［15］ Bridwell KH， Lewis SJ， Rinella A， et al. Pedicle subtraction osteotomy for the treatment of fixed sagittal imbalance. Surgical technique［J］. J Bone Joint Surg Am， 2004，86：44-50.

［16］ Suk SI， Kim JH， Kim WJ， et al. Posterior Vertebral Column Resection For Severe Spinal Deformities

［J］. Spine, 2002, 27: 2374 -2382.

［17］ Bradford DS, Tribus CB. Vertebral Column Resection for the Treatment of Rigid Coronal Decompensation ［J］. Spine, 1997, 22: 1590-1599

［18］ Suk SI, Chung ER, Kim JH, et al. Posterior Vertebral Column Resection for Severe Rigid Scoliosis ［J］. Spine, 2005, 30: 1682-1687.

［19］ Bridwell KH: Decision making regarding Smith-Petersen vs. pedicle subtraction osteotomy vs. vertebral column resection for spinal deformity ［J］. Spine, 2006, 31: S171-S178.

［20］ 王岩，张永刚，张雪松，等. 后路扩大蛋壳技术全脊椎切除矫治严重僵硬先天性成人脊柱侧后凸畸形［J］. 中国脊柱脊髓杂志，2006，8：135-137.

［21］ Wang Y, Zhang Y, Zhang X, et al. A single posterior approach for multilevel modified vertebral column resection in adults with severe rigid congenital kyphoscoliosis: a retrospective study of 13 cases ［J］. Eur Spine J, 2008, 17: 361-372.

［22］ 王岩，张永刚，张雪松等. 单纯后路多个全脊椎切除矫治严重脊柱侧、后凸畸形［J］. 脊柱外科杂志，2007，5：65-68.

［23］ Moro T, Kikuchi S, Konno S, et al. An anatomic study of the lumbar plexus with respect to ret roperitoneal endoscopic surgery ［J］.Spine, 2003, 28 (5): 423-428.

［24］ McAfee PC, Reqan JJ, Geis WP, et al. Minimally invasive anterior retroperitoneal approach to the lumbar spine. Emphasis on the lateral BAK ［J］. Spine, 1998, 23 (13): 1476-1484.

［25］ Bergey DL, Villavicencio AT, Goldstein T, et al. Endoscopic Lateral transpsoas approach to the lumbar spine ［J］.Spine, 2004, 29 (15): 1681-1688.

［32］ Blume HG, Rojas CH. Unilateral lumbar interbody fusion (posterior approach) utilizing dowel graft ［J］.Neurol Orthop Surg, 1981, 2: 171-175.

［33］ Harms J, Rolinger H. Die operative Behandlung der Spondylolisthese durch dorsale Aufrichtung und ventrale Verblockung ［J］. Z Orthop Ibre Grenzgeb, 1982, 120: 342-347.

［34］ Christopher P, Ames, Frank L, et al. Biomechanical comparision of posterior lumbar interbody fusion and transforaminal lumbar interbody fusion performed at 1 and 2 levels ［J］. Spine, 2005, 19: 562-566.

［35］ Annette Kettler, Werner Schmoelz, ErichKast. In vitro stabilizing effect of a transforaminal compared with two posterior lumbar interbody fusion cages ［J］. Spine, 2005, 22: 665-670.

［36］ Chen Z, Zhao J, Liu A, et al. Surgical treatment of recurrent lumbar disc heniation by transforaminal lumbar interbody fusion ［J］. International Orthopaedics, 2008, 21: 197-201.

［37］ Praveen V, Mummaneni, Gerald E. Rodts. The mini-open transforaminal lumbar interbody fusion ［J］. Neurosurgery, 2005, 13: 256-261.

［38］ Burak M, Ozgur, Samuel A, et al. Minimally disruptive decompression and transforaminal lumbar interbody fusion ［J］. The Spine Journal, 2006, 6: 27-33.

［39］ Vikas V. Patel, Alpesh Patel, James S. Harrop, Evalina Burger. Spine Surgery Basics ［M］. Berlin: Springer, 2014: 8-13.

第四节
脊柱均匀短缩脊髓轴性减压技术

[概述]

传统观念认为，脊髓栓系综合征（tethered cord syndrome，TCS）是由于终丝受到牵拉，导致脊髓受到牵拉，而出现的一系列感觉、运动、括约肌功能异常的临床综合征，故传统的外科治疗方式为切断终丝或分离牵拉终丝的组织，如脂肪瘤等达到松解马尾神经的目的。但终丝切断马尾松解术的手术时间长，常常无法彻底松解马尾神经，而且预后往往无法达到满意的程度，且易发生再栓系、脑脊液漏等并发症。终丝并非无用结构，其具有一定的稳定马尾神经并防止两侧马尾神经绞索的作用，部分患者栓系物长期处于稳定状态，并不是导致症状加重的原因，终丝切断马尾松解手术应慎重选择。脊髓栓系综合征的神经损害包括三个方面：脊髓组织因轴性牵拉过度下移导致的损伤、两侧神经根和马尾神经受到牵拉导致的损伤。所以脊髓栓系的外科治疗必须充分缓解脊髓、马尾神经和两侧神经根的牵拉，史建刚教授首次提出应用脊柱均匀短缩脊髓轴性减压术（homogeneous spinal-shortening axial decomposition procedure，HSAD）来解决这三个方面的损害，HSAD对多节段椎间盘进行切除，并均匀缩短脊柱，可以缓解脊髓、马尾神经和神经根的轴性张力，使其得到彻底减压。目前临床观察结果显示该术式治疗的TCS患者，术后感觉、运动、括约肌功能障碍可以得到较满意的疗效。

[体位]

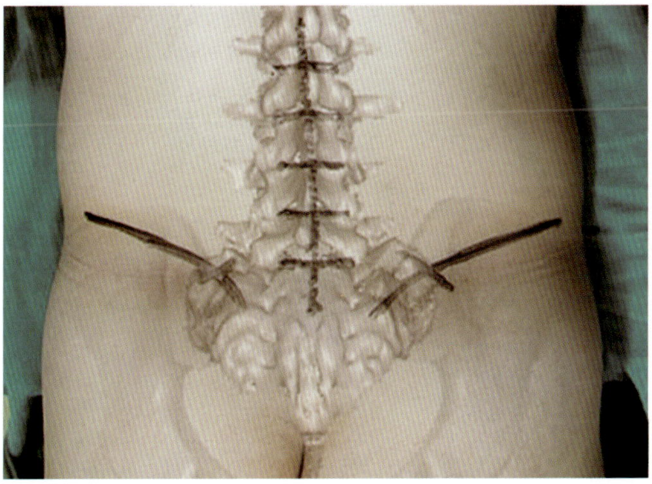

图 4-4-1
脊柱均匀短缩脊髓轴性减压技术体位

• 患者俯卧位于手术台上（图4-4-1）。
• 肛门会阴区、双下肢、头部接电生理监护的电极，并记录术前诱发电位情况。
• 消毒术区皮肤，铺无菌手术巾单，术中连续监测体感诱发电位（SEP）情况。

[切口]

• 术前通过症状、体格检查、磁共振弥散张量成像，以及尿流动力学和肌电图检查判断脊髓、神经受累的范围。
• 根据需减压的范围作后正中纵切口（图4-4-1）。

[显露]

• 依次切开皮肤、皮下、筋膜，沿棘突骨膜下剥离骶棘肌。
• 显露双侧椎板及关节突关节囊，清除残留肌肉组织，用自动拉钩牵开皮肤及软组织。

[技术]

• 透视定位无误后，于L2-L5双侧椎弓根各拧入一枚椎弓根螺钉，以L2-L5椎弓根间距离截取连接杆并预弯备用（图4-4-2）。
• 咬骨钳咬除L2-L3棘突间韧带及部分棘突间相对部分骨质。

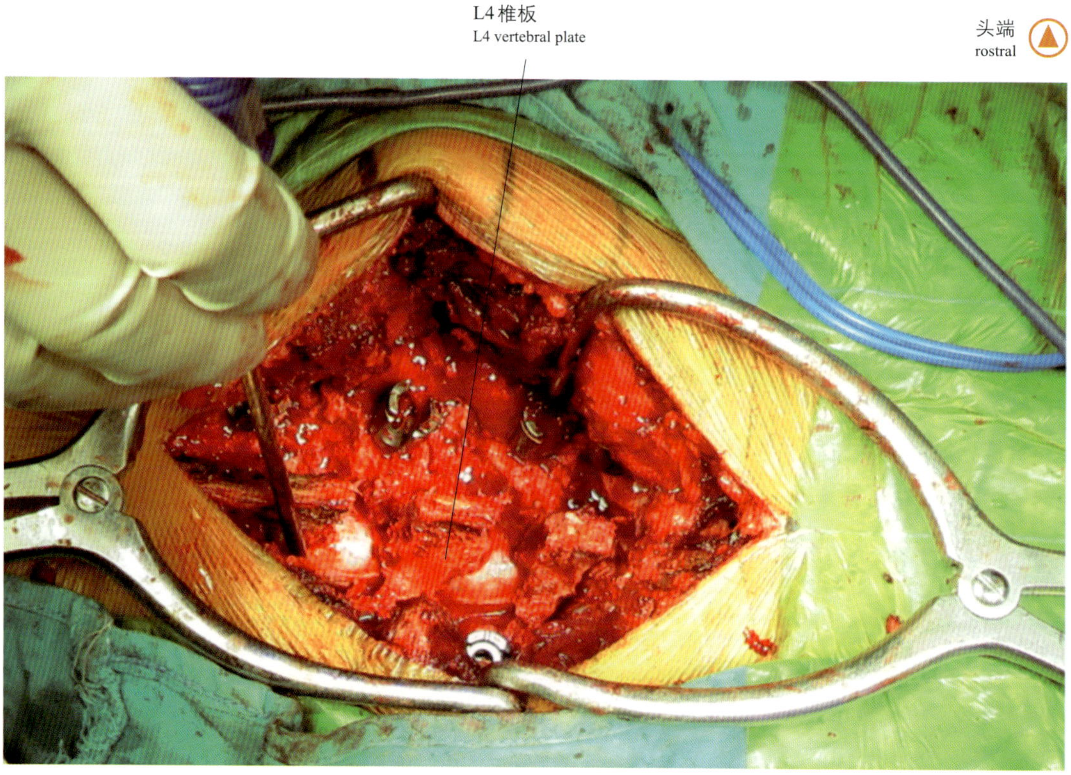

图 4-4-2
多节段Smith-Peterson截骨

- 骨刀凿除L2下关节突及L3上关节突大部分。
- 剥离并咬除黄韧带，充分减压椎管，避免压缩脊柱后黄韧带皱褶压迫脊髓或马尾神经。
- 右侧安放连接杆，并锁紧螺帽（图4-4-3）。
- 显露左侧L2及L3横突。
- 在横突间用弧形骨膜剥离子逐渐显露椎间盘纤维环侧壁。
- 在神经根挡板的保护下，切开椎间盘纤维环，分别用铰刀、刮刀、髓核钳逐步清除椎间盘组织。
- 对侧做相同处理，用夯实器将后纵韧带及正后方纤维环压向椎间隙，并使用髓核钳将其咬除。

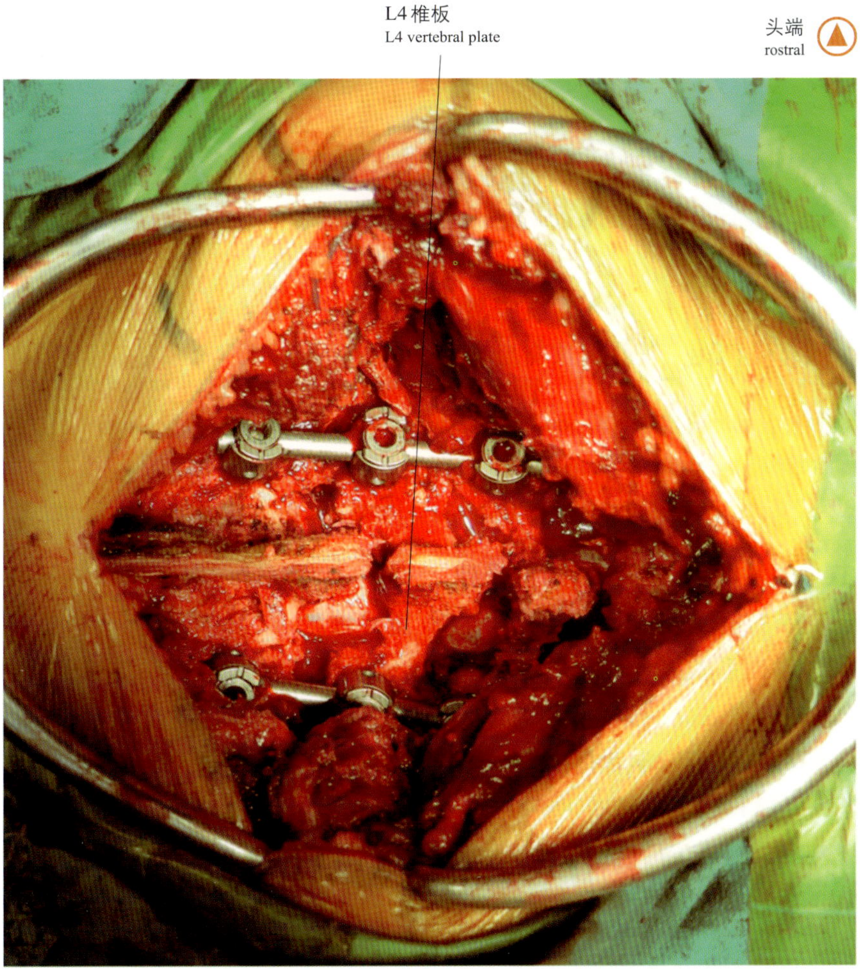

图 4-4-3 安装固定结构（强生公司，美国）

- 同法处理L3-L4、L4-L5节段，安放左侧连接杆，各节段间缓慢均匀加压。
- 加压至神经电生理检测出现波幅下降时稍放松，待波幅正常后锁定螺丝。
- 监测诱发电位见波幅明显增大，潜伏期变化不明显。
- 探查各节段侧隐窝及椎间孔通畅，检查并处理活动性出血，大量生理盐水冲洗切口。
- 将自体骨咬碎后植入L2-L3、L3-L4、L4-L5椎体间，以及相应节段横突间。

第五节
腰椎侧方微创椎间盘切除椎体融合技术

[概述]

腰椎侧方微创椎间盘切除椎体融合技术（extreme lateral interbody fusion，XLIF）是经过腹膜后间隙和腰大肌到达腰椎的一种新型微创腰椎椎间融合技术，最早于2003年由Neilwright首次报道。XLIF作为一种全新的腰椎腹膜后侧方入路手术方式，相比以往的PLIF、TLIF具有独特的优势。其可避免前路或后路手术中血管神经等重要组织损伤的风险，可以保留前、后纵韧带的完整性，同时可以植入接触面积更大的椎间融合器，再辅助适当的内固定后具有更好的生物力学稳定性。XLIF的治疗原理是间接减压，通过增加椎间高度，实现以下效果：①增加椎间孔面积；②使皱缩突入椎管的黄韧带、后纵韧带得到伸展；③重建脊柱序列。其成功的关键在于成功建立经腹膜后、腰大肌的工作通道。XLIF手术适应证如下：椎间盘源性腰痛或椎间盘退变性疾病合并腰椎不稳，反复发作的椎间盘突出；I~II度椎体滑脱；经后路腰椎融合术失败需翻修者，包括假关节形成、邻近节段退变；轻度到中度腰椎退行性侧弯畸形；人工腰椎间盘置换和翻修等。

[体位]

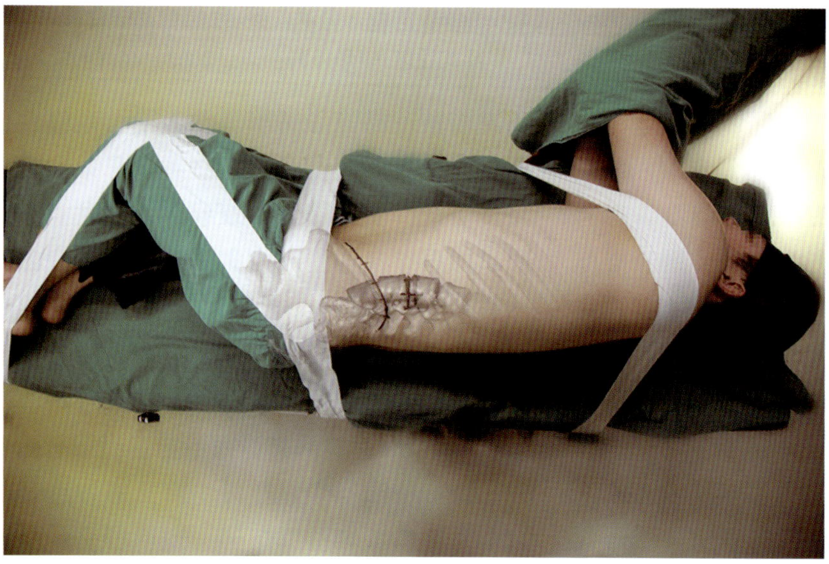

图 4-5-1a
XLIF体位

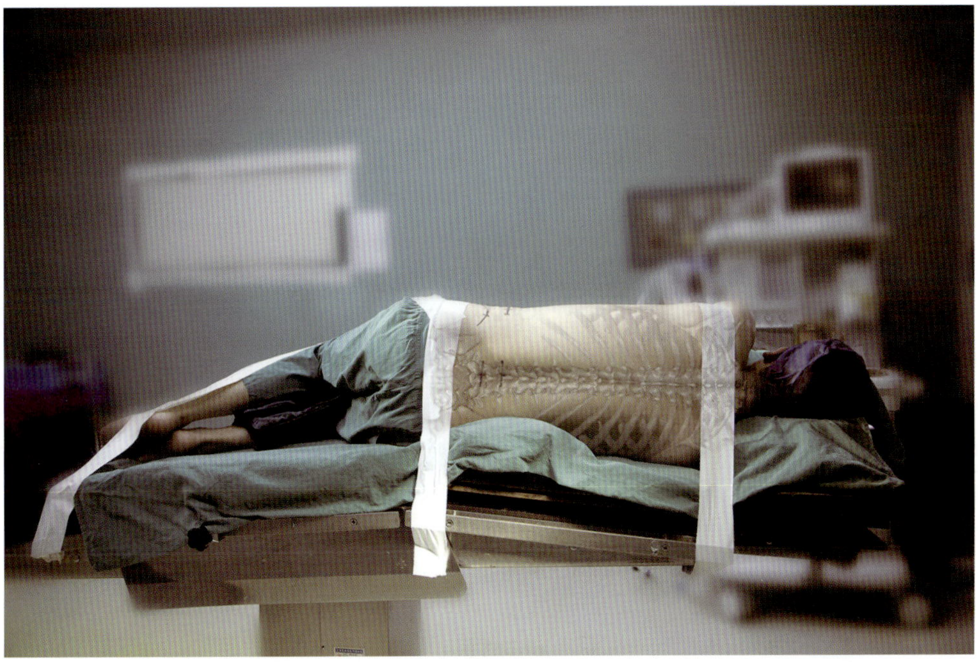

图 4-5-1b
XLIF体位

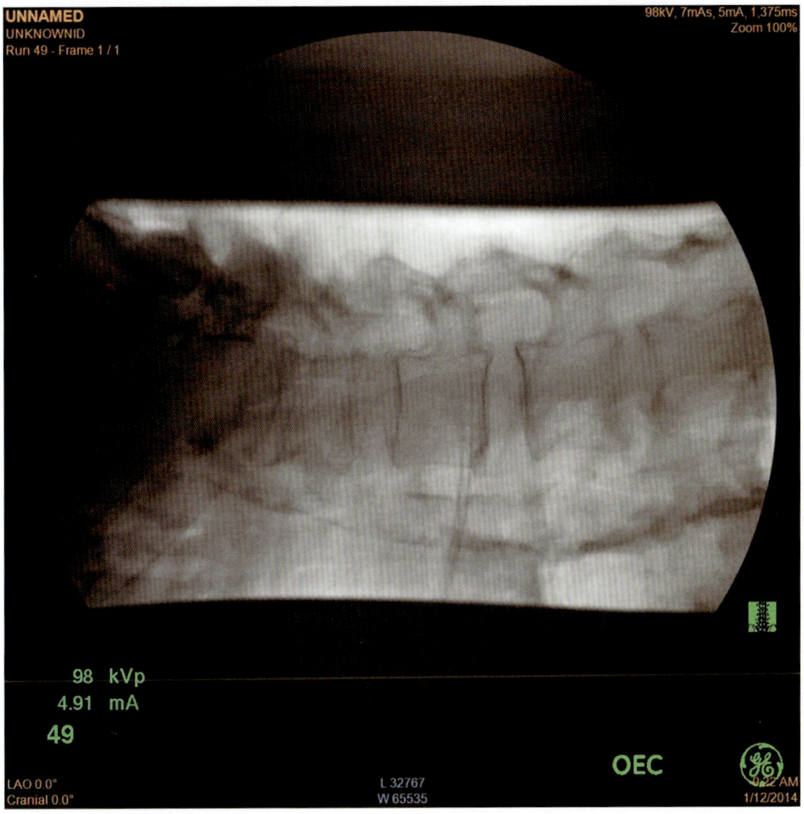

- 患者侧卧并使腰背部垂直于手术床（图4-5-1a、图4-5-1b、图4-5-2）。
- 通常选取右侧卧位，左侧入路，可以避免肝脏和下腔静脉的影响和损伤（图4-5-1b）。
- 但部分退行性侧凸患者采用左侧卧位右侧入路可以有利于张开楔形变闭口侧的椎间隙。
- 屈曲髋关节以放松腰大肌。

图 4-5-2
术中X线透视，确保手术节段的终板与地面垂直

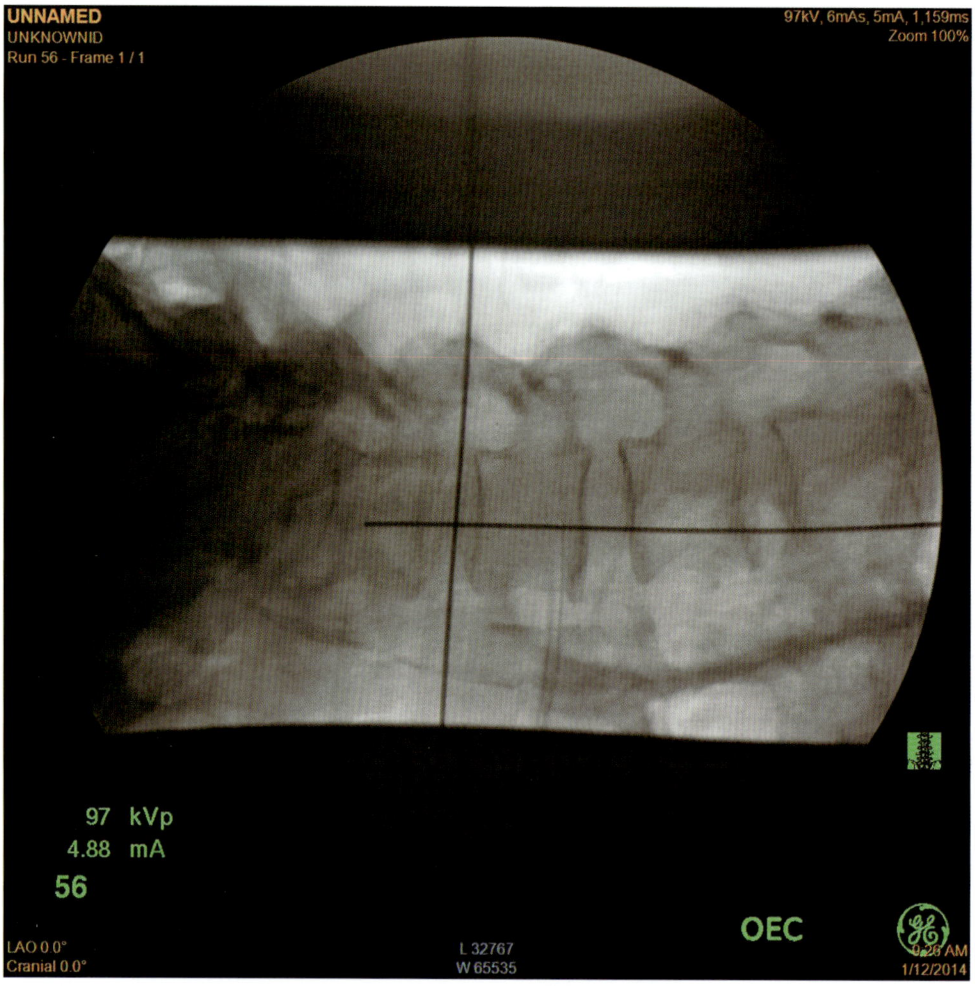

图 4-5-3
透视定位目标椎体

• 摆好体位后，透视定位目标椎间隙并在皮肤上沿皮肤纹理作3~5cm切口标记(图4-5-3)。

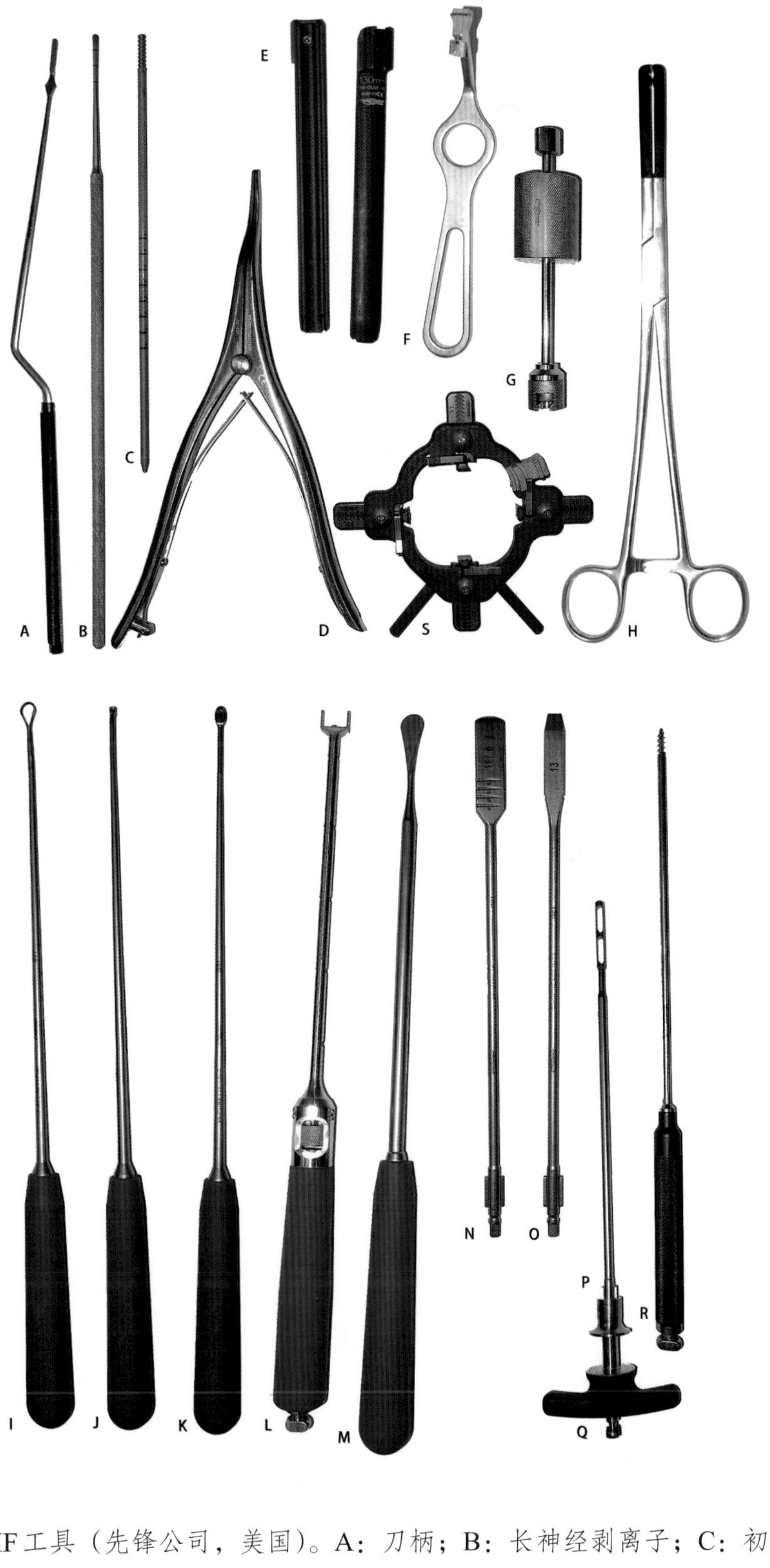

图 4-5-4 XLIF工具 ·XLIF工具（先锋公司，美国）。A：刀柄；B：长神经剥离子；C：初始扩张器；D：叶片撑开器；E：叶片；F：叶片安装手柄；G：敲击锤；H：撑开器钳；I：环形铰刀；J：后弯刮匙；K：直型刮匙；L：椎间融合器植入器；M：COBB刀；N：试模（正面）；O：试模（侧面）；P：铰刀；Q：T型手柄；R：椎间融合器取出器；S：叶片固定器。

[显露]

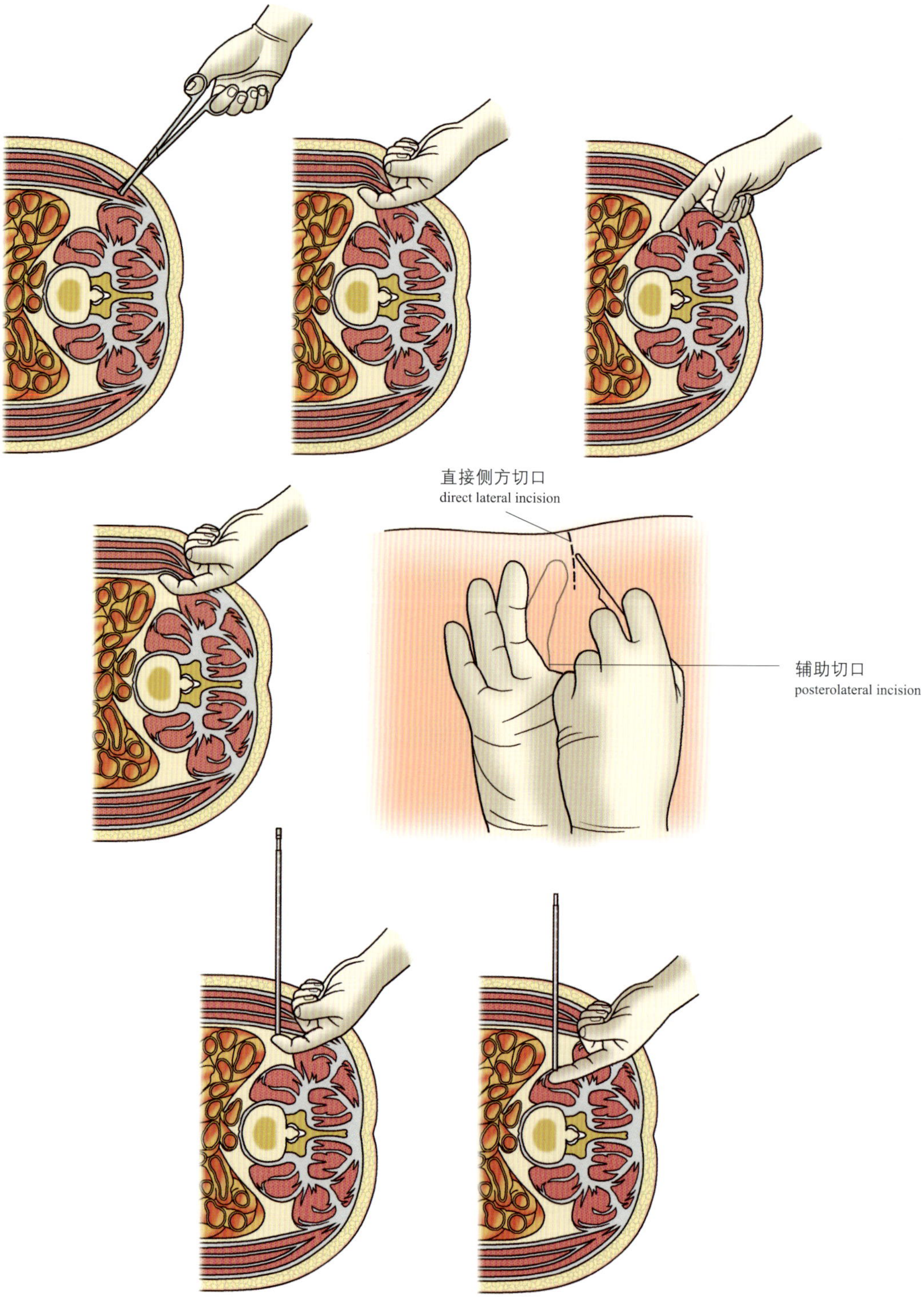

图 4-5-5 经后外侧辅助切口工作通道的建立

• 纵向切开皮肤、皮下3~5cm，并钝性分离腹外斜肌、腹内斜肌和腹横肌。

• 切开腹横筋膜前，确定筋膜下没有腹膜后再行切开，切开筋膜就能到达腹膜后间隙。

• 对于体型过于肥胖的患者，直接侧方切口无法触及椎间盘，可以于后外侧建立辅助切口（图4-5-5）。

• 辅助切口位于腋后线后方约4横指的竖脊肌和腹外斜肌交界处。

• 辅助切口主要用于直接到达腹膜后并引导扩张管由直接外侧切口安全置入于腹膜后。

• 此时可触及位于椎体和椎间盘旁的腰大肌，后方可触及横突。

• 将手指转向上方，顶起腹壁，在腹壁外确定直接侧方切口位置。

• 并逐层切开到达腹膜后，贯通2个切口，将初始型号的扩张管置入直接侧方切口，在手指辅助下将其引导至腰大肌处。

• 用初始型号的扩张管钝性分离腰大肌前中部的纤维直至椎间盘处。

• 手指经腹壁切口进入腹膜后间隙，沿腹壁内侧滑向腰大肌，触诊横突和腰大肌前缘。

• 用初始型号的扩张器通过手指引导至腰大肌中份。

• 钝性分离腰大肌前中部的纤维直至椎间盘处。

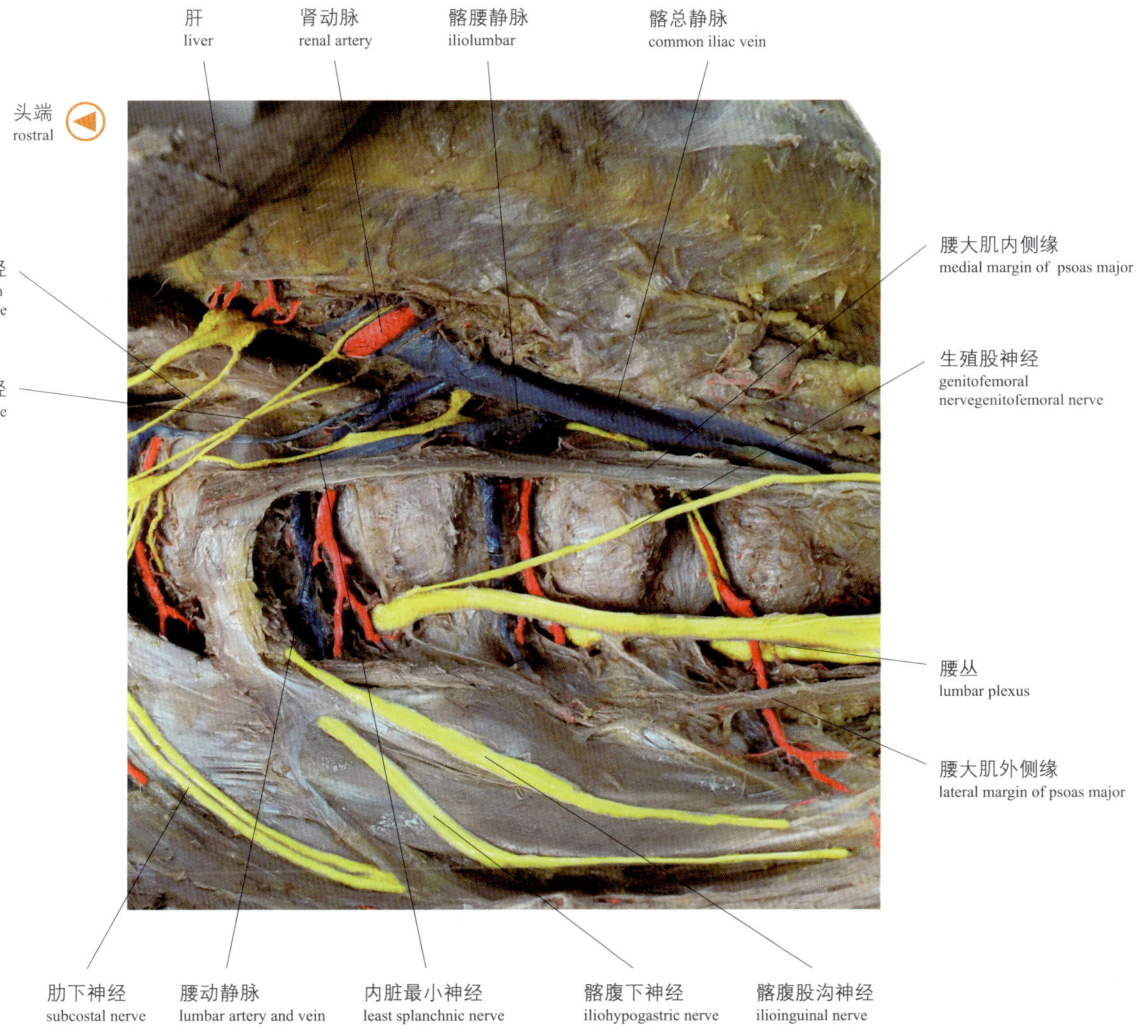

图 4-5-6
腰大肌周围相关重要血管神经（保留腰大肌边界）

• 腰大肌是XLIF术中重要的解剖标志（图4-5-6）；覆盖T12到L5的所有椎体和椎间盘外侧及横突。

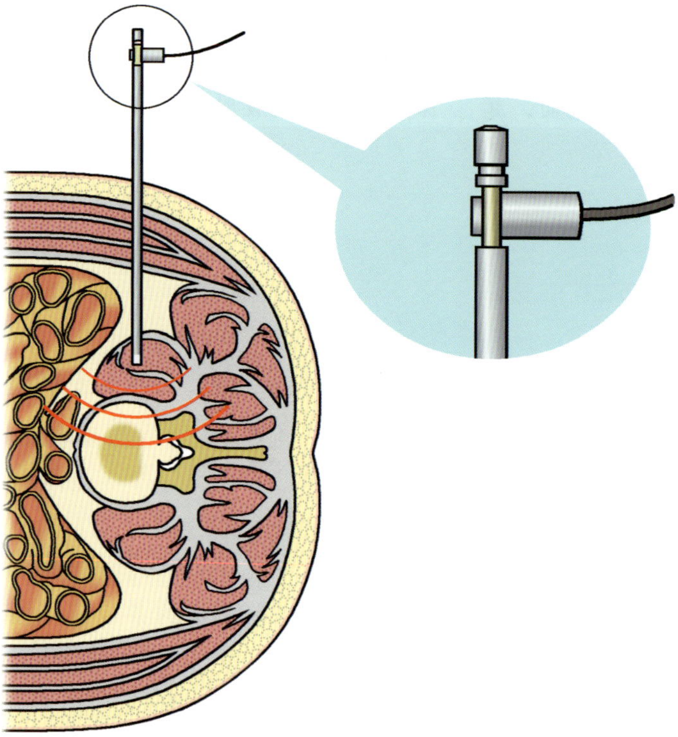

·植入初级扩张管时进行电生理监测，避免腰丛神经损伤（图4-5-9）。

图 4-5-9
电生理监测

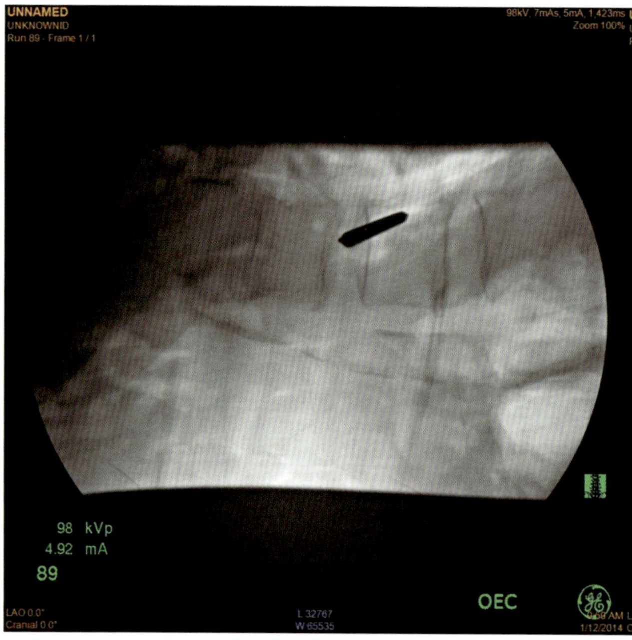

图 4-5-10　确定导针位于椎间盘中央

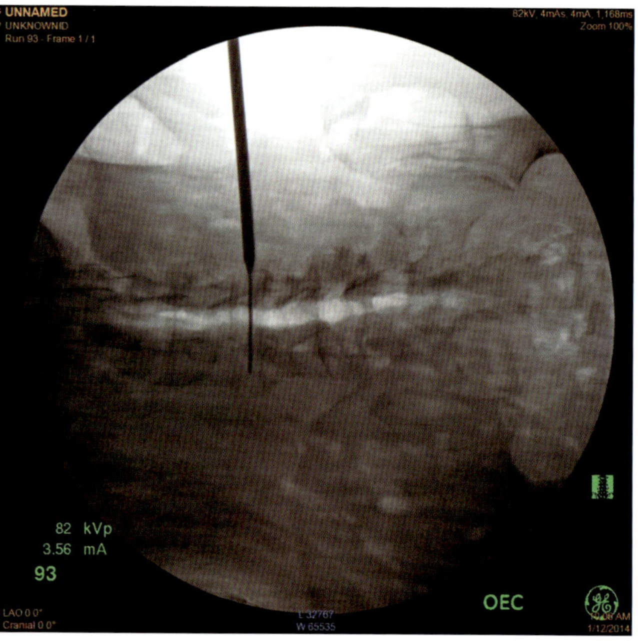

图 4-5-11　确定导针插入椎间盘深度

·透视确定初始扩张器位于椎间盘中部或偏前处并与椎间隙平行。

·导针经初始扩张器中间的孔道插入椎间盘，再次透视定位（图4-5-10）。

·侧位术中X线透视见导针定位于L3-L4间隙（图4-5-11）。

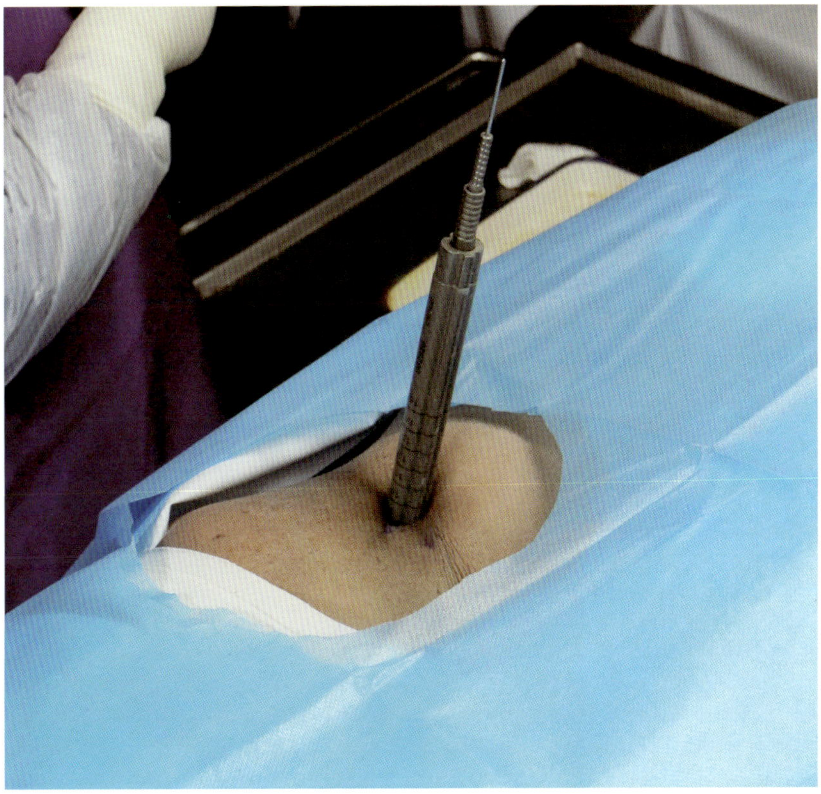

图 4-5-12
逐渐扩张并建立工作通道

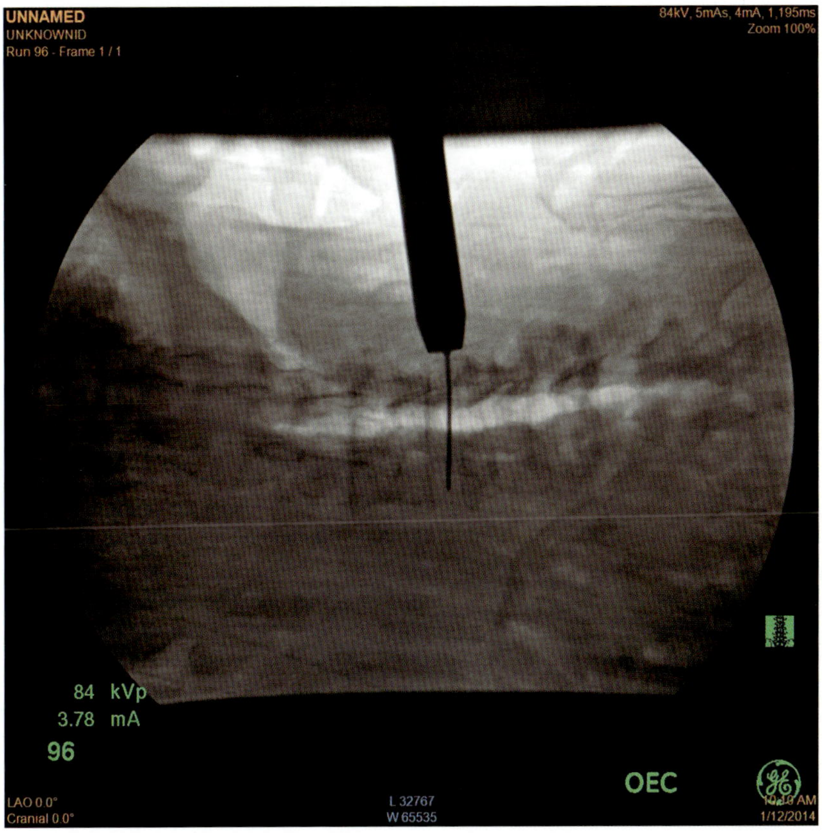

· 依次递增的插入扩张管并钝性分离腰大肌肌束组织至椎间盘侧面（图 4-5-12、图 4-5-13）。

图 4-5-13
侧位透视见扩张器逐级撑开腰大肌至椎间盘表面

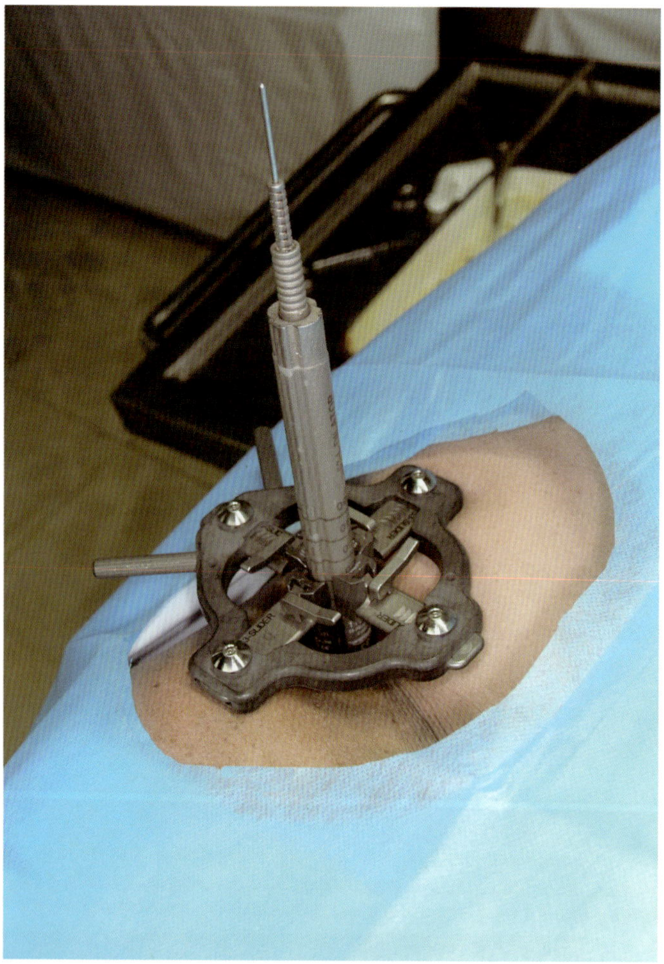

图 4-5-14
置入工作通道

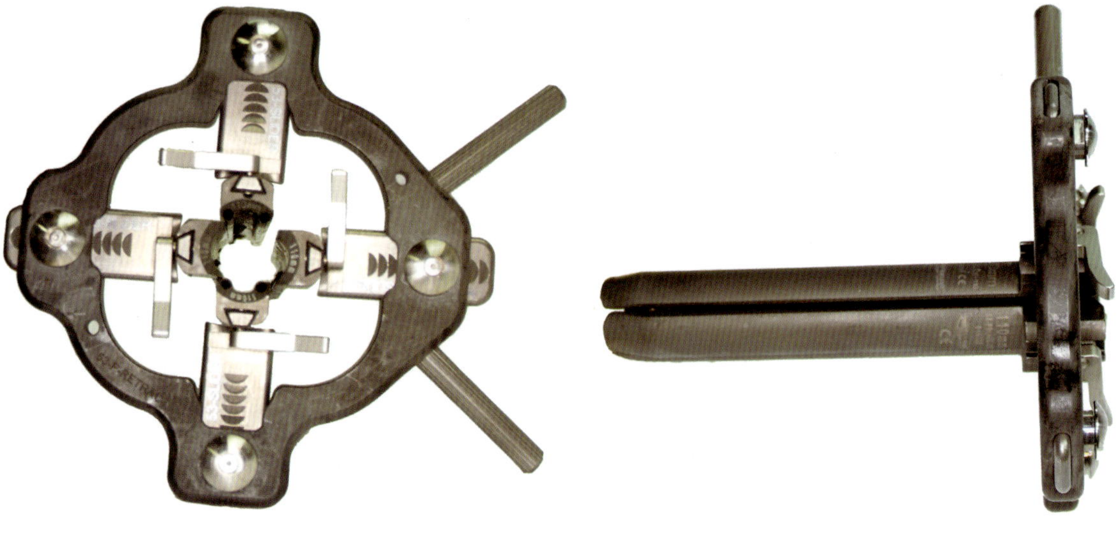

图 4-5-15
XLIF通道的正面和侧面图

• 沿扩张管置入工作通道（图4-5-14、图4-5-15）。

- 为避免工作通道置入时，挡板卡压腰丛神经，可将头侧、尾侧和背侧的挡板拔出1cm，仅腹侧挡板插至椎间盘表面（图4-5-16）。
- 取出扩张器后，用辅助挡板拨开腰大肌及其中腰丛神经后将挡板完全插入。

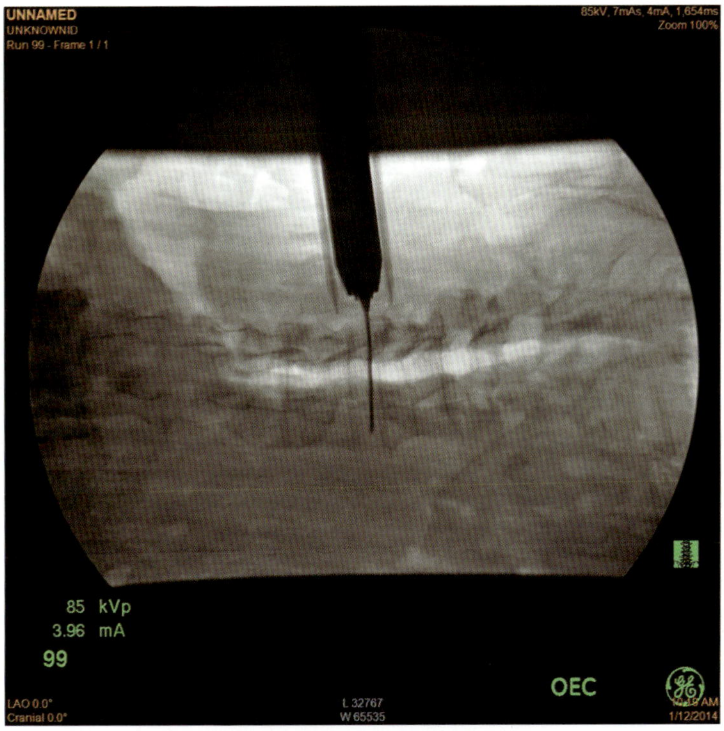

图 4-5-16
侧位透视见扩张器顶至椎间盘表面

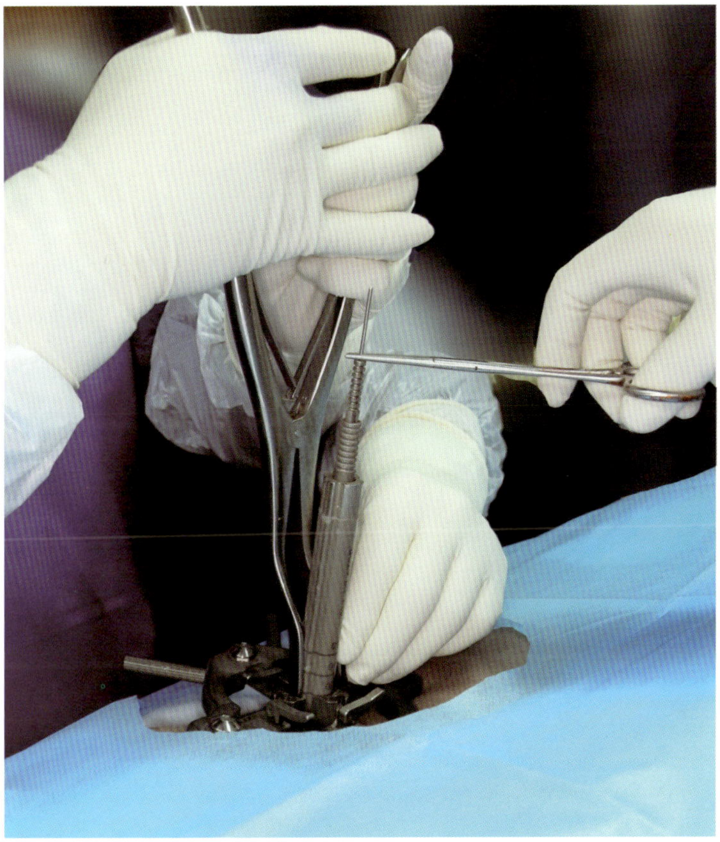

图 4-5-17
撑开器撑开工作通道上的挡板

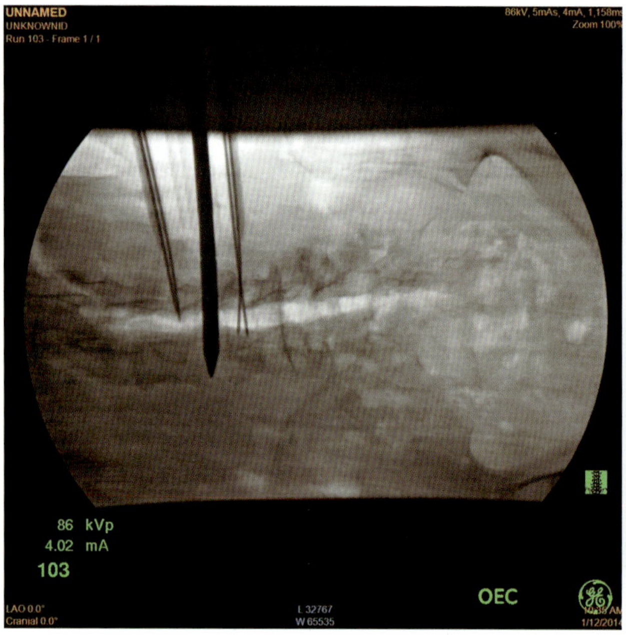

图 4-5-22 用铰刀处理椎间盘

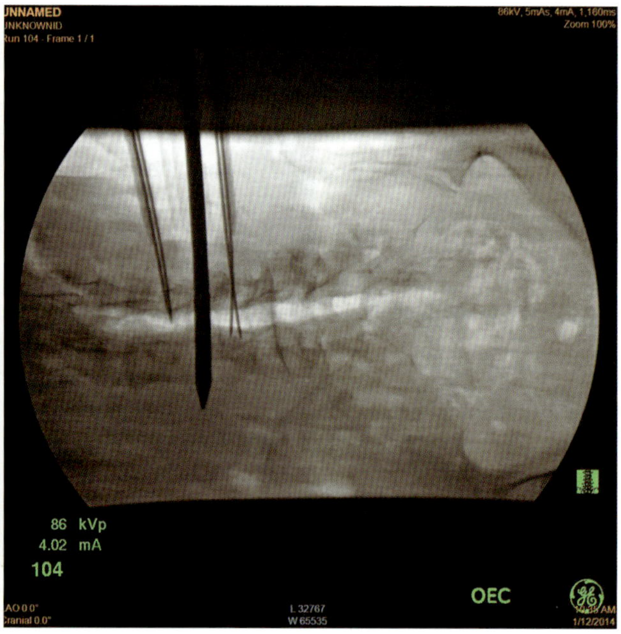

图 4-5-23 松解对侧纤维环

• 用铰刀处理椎间盘前应先松解对侧纤维环，使上下椎板可被平行撑开，融合器的两端可被置于终板边缘的致密部（图4-5-22、图4-5-23）。

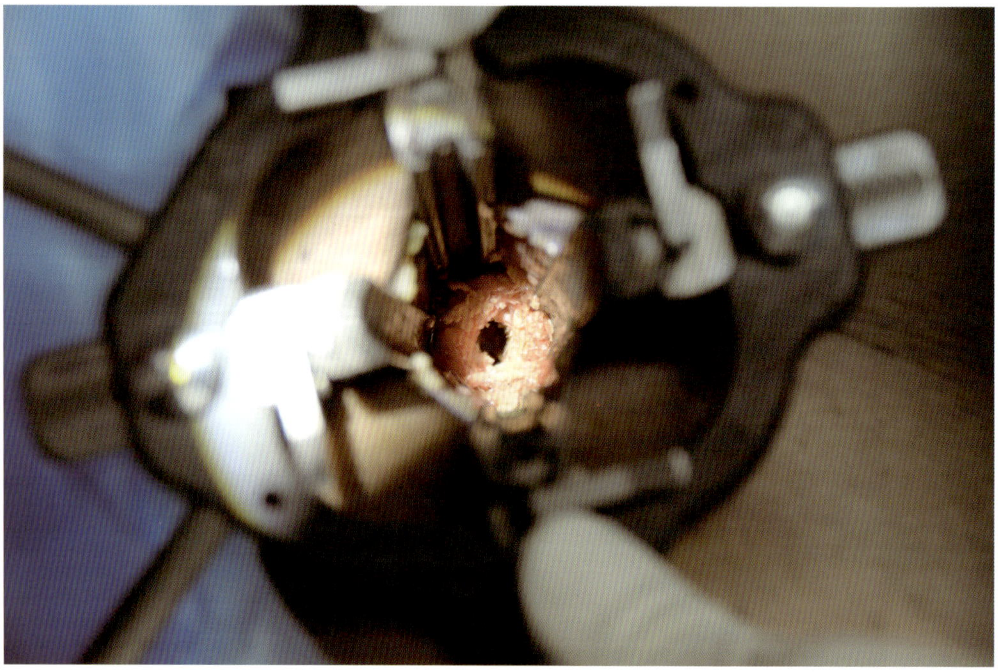

• 用髓核钳摘除髓核组织，并用枪钳咬除纤维环组织，之后用铰刀处理终板（图4-5-24）。

图 4-5-24
处理椎间隙

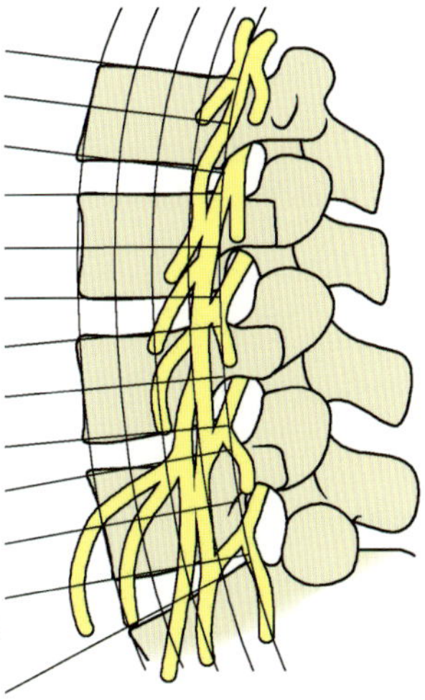

图 4-5-25
腰神经与椎体的关系
S：上半部分；i：下半部分

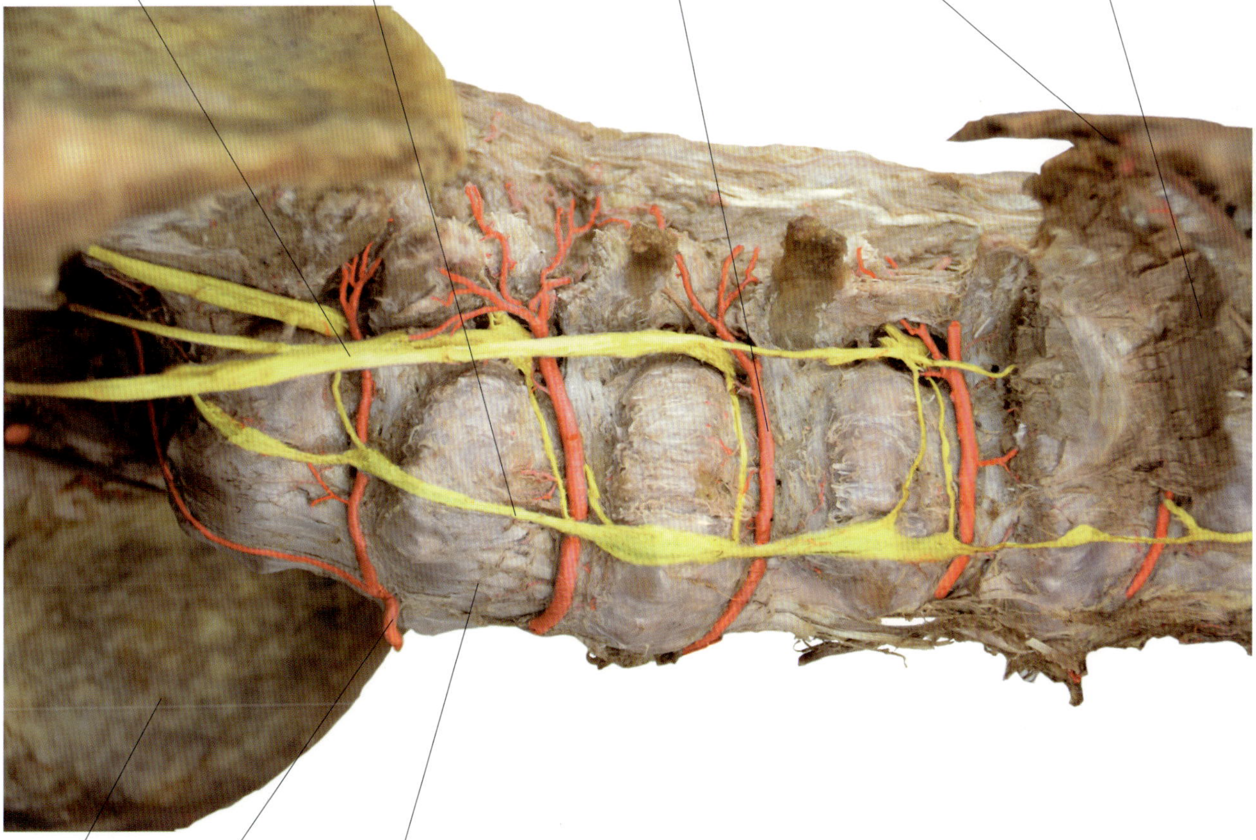

图 4-5-26 椎间孔与血管、神经的关系

▪ 椎间孔是节段性脊神经出椎管，及供应椎管内软组织和骨结构血运的血管及神经分支进入椎管的门户（图4-5-26）。上下界为椎弓根，前界为椎体和椎间盘的后外侧面，后界为椎间关节的关节囊，黄韧带外侧缘亦构成部分椎间孔后界。正常情况下，椎间孔要比通过它的所有神经血管宽大，剩余空隙被疏松的结缔组织和脂肪填充，以适应这些结构的轻度相对运动。

▪ 腰丛位于腰大肌后方、腰椎横突前方，由L1-L3腰神经腹侧支和S4腰神经腹侧的大部分纤维构成（图4-5-26）。L1神经腹侧支持接受T12神经腹侧支的一个分支。腰大肌的椎旁部分包含前群和后群，分别起自不同的附着点，腰丛位于两群之间，因而位于与椎间孔形成的一条直线上。大部分腰丛排列如下：当T12神经的腹侧支的一个分支加入后即分叉，其上部较大的部分在分成髂腹和髂腹股沟神经，较小的下部纤维与L2神经腹侧支联合形成生殖股神经；L1神经腹侧支；L2神经剩余部分；L3神经腹侧支和L4神经腹侧支的一部分联合成丛，分为腹侧和背侧股；L2-L4神经腹侧分支构成闭孔神经；L2-L4神经的大部分背侧分支构成股神经；L2-L3腰神经腹侧支较小的分支互相联合构成股外侧皮神经；有时L3-L4神经腹侧分支构成副闭孔神经；腰丛由供应腰大肌的腰血管的分支营养。一项对24具尸体标本进行的解剖学研究统计得出，腰骶神经在L1-L2及L2-L3间隙位于椎体的后1/3，而在L4-L5位于椎体的后1/2（图4-5-25）。

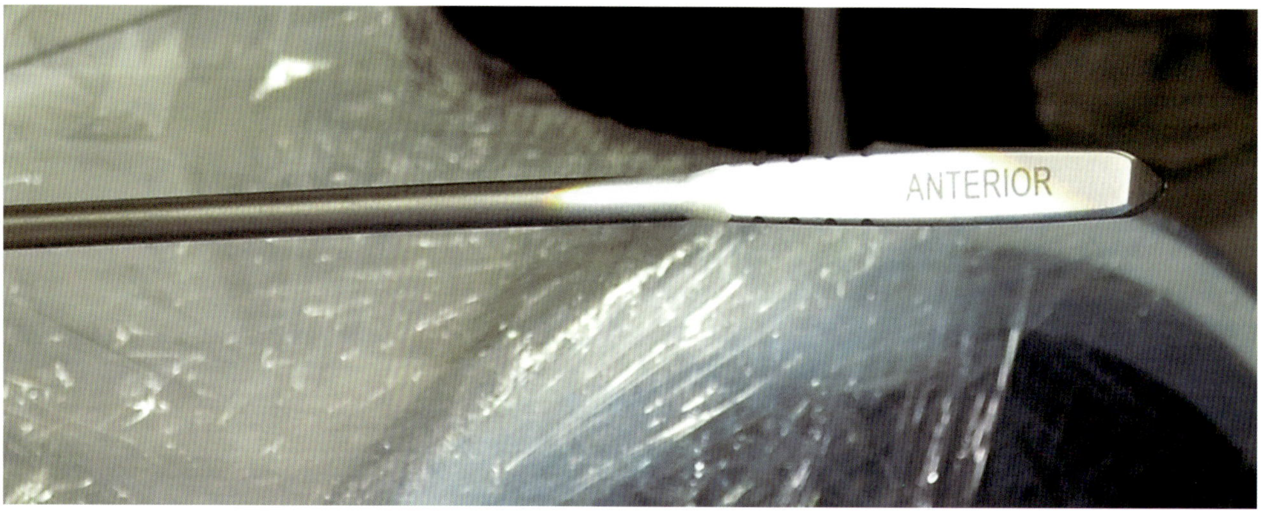

图 4-5-27 椎间隙试模上有方向标记

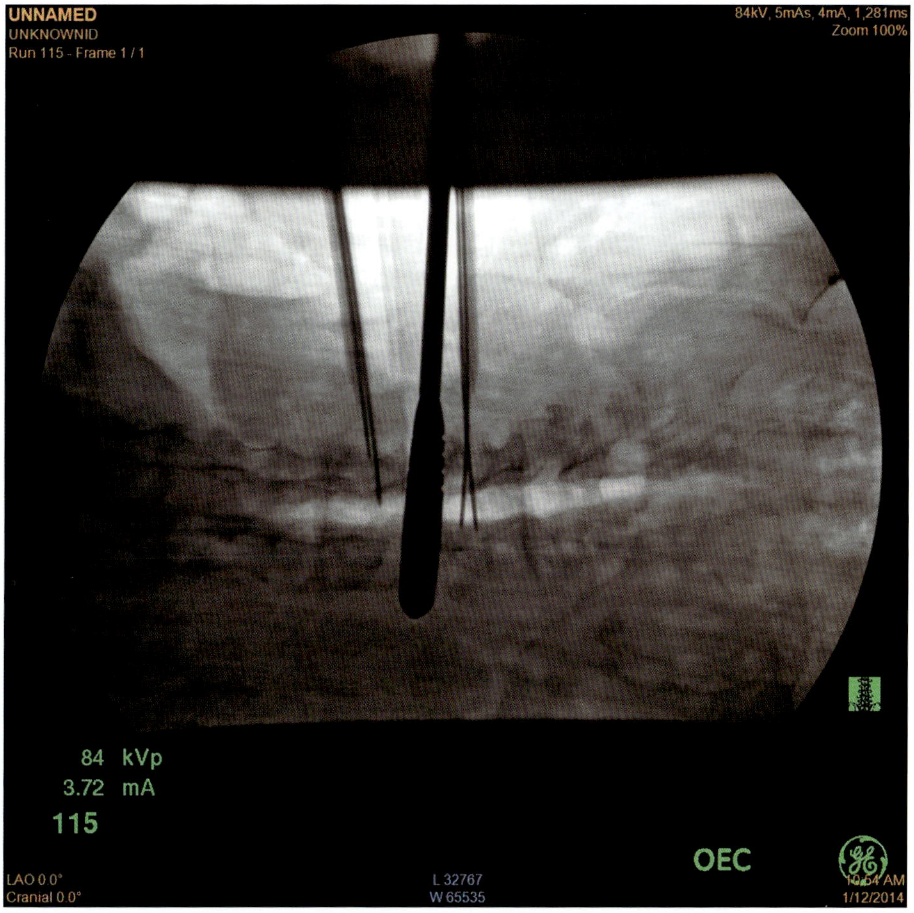

• 使用适当大小的试模撑开椎间隙，放入试模时注意方向（图4-5-27、图4-5-28）。

图 4-5-28
使用适当的试模撑开椎间隙

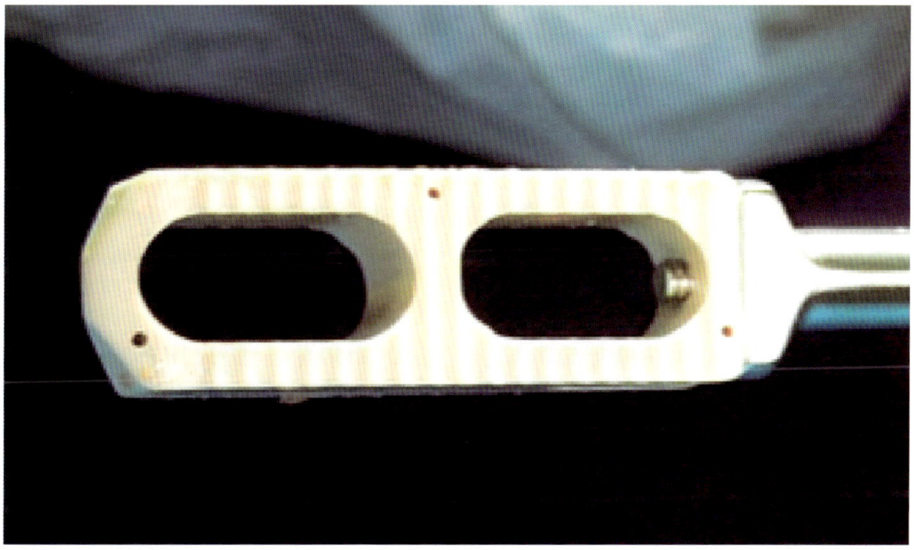

• 终将填充自体骨或人工骨的椎间融合器植入椎间隙（图4-5-29）。

图 4-5-29
椎间融合器

EMG实时监测，这样便可以建立相对安全的腰大肌内通道。

• EMG监测的一个电极贴于大腿后方，另一个电极夹于扩张管近尾端提供动态的微弱电刺激。

• EMG<10mA时提示器械与神经过近；EMG<5mA时需要对视野中的组织仔细辨认，或者改变入路。

• 一般神经检测系统的阈值定位10mA，这样既可以保证足够的手术视野又不会损伤腰丛或生殖股神经。

• 由于自由臂固定于后侧脚片，扭转把手时应向前扩张，故这样可以减少后侧拉钩对腰大肌及其内部神经的压力，减少损伤腰大肌及其内部神经的概率。

• 扩张腰大肌可能会引起生殖股神经损伤，造成腹股沟、阴囊和大腿内侧皮肤感觉障碍，不过多数病例可以在术后6周左右好转甚至完全消失。

• EMG对于生殖股神经和股外侧皮神经这样的感觉纤维无法识别，所以在操作时应该格外小心，避免过度牵拉腰大肌或用电凝电切，防止损伤感觉纤维。

• 股外侧皮神经通常位于腹膜后腰大肌前方，途径髂前上棘内侧到达股前侧，跨过缝匠肌后分为前支和后支。

• 在XLIF中经过腰大肌建立通道过程中可能对股外侧皮神经造成损伤，引起感觉异常性股痛综合征，故建议在建立通道过程中对视野中类似感觉纤维的组织进行辨认，也应该注意减少拉钩对髂嵴的压迫。

• XLIF术后1日便可以拔除引流管。术后3日戴腰围下床。术后5~7日开始腰背肌的功能锻炼。术后3~4周后去除腰围锻炼腰背肌功能至6个月。

◇参◇考◇文◇献◇

［1］ Redding G， Song K， Inscore S， et al. Lung function asymmetry in children with congenital and infantile scoliosis［J］. Spine，2008（8）：639-644.

［2］ Molinari， RobertW. Sagittal plane decompensation［J］. Current Opinion in Orthopedics， 2005，16（3）：148-151.

［3］ Michele A，Krueger FJ. A surgical approach to the vertebral body［J］. J Bone Joint Surg Am， 1949，31：873-878.

［4］ Bridwell KH， Lewis SJ， Lenke LG， et al. Pedicle subtraction osteotomy for the treatment of fixed sagittal imbalance［J］. J Bone Joint Surg Am， 2003，85：454 -463.

［5］ McAfee PC， Reqan JJ， Geis WP， et al. Minimally invasive anterior retroperitoneal approach to the lumbar spine. Emphasis on the lateral BAK［J］. Spine， 1998，23（13）：1476-1484.

［6］ Bergey DL，Villavicencio AT， Goldstein T， et al .Endoscopic Lateral transpsoas approach to the lumbar spine［J］. Spine， 2004，29（15）：1681-1688.

［7］ Blume HG， Rojas CH. Unilateral lumbar interbody fusion （posterior approach） utilizing dowel graft［J］. Neurol Orthop Surg，1981，2：171-175.

［8］ Harms J， Rolinger H. Die operative Behandlung der Spondylolisthese durch dorsale Aufrichtung und ventrale Verblockung［J］. Z Orthop Ibre Grenzgeb，1982，120：342-347.

［9］ Christopher P， Ames， Frank L，et al. Biomechanical comparision of posterior lumbar interbody fusion and transforaminal lumbar interbody fusion performed at 1 and 2 levels［J］.Spine， 2005，19：562-566.

［10］ Annette Kettler， Werner Schmoelz， ErichKast. In vitro stabilizing effect of a transforaminal compared with two posterior lumbar interbody fusion cages［J］.

Spine, 2005, 22: 665-670.

[11] Chen Z, Zhao J, Liu A, et al. Surgical treatment of recurrent lumbar disc heniation by transforaminal lumbar interbody fusion [J]. International Orthopaedics, 2008, 21: 197-201.

[12] Burak M, Ozgur, Samuel A. et al. Minimally disruptive decompression and transforaminal lumbar interbody fusion [J].The Spine Journal, 2006, 6: 27-33.

[13] Praveen V, Mummaneni, Gerald E. Rodts. The miniopen transforaminal lumbar interbody fusion [J]. Neurosurgery, 2005, 13: 256-261.

第六节
正中经腹腔腰椎椎体显露技术

[概述]

正中经腹腔腰椎椎体显露技术常用于L4-S1的椎体和椎间盘前方的显露，适用于L4-S1的椎体和椎间盘的手术，比如前路对椎体和椎间盘病变的操作，感染病灶（包括结核）清除，椎体肿瘤切除，严重椎体滑脱需要前路融合者，以及人工椎间盘置换术等。由于此入路手术需要打开腹膜对腹腔内脏器进行操作，术后常会有肠麻痹的发生，故术前应留置胃管，方便术后肠外营养。此入路显露L4-L5椎间隙发生静脉血栓的概率较高。虽然此入路的切口可以向上延长至剑突下，显露L4以上的椎间隙，但L4以上的椎间隙通过腰椎腹膜后入路更容易操作，且术后肠梗阻的发生率较低，故对于L4以上的椎间隙手术不推荐此入路。

[体位]

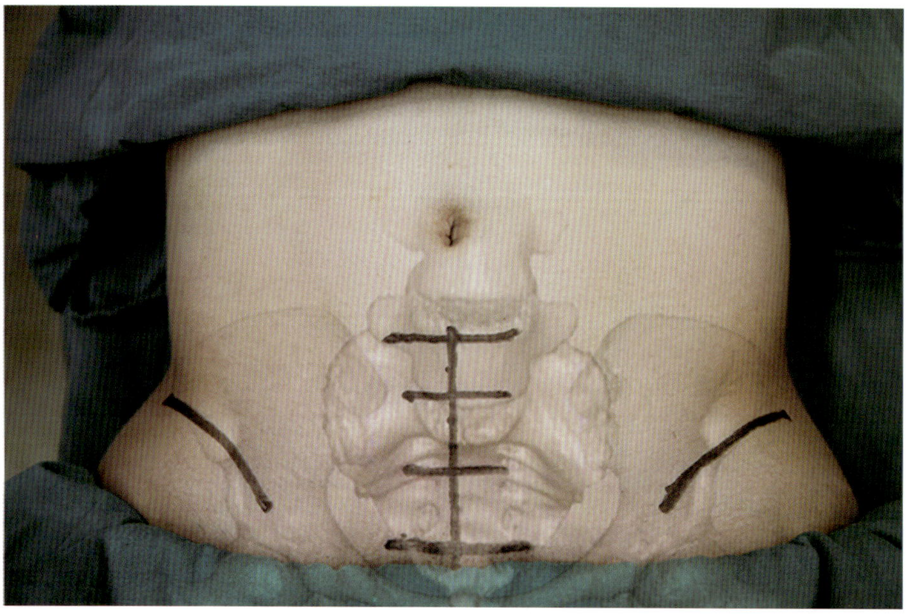

• 患者全麻后取仰卧位（图4-6-1）。

• 腰部垫枕以增加腰椎前凸，利于手术操作和显露。

图 4-6-1
正中经腹腔腰椎椎体显露技术体位

[显露]

· 自脐上弧形绕过脐，或自脐以下作正中直切口，至耻骨联合上方。

· 肥胖的患者可以适当延长切口。

· 沿皮肤切开皮下脂肪，显露腹直肌鞘。

· 从切口下半部开始，纵行切开腹直肌鞘，显露两侧腹直肌，钝性分离肌层，显露腹膜。

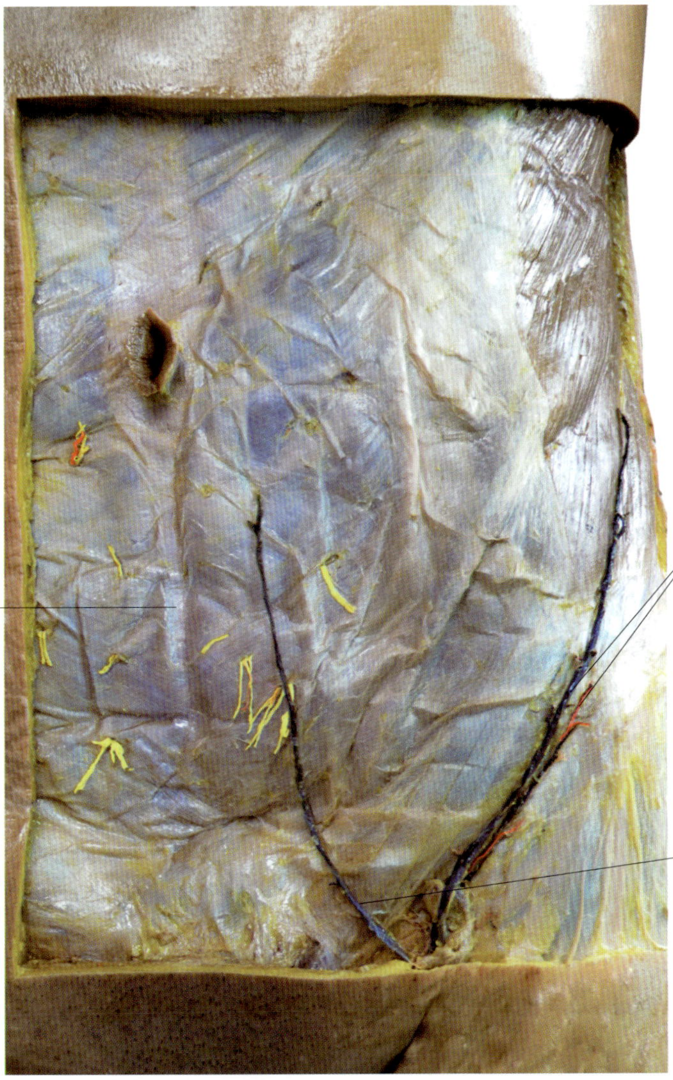

图 4-6-2 腹壁浅层解剖

▪ 腹直肌前鞘、腹白线（图4-6-2、图4-6-3），每侧腹直肌由同侧第7~12肋间神经节段性支配，正中线神经界面即位于两侧腹肌之间，因此该切口可以延长至剑突和耻骨联合。腹壁由浅至深共有6层结构：皮肤、浅筋膜、肌肉、腹横筋膜、腹膜上筋膜及腹膜壁层。

▪ 腹直肌鞘前层延伸于腹直肌全长并包裹腹直肌，前层由腹外斜肌腱膜与腹内斜肌腱膜的前层愈合而成，后层由腹内斜肌腱膜的后层与腹横肌腱膜愈合而成，后层的上2/3完整，下1/3近位于脐和耻骨的中间处鞘的后层缺如。在脐下4~5cm以下，构成鞘后层的腹内斜肌腱膜的后层和腹横

▪牵拉肠管时不应力度过大，防止肠管血管压迫，造成缺血坏死，女性患者可用0号丝线将湿纱垫缝于子宫底，并将子宫牵向前方系于Balfour自固定拉钩上（图4-6-7）。

[显露椎体]

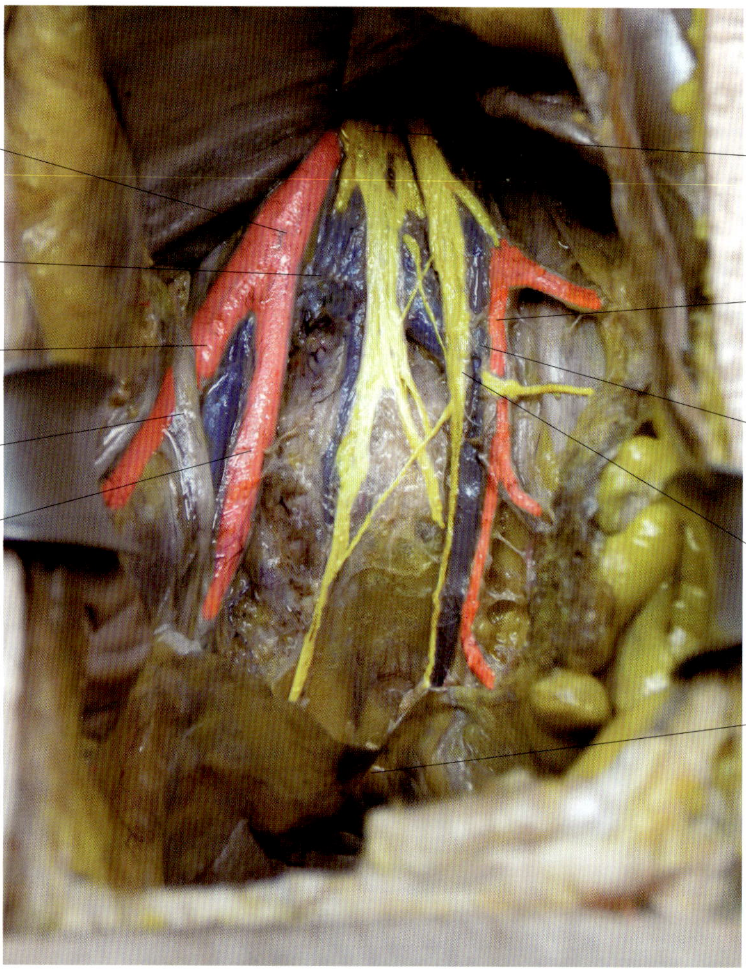

图 4-6-8 腹膜后重要神经血管

·用少量生理盐水浸润骶峡前软组织，使之易于剥离并辨认骶前副交感神经。

▪骶前筋膜（图4-6-8）：骶前筋膜位于腰骶椎和后腹膜之间，其前方走形有上腹下丛，骶血管、腰骶交感神经走形在其后方。切开时，应在一侧作足够长的纵切口，使用花生米样剥离子小心地将上腹下丛和骶前筋膜一同拨向对侧，可以保证创伤最小，即使术后发生阳痿或逆向射精等并发症也多数可逐渐恢复。在骶前软组织内注射生理盐水有助于辨认和保护上腹下丛。

▪上腹下丛由L3-L4神经节发出的腰内脏神经加入腹主动脉丛而组成的（图4-6-8），呈扁平带状，在中线稍偏左方沿腹主动脉分叉处L5腰椎骶岬前方下行，从两侧接收腰神经节发出的第3~4内脏神经，在肠系膜下神经节换元，再向下延伸至直肠两侧的神经丛，随髂内动脉分成左右下腹神经丛或神经，连接下腹下丛。该神经的分支有双侧输尿管丛、精索丛、膀胱丛、直肠丛和髂丛。

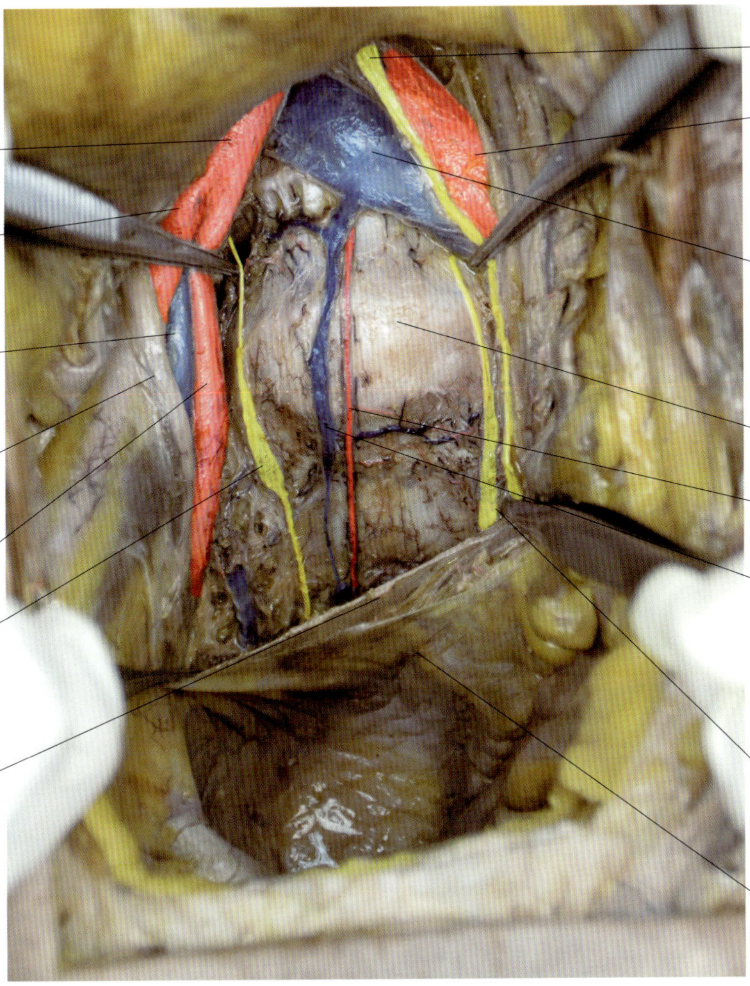

图 4-6-9 显露L5-S1椎间隙

- 切开并向一侧推开骶前筋膜，显露L5-S1椎间隙（图4-6-9）。
- L4-L5椎间隙的手术需要更广泛的显露，一般需要游离大血管才能看到。
- 输尿管位于手术切口外侧，术中应避免过度牵拉输尿管，防止术后发生缺血性狭窄。
- 骶正中动脉沿骶骨前方下行，此动脉需结扎或夹闭。
- 术中对髂总静脉的牵拉切记过度，防止损伤内膜形成静脉血栓。

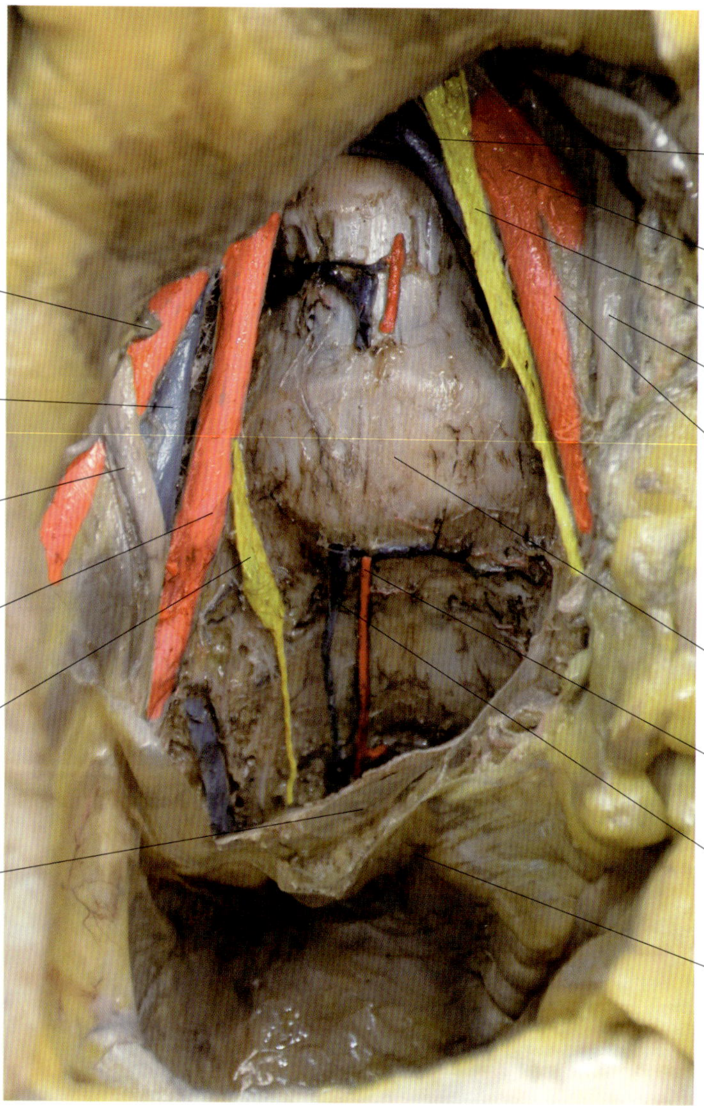

图 4-6-10 骶骨前解剖

- L5-S1 椎间隙(图 4-6-10):位于主动脉分叉下方,可以通过触摸前方锐角或插入金属标记物后拍 X 线片的方法进行确定,通常不需要游离任何大血管即可完全显露。
- 腹主动脉在中线 T12 胸椎下缘及胸腰椎间盘起于膈肌上的主动脉裂孔,于腰椎前方下行,在 L4 椎体下缘中线偏左的位置分为左、右髂总动脉,左右髂总静脉在动脉之右下侧合流入下腔静脉,特别是左髂总静脉几乎就在骶岬之前。骶正中动静脉在腹主动脉、下腔静脉分叉处紧贴骶前向下走行,手术时应当小心。
- 两侧腰动脉从肋间后动脉发出,常有 4 对,与腰椎相对应从腹主动脉后外侧发出,在 L1-L4 后外侧走行,在交感干的后方至腰椎横突之间,在此进入腹后壁的肌肉,右侧腰动脉行于下腔动脉的后方,右侧第 1、2 腰动脉和左侧第 1 腰动脉分别位于相应膈肌脚的后方。经过腰大肌腱弓深面走在腰大肌和腰丛的后方,然后横过腰方肌的表面,第 1~3 对腰动脉位于腰方肌的后方,第 4 对腰动脉常在腰方肌的前方,向前走在腹横肌和腹内斜肌之间，腰动脉相互吻合，并与下位肋间后动脉、髂腰动脉、旋髂深动脉和腹壁下动脉吻合。

▪ 每侧腰动脉发出的背侧支在相邻的横突之间向后走行，营养背部肌肉、关节和背部皮肤，背侧支也可以发出脊髓支进入椎管内营养椎管内结构和相邻的椎体，第1腰动脉的脊支营养脊髓末端，其余脊支营养马尾、脊膜和椎管。损伤这些背侧支可能会引起马尾缺血，产生马尾神经综合征。

▪ 骶正中动脉是腹主动脉较小的分支（图4-6-10），从腹主动脉后方，分叉的稍上方发出，其在中线上下降，走行于L5-L6水平，被髂总静脉越过，常发出较小的腰动脉（即腰最小动脉）和经过肛门尾骨韧带分布至直肠和肛门的小分支。在L5椎体前方与髂腰动脉的腰支吻合，在骶骨前方与骶外侧动脉吻合并发出分支进入骶前孔。

[小结]

• 由于正中经腹腔入路创伤较大，可能遇到的解剖结构较多，而且术后并发症较多，故目前应用此入路的手术并不多。

• 术后肠麻痹、肠梗阻、胃液反流可以通过术中轻柔操作并用纱布保护肠管，在术后将肠管恢复正常解剖位置来预防。

• 术中如果出现大血管损伤出血，应立即用手指或手掌按压，并用相应器械（如血管夹或血管缝线）对损伤的血管进行修补，或请血管外科会诊。

• 应于主动脉和椎间孔的中点对椎体节段动静脉进行结扎。

• 如果靠近主动脉或下腔静脉，可能会损伤大血管或因结扎不牢造成术后出血。

• 如果靠近椎间孔，可能会损伤椎间孔节段动脉之间的循环支而影响脊髓的血供。

• 如果骶正中动脉遮挡L5-S1椎体或椎间盘的显露，应先行结扎防止术中损伤。

• 显露骶岬后需对此处进行透视定位，防止将L4-L5的隆起误认为骶岬。

• 牵拉髂总静脉时可以用橡皮片套入静脉后再进行牵拉，可以防止损伤此静脉。

• 牵拉大血管时用力轻柔可以防止损伤静脉内膜，避免静脉血栓的形成。

◇参◇考◇文◇献◇

［1］贾连顺，李家顺. 现代腰椎外科学［M］. 上海：远东出版社，1995：160-162.

［2］Ueda Y， Kawahara N， Tomita K， et al. Influence spinal cord blood flow and spinal cord function by interruption of bilateral segmental arteries at up to three levels： experimental study in dogs ［J］. Spine. 2005（30）：2239-2243.

［3］Gill JB， Levin A， Burd T， et al. Corrective osteotomies in spine surgery. 2008（90）：2509-2520.

［4］Molinari， RobertW. Sagittal plane decompensation ［J］. Current Opinion in Orthopedics， 2005， 16（3）：148-151.

［5］McAfee PC， Reqan JJ， Geis WP， et al. Minimally invasive anterior retroperitoneal approach to the lumbar spine. Emphasis on the lateral BAK [J] . Spine, 1998, 23 (13): 1476-1484.

[6] Vikas V. Patel, Alpesh Patel, James S. Harrop, Evalina Burger. Spine Surgery Basics [M] . Springer. 2014.

[7] Bergey DL, Villavicencio AT, Goldstein T, et al .Endoscopic Lateral transpsoas approach to the lumbar spine [J] . Spine, 2004, 29 (15): 1681-1688.

第七节
旁正中腹膜外腰椎显露及前方椎间盘切除椎体融合技术

[概述]

旁正中切口腹膜外入路通常可以较好地显露下位腰椎及骶椎前方（L3-S1），前方椎间盘切除椎体融合技术ALIF主要适应证包括腰椎间盘突出症（包括复发性腰椎间盘突出症），腰椎失稳症，腰椎退变性和腰椎峡部裂性滑脱症，腰椎肿瘤和骶骨肿瘤（原发性或转移性），腰椎炎症和骶骨炎症（结核或化脓性等）、腰椎外伤等。术前需通过CT或MRI检查以明确所需操作节段的腹主动脉、腔静脉和髂血管的位置关系。多节段病变以及关节突增生为主的腰椎管狭窄症需慎用。

[体位]

· 患者全麻后取仰卧位（图4-7-1）。在手术侧腰下置垫枕以抬高腰部，增大肋下缘与髂嵴之间的距离。

· C臂机透视明确手术节段并标记。

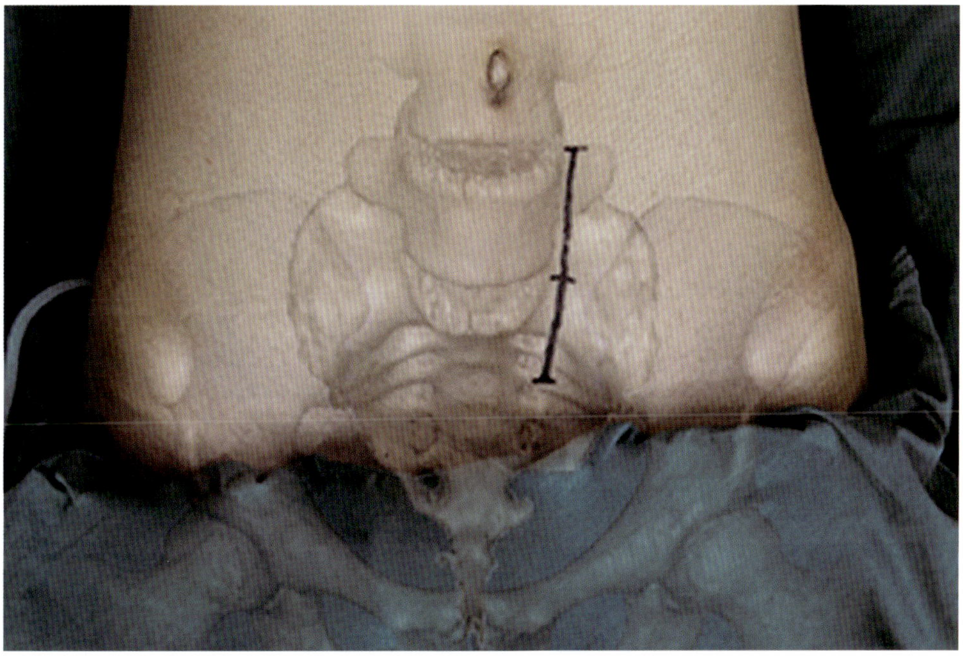

图 4-7-1
旁正中腹膜外腰椎显露体位

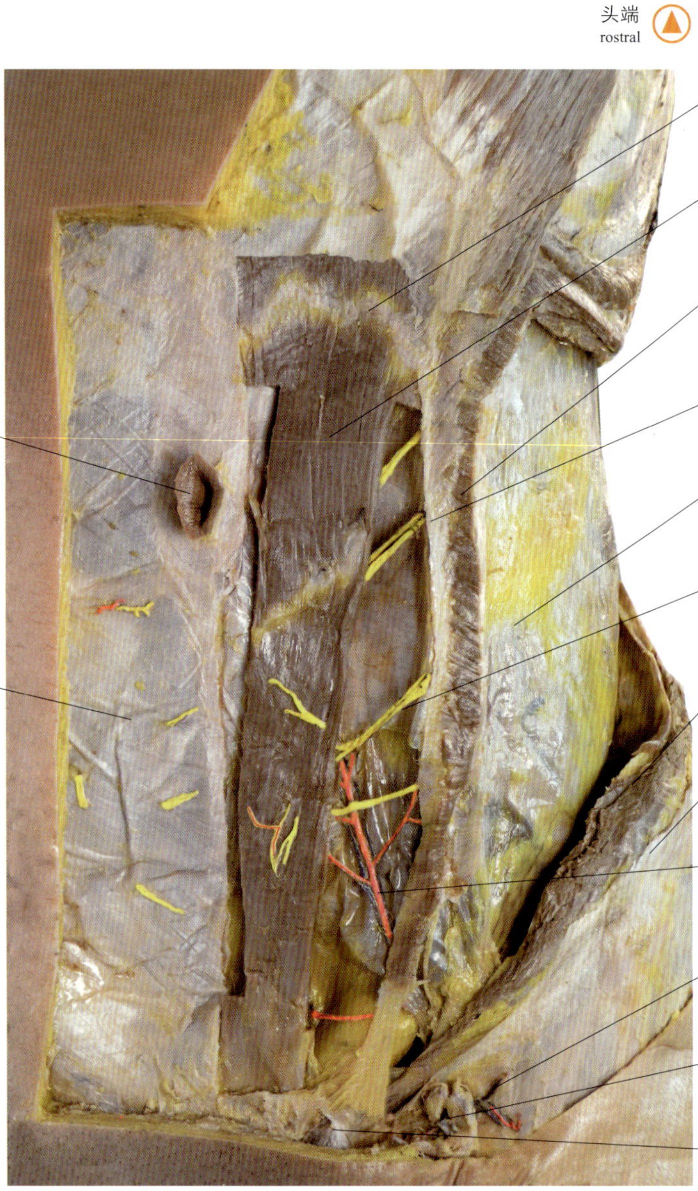

图 4-7-5 腹壁解剖

▪腹直肌前鞘、腹直肌、腹直肌后鞘，以及腹膜(图4-7-5)。向下方的操作不应超过腹壁下血管水平，尽量保护这些血管神经，减少对支配腹直肌的神经的损伤；切口远端为精索及睾丸静脉；弓状线近端为腹直肌后鞘，远端为腹横筋膜。

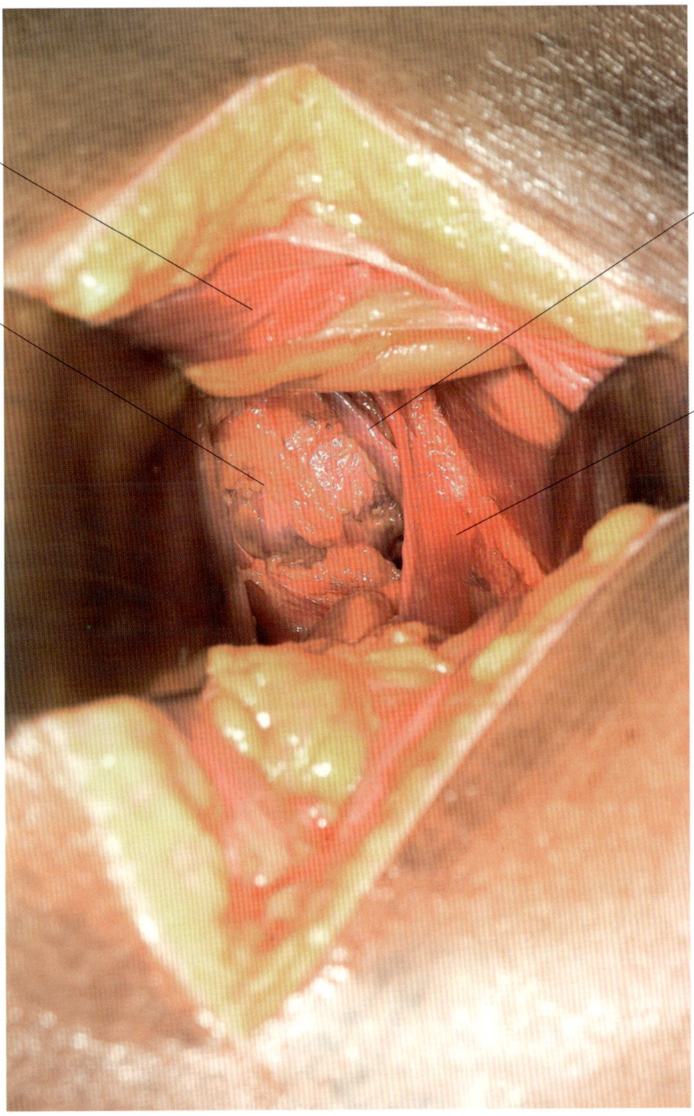

图 4-7-6 显露锥体前方解剖结构

• 钝性分离腹膜后间隙至椎体前方，将腹膜连同腹腔脏器推向对侧。分离髂血管，并牵向对侧，显露目标椎间隙。此时可以装配SynFrame拉钩系统。

• 确认腰大肌、腹主动脉、髂血管、生殖股神经、输尿管、交感干和下腹下神经丛等重要结构(图4-7-6)。

• 可用无创拉钩和间断的松弛拉钩的方式牵拉髂动脉，以防止髂动脉闭塞或因内膜损伤而造成血栓形成。

• 手术中应避免在主动脉分叉以下应用电刀，防止损伤交感干，造成反射性交感神经痛和反射性交感神经综合征。交感神经横断后会引起交感神经切断后综合征，常引起左侧小腿交感神经症状，如皮肤血液供应增加、左小腿发热或不适，而正常小腿（右侧）发凉（抬高患肢或穿弹力袜可以改善症状）。

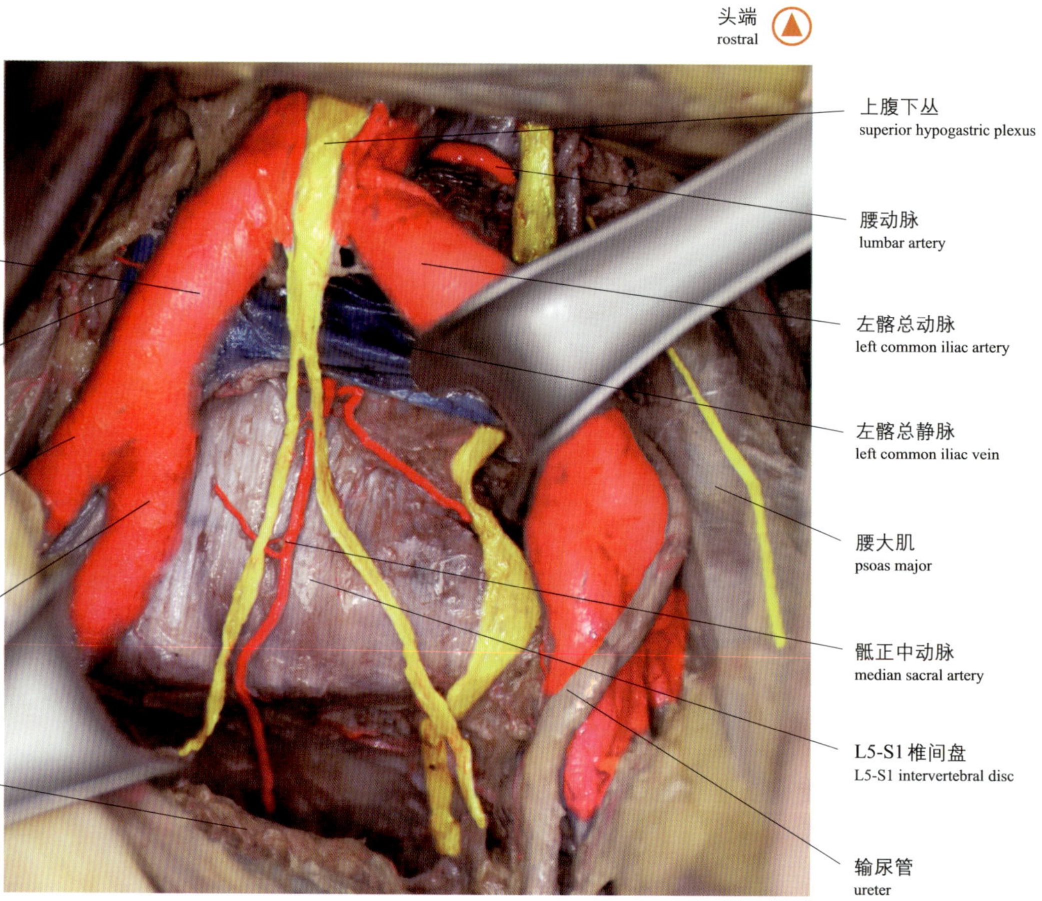

图 4-7-7 腹膜后间隙

▪髂总动脉是腹主动脉终末支，起于正中平面稍左正对L4椎体及L4-L5椎间盘处（86.4%），行向下外，至腰骶椎间盘平面，在骶髂关节前方分为髂内动脉和髂外动脉而终（图4-7-7）。男性髂总动脉之间的夹角约为58°，女性髂总动脉之间的夹角约为43°。髂总动脉行于壁腹膜深面，输尿管和生殖腺血管由其前面跨过；左髂总动脉还被直肠上血管跨过。髂总动脉一般无其他分支。

▪髂内动脉（图4-7-7）是髂总动脉的终支之一，为一短干，长约4cm。平骶髂关节高度自髂总动脉分出后，沿骨盆的后外侧壁下降，至坐骨大孔的上缘处分为前后两干。前干分支多至脏器，后干分支多至盆壁。髂内动脉按其分布，又可分为壁支与脏支。壁支包括：髂腰动脉、骶外侧动脉、臀上动脉、臀下动脉和闭孔动脉等；脏支包括：膀胱上动脉、膀胱下动脉、子宫动脉、脐动脉、直肠下动脉以及阴部内动脉等。

▪髂外动脉（图4-7-7）沿腰大肌内侧缘下行，穿血管腔隙至股部。髂外动脉起始部的前方有输尿管跨过，其外侧在男性有睾丸动、静脉及生殖股神经与之伴行，至其末段的前方有输精管越过；在女性，髂外动脉起始部的前方有卵巢动、静脉越过，其末段的前上方有子宫圆韧带斜向越过。髂外动脉近腹股沟韧带处发出腹壁下动脉和旋髂深动脉，后者向外上方贴髂窝走行，分布于髂肌和髂骨等。髂总动脉及髂外动脉的投影：自脐左下方2cm处至髂前上棘与耻骨联合连线的中点间的连线，此线的上1/3段为髂总动脉的投影；下2/3段为髂外动脉的投影。上、中1/3交界处即为髂内动脉的起点。

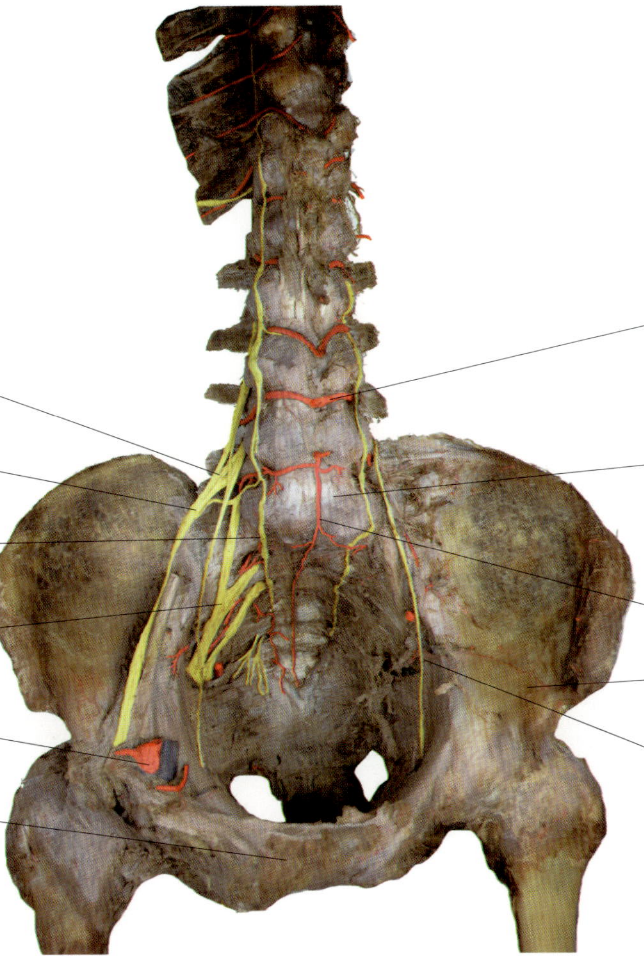

图 4-7-8 椎体前解剖

▪ 前纵韧带是很坚固的结缔组织束，沿椎体的前面走行，尾侧较宽，腰区的前纵韧带比胸区的宽且薄，在椎体部分也较椎间联合的部分厚且窄(图 4-7-8)。前纵韧带从枕骨底部一直延伸至骶骨上部的前方，纵行纤维牢牢黏附于椎间盘、透明软骨终板和相邻椎体边缘，并松弛的附着于椎体的中央部位，由于韧带的填充使得椎体凹陷前变平。不同部位的韧带纤维与邻近骨膜、软骨膜和纤维环周边混合。前纵韧带最表层纤维最长，跨越 3~4 个椎体，中层纤维跨越 2~3 个椎体，最深层的纤维仅从一个椎体延伸到下一个椎体。外侧短韧带连接相邻两个椎体。

▪ 腰交感干（图 4-7-8）由 3 个或 4 个神经节和节间支构成，位于脊柱与腰大肌之间，并被椎前筋膜所覆盖，上方连于胸交感干，下方延续为骶交感干：左腰交感干与腹主动脉左缘相邻，二者相距 0.5~2cm，其中以相距 1cm 者为多见；右腰交感干的前面除有下腔静脉覆盖外，有时还有 1 或 2 支腰静脉越过，交感干的下段位于右髂总静脉的后方。左、右交感于腰部的外侧有生殖股神经并行。

▪ 腰神经节（图 4-7-8）位于第 2 胸椎体下半至腰骶椎间盘的范围内。数目上常有变异，主要是由于神经节的融合或缺如。第 1、2、5 腰神经节位于相对应椎体的平面，第 3 腰神经节多位于第 2~3 腰椎间盘平面，第 4 腰神经节多位于第 3~4 腰椎间盘平面。在腰交感干附近还有小的淋巴结，易与腰神经节混淆，手术时应注意鉴别。应避免骶岬以下部分的解剖，避免损伤骶丛，防止损伤内脏神经，造成男性性功能障碍。

▪ 脊髓腰骶段动脉供血主要来源于主动脉的腰动脉，以及髂内动脉的髂腰动脉、骶正中动脉和骶外侧动脉。4对腰动脉左侧起于腹主动脉后外侧壁和后中壁，右侧起于后外侧壁，相邻两支腰动脉相距一个椎体。

▪ 脊神经前支（图4-7-8）的神经纤维分布于躯干的前面和侧面以及上、下肢，后支的神经纤维分布于脊柱的滑膜关节、背部深肌和表面皮肤。

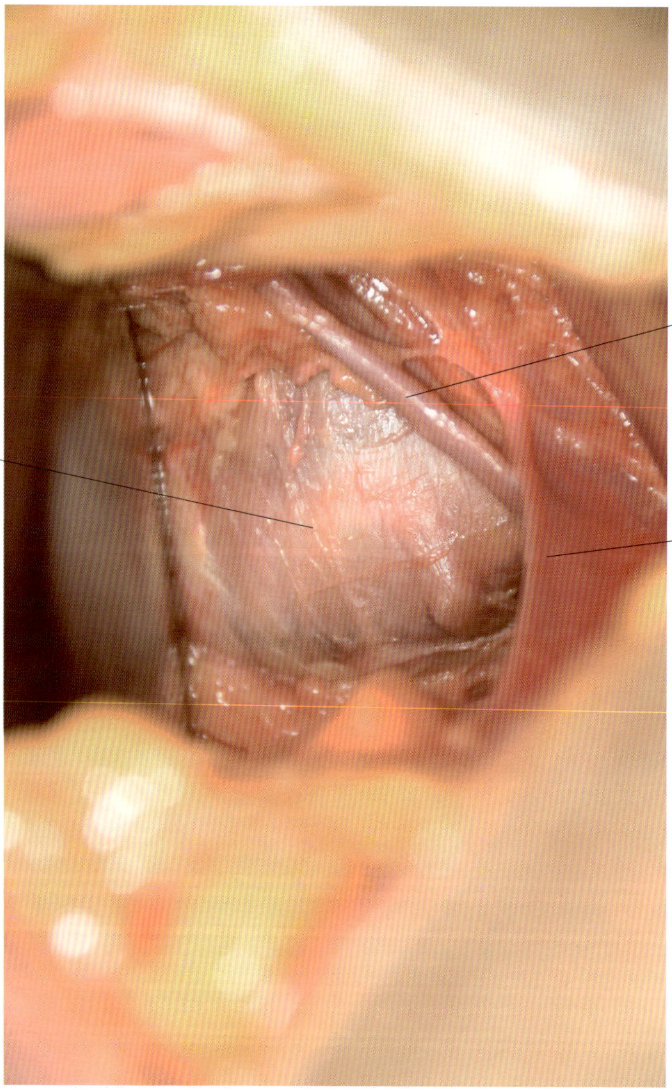

图 4-7-9 显露L5-S1椎间盘

• 分离主动脉分叉，将血管向外侧拉，便可以显露L5-S1椎体和椎间隙。

• 将腰大肌从椎体上向外侧拉，结扎左侧节段血管。

• 将主动脉和髂血管拉向内侧，可以显露L3-L5椎体和椎间隙。

[椎间盘切除]

- 用长柄刀片、髓核钳和刮匙将椎间盘切除。
- 用刮刀清理软骨终板，至骨性终板微出血。
- 将椎间隙打开后测量，植入适当大小的填有碎骨块的椎间融合器，并拍X线片确定椎间融合器位置。

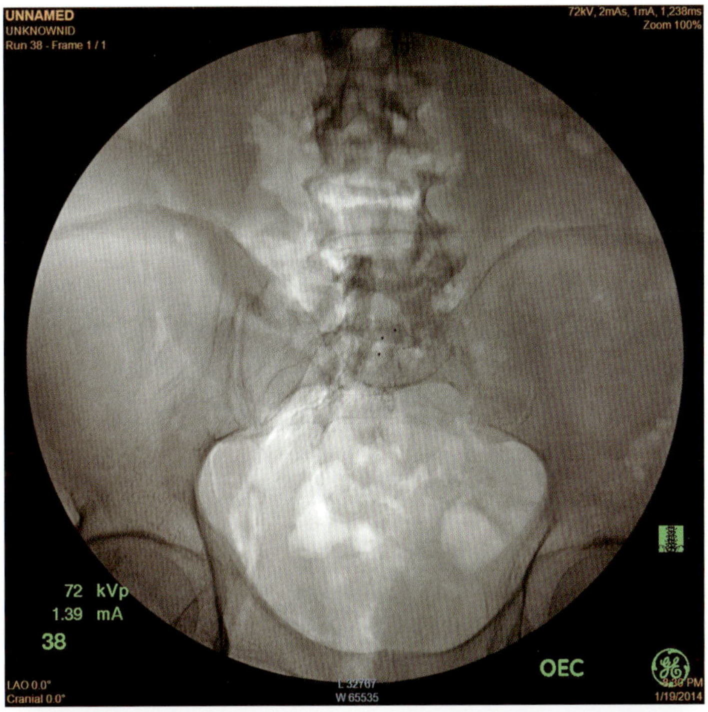

图 4-7-10
植入椎间融合器（正位X线透视）

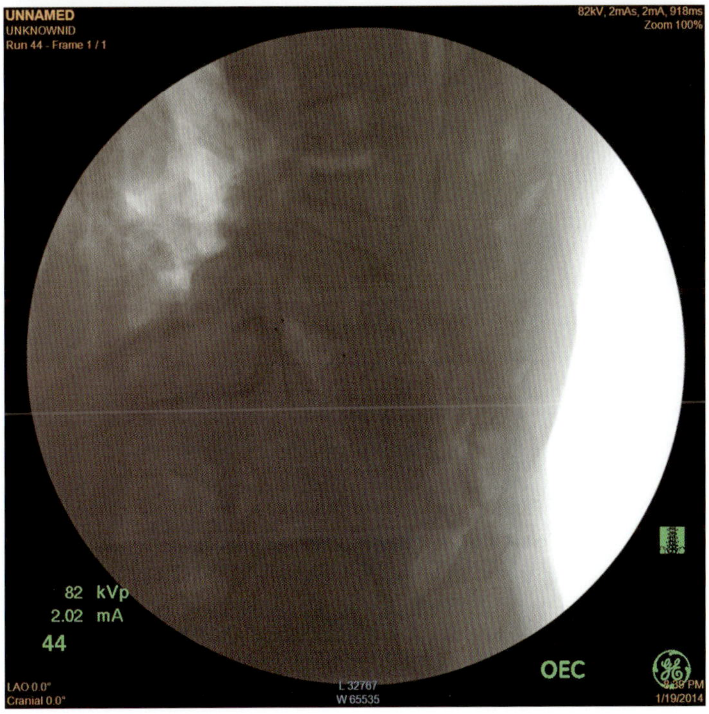

- 应用椎间融合器进行融合可以避免取自体髂骨带来的取骨部位感染、骨折等并发症（图4-7-10、图4-7-11）。

图 4-7-11
植入椎间融合器（侧位X线透视）

[小结]

• 前路腰椎椎体间融合术（anterior lumbar interbody fusion，ALIF）可以完全切除椎间盘，并保留腰椎序列和生理曲度。

• ALIF可以避免后路手术引起的椎管内硬膜外腔的疤痕和纤维化以及融合后综合征，但对于椎管内的病变无法处理。

• ALIF手术的主要并发症包括术中损伤小静脉造成出血，此时可用血管夹止血或电凝止血。

• 髂动脉闭塞或内膜损伤后形成血栓或动脉斑块脱落引起栓塞，可以通过无创拉钩间断地松弛拉钩，并在闭合伤口前检查拉钩处动脉有无损伤，触摸小腿动脉搏动（左侧为重）或行血管多普勒超声检查，以防止形成血栓或斑块脱落的发生。

• 损伤内脏神经会造成术后男性患者性功能障碍，主要通过避免分离骶峡以下部分来避免损伤骶丛。

• 腰交感干损伤会造成逆向射精、反射性交感神经痛或反射性交感神经综合征，在动脉分叉以下区域避免使用电刀，避免损伤交感神经。

• 血清病综合征是一种不常见的并发症，表现为反复的峰状高热，并伴随大汗淋漓，感觉不适，类似流感症状，如果发生此并发症可以选择肌注甲泼尼龙50mg。

• 腹膜后血肿或积液刺激生殖股神经和髂腹股沟神经会导致术后腹股沟部位疼痛。

• 由于腰椎前路融合术需要牵拉和分离下腔静脉等大血管，故深静脉血栓和肺栓塞的发生率比其他脊柱外科手术发生率高。

• 吸烟、口服避孕药和有静脉血栓病史的患者深静脉血栓和肺栓塞的发生率也较高。

• 可以通过皮下注射肝素或适用长筒弹力袜，术中刺激小腿三头肌来预防深静脉血栓和肺栓塞的发生。

• 其他并发症包括骨不连和术后股外侧皮神经卡压等。

• 术前可以进行腹主动脉CTA检查，行CT三维重建，明确腹主动脉分叉位于第几腰椎水平，并测量分叉角度，以及双侧髂血管距离，绘制可行手术的三角区域（图4-7-12）。

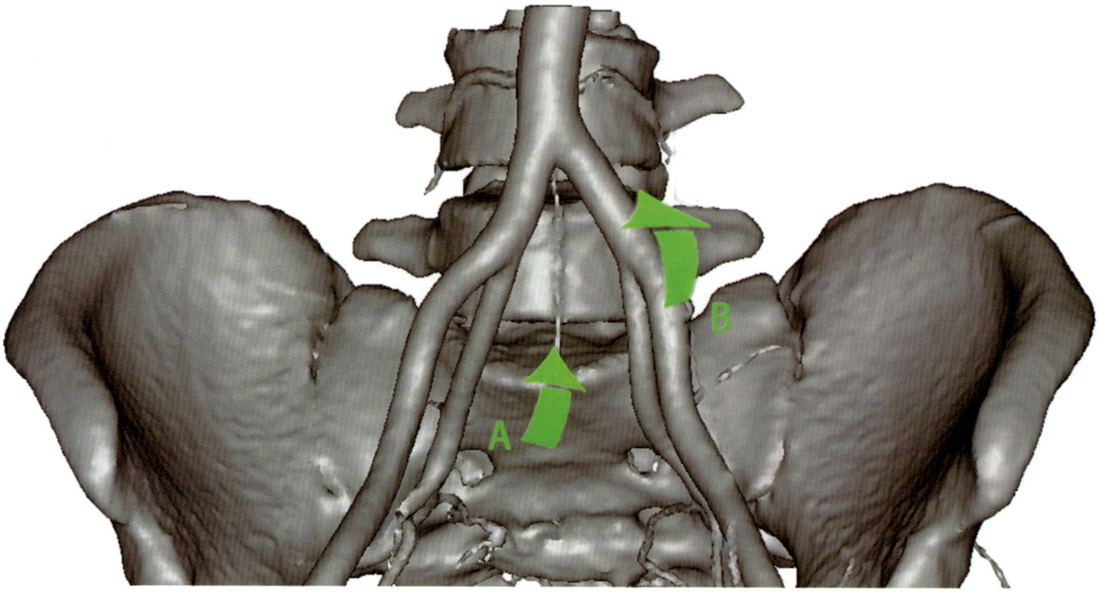

图 4-7-12 椎体入路与腹腔大血管的位置关系

A. 腰椎前方椎体显露；B. 腰椎侧方椎体显露

◇参◇考◇文◇献◇

［1］贾连顺，李家顺. 现代腰椎外科学［M］. 上海：远东出版社，1995：157-159.

［2］Michele A， Krueger FJ. A surgical approach to the vertebral body［J］. J Bone Joint Surg Am， 1949， 31：873-878.

［3］Christopher P， Ames， Frank L， et al. Biomechanical comparision of posterior lumbar interbody fusion and transforaminal lumbar interbody fusion performed at 1 and 2 levels［J］.Spine， 2005， 19：562-566.

［4］Annette Kettler， Werner Schmoelz， ErichKast. In vitro stabilizing effect of a transforaminal compared with two posterior lumbar interbody fusion cages［J］. Spine， 2005， 22：665-670.

［5］Chen Z， Zhao J， Liu A， et al. Surgical treatment of recurrent lumbar disc heniation by transforaminal lumbar interbody fusion［J］. International Orthopaedics， 2008， 21：197-201.

［6］Praveen V， Mummaneni， Gerald E. Rodts. The mini-open transforaminal lumbar interbody fusion［J］. Neurosurgery， 2005， 13：256-261.

［7］Burak M， Ozgur， Samuel A. et al. Minimally disruptive decompression and transforaminal lumbar interbody fusion［J］.The Spine Journal， 2006， 6：27-33.

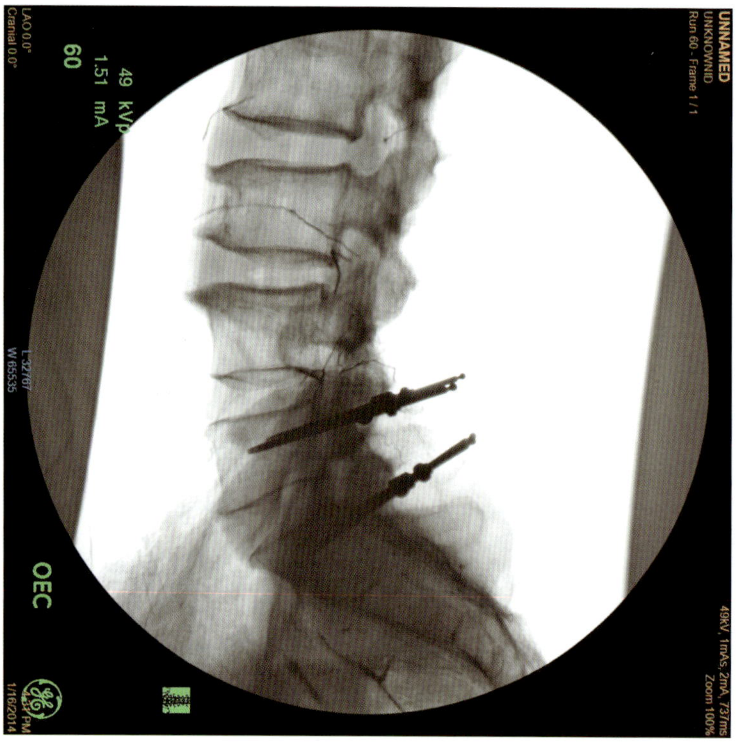

·在钉道中植入Mark标记钉道位置，方便进一步术中透视判断钉道是否需要调整（图4-8-7，图4-8-8）。

·用椎弓根探子探及椎弓根四壁和进钉深度。

·一般进针深度为40~50mm（L1为40~45mm，L5为45~50mm）。

·侧位X线检查，确保进针深度不超过椎体前后径的80%为宜。

·明确进钉的深度，不能超出椎体前部，防止损伤椎体前部结构，如大血管、交感干、腹腔神经丛等。

图 4-8-8
L5-S1植入标记后侧位X线透视见钉道位置良好

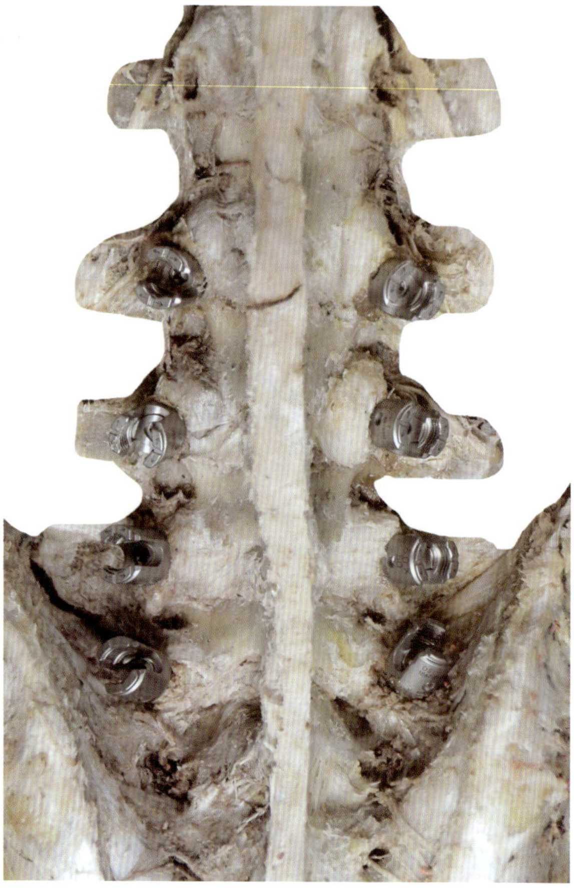

·攻丝后拧入椎弓根螺钉或用可自攻螺钉直接拧入椎弓根（图4-8-9）。

图 4-8-9
将螺钉沿钉道方向植入椎体

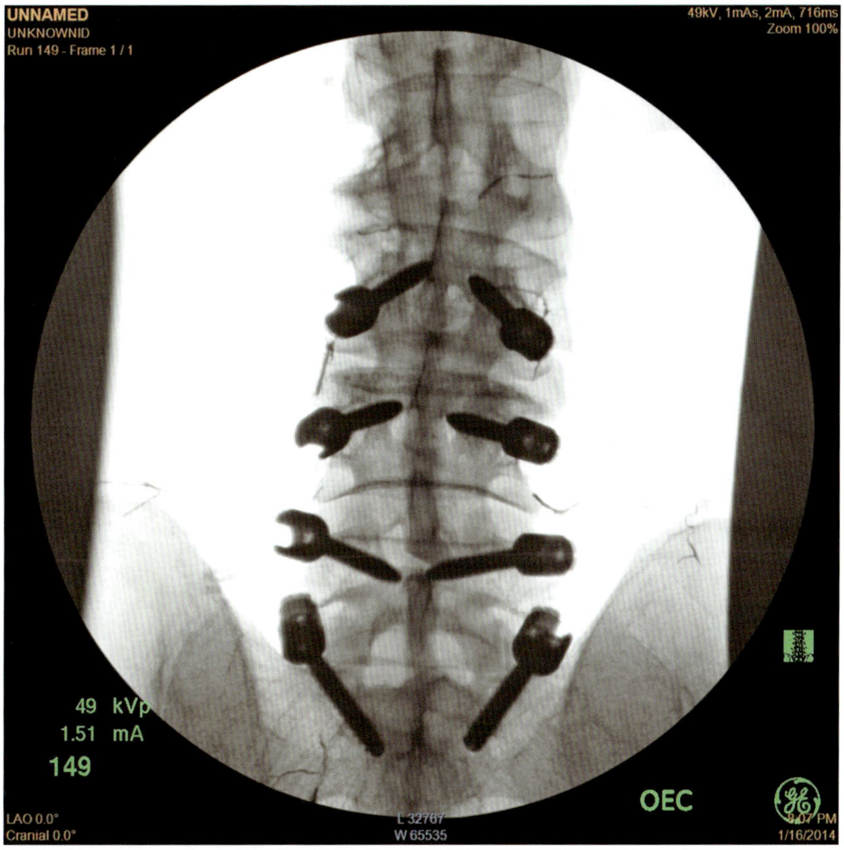

• 术中透视正位片可以明确椎弓根螺钉是否位于椎弓根（即“眼睛”）内（图4-8-10）。

图 4-8-10

将螺钉置入椎体后X线透视（正位），见椎弓根螺钉位置良好

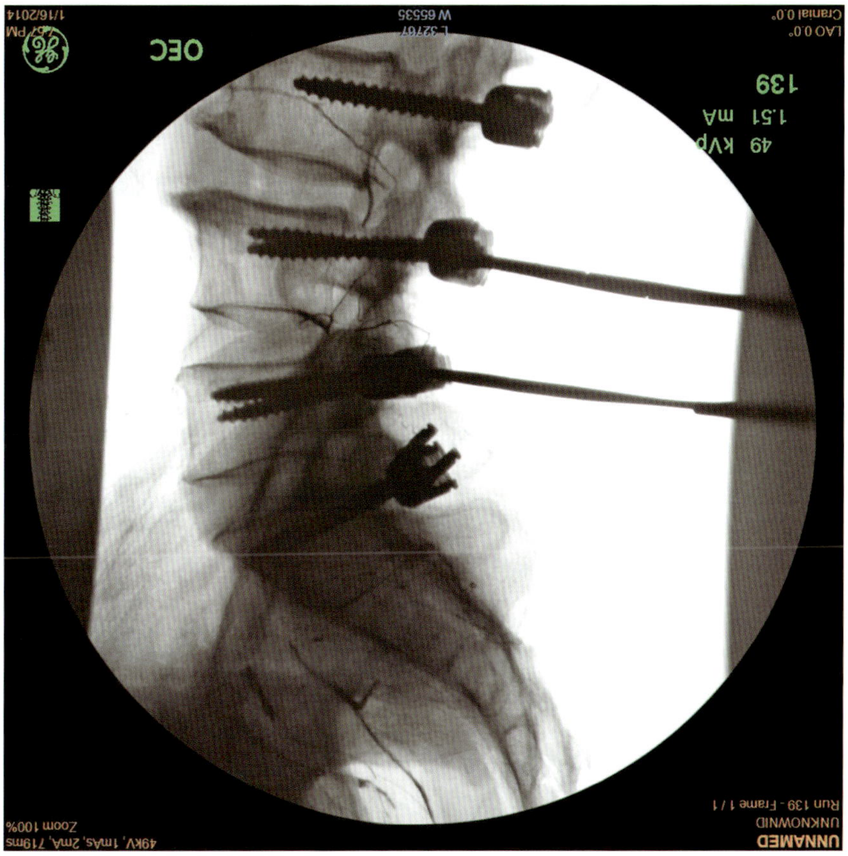

• 椎弓根螺钉平行于终板或轻度上翘，拧入密度较高的终板下骨（图4-8-10、图4-8-11）。

图 4-8-11

将螺钉植入椎体后X线透视（侧位）

第一节
骶骨后方显露及椎弓根螺钉、髂骨螺钉内固定技术

[概述]

后入路腰骶椎的固定融合是治疗严重脊柱疾病的常用技术。在治疗累及骶椎的严重的脊柱侧凸、腰椎滑脱、肿瘤转移、感染、退变或创伤疾病时，经常需要对骶椎、髂骨进行内固定，以提供一个稳定的基座。其中，S1椎弓根螺钉的固定最为普遍，必要时也应考虑髂骨螺钉固定。对骶骨解剖及形态学知识的掌握是操作的关键。

[体位]

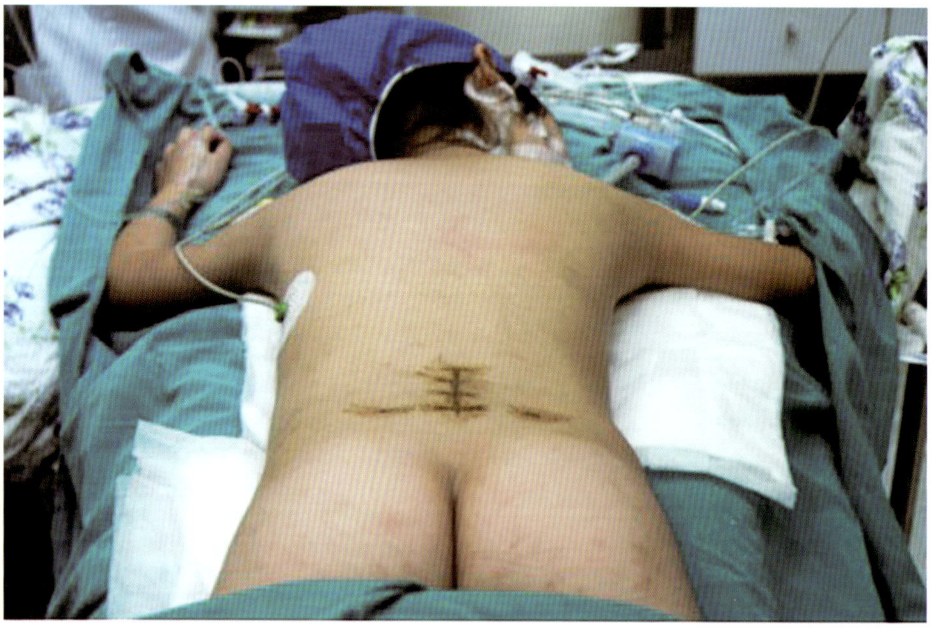

• 患者俯卧位。在身旁两侧放置枕垫，以利于腰骶椎周围静脉丛回流，减少术中出血（图5-1-1）。

图 5-1-1
骶骨后方显露体位

[切口]

头端
rostral

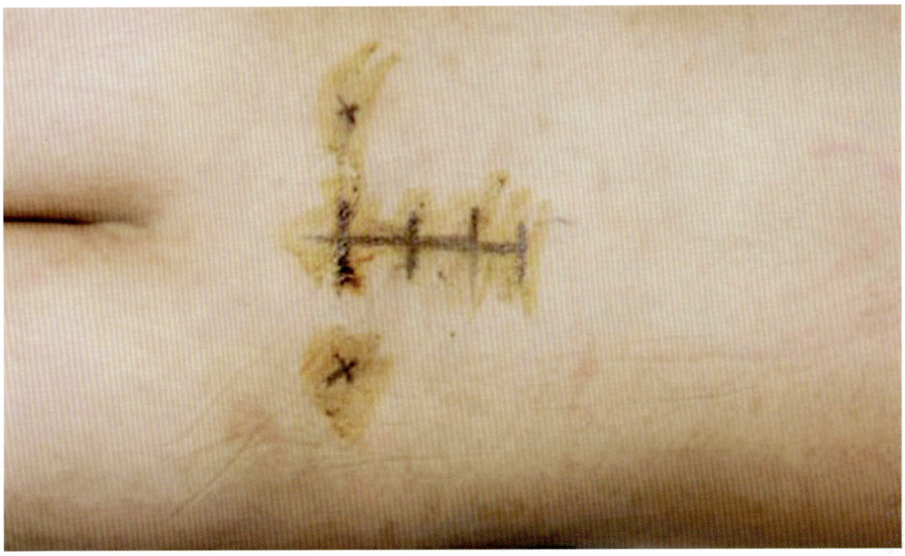

· 取腰后路正中切口，范围延伸至骶骨相应节段体表投影（两侧髂后上棘的连线对应于L5-S1棘突间隙和L5-S1的关节突关节，必要时借助术前C臂机透视进行定位），以便暴露骶椎关节突关节及两侧髂骨翼（图5-1-2）。

图 5-1-2
切口范围延伸至骶骨相应节段体表投影

[显露]

头端
rostral

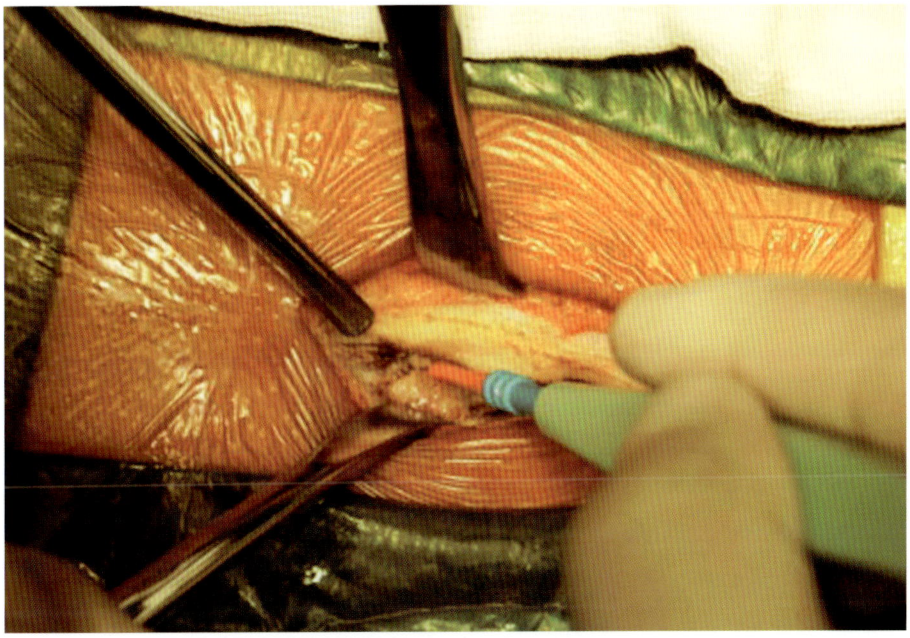

· 由后中线入路，经皮肤、皮下组织达棘突及棘上韧带，由此向两侧分离皮下组织，可见腰背筋膜，切开腰背筋膜，即可见腰骶椎棘突（图5-1-3）。

图 5-1-3
切开腰骶筋膜

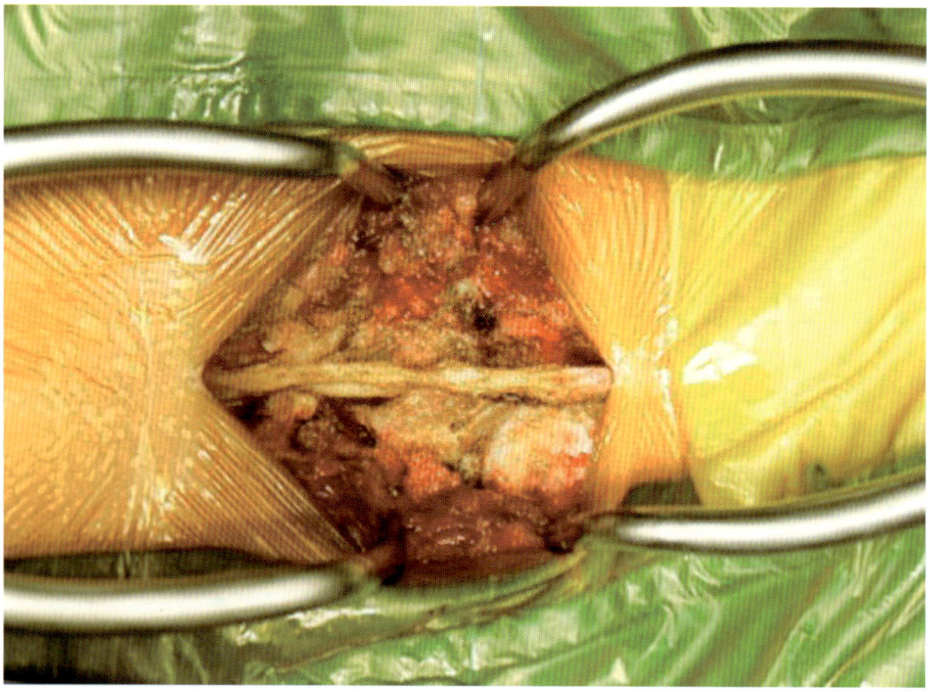

· 沿中线切开棘上韧带，注意保留棘突，沿术侧棘突旁骨膜下剥离椎旁肌，显露椎板、关节突关节、L5横突及两侧髂骨翼（图5-1-4～图5-1-7）。

图 5-1-4
深层暴露，剥离两侧椎旁肌

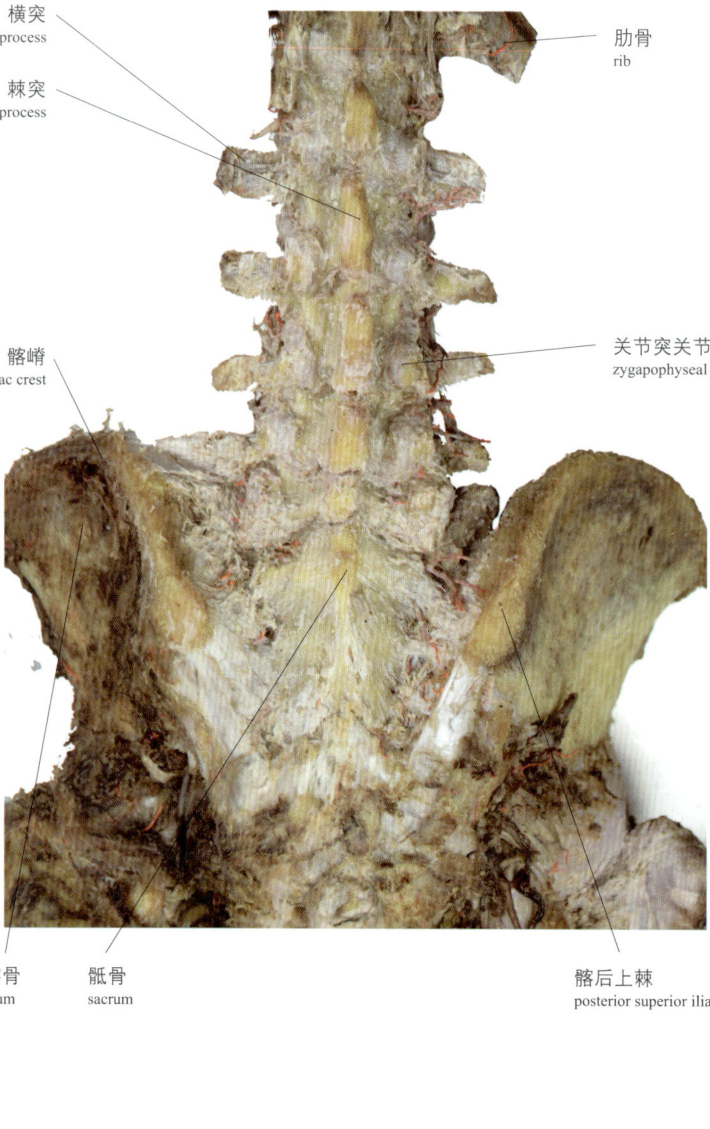

· 椎旁肌：为腰骶部后方的深层肌肉。包括浅面的骶棘肌和深面的横突棘肌（半棘肌、多裂肌、回旋肌）及横突间肌、棘突间肌。剥离椎旁肌应严格遵循骨膜下剥离，因椎旁肌血供丰富，如误入肌肉，可引起较多出血，影响手术视野。且骨膜下剥离完整保留了肌肉，便于缝合时重建椎旁肌，最大程度恢复其功能。

图 5-1-5
腰骶椎大体标本

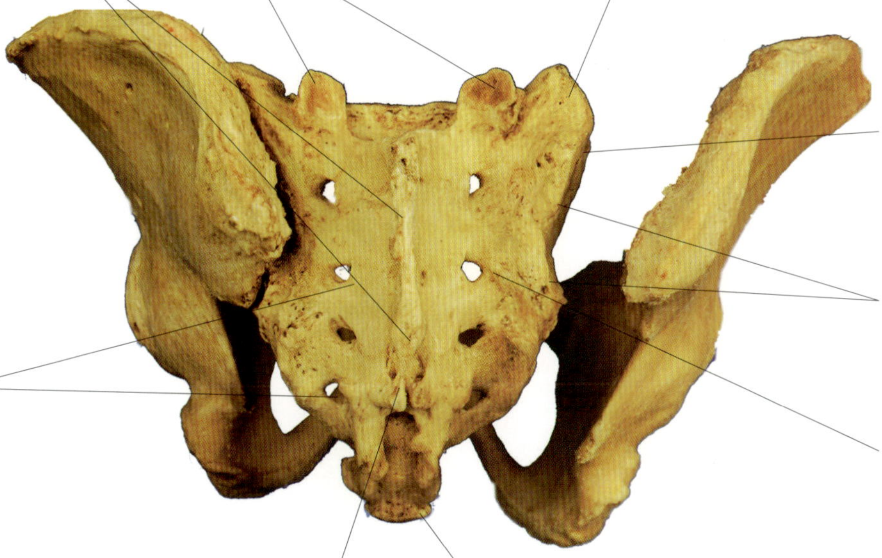

图 5-1-6 骶椎后面观

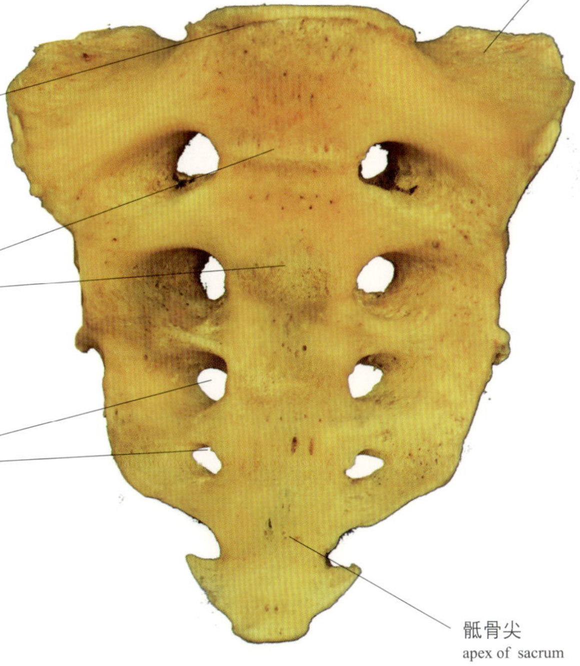

图 5-1-7
骶椎前面观

- 骶骨（图 5-1-6、图 5-1-7）：骶骨由五块骶椎发育融合而成，具有独特的解剖结构。

[置钉技术]

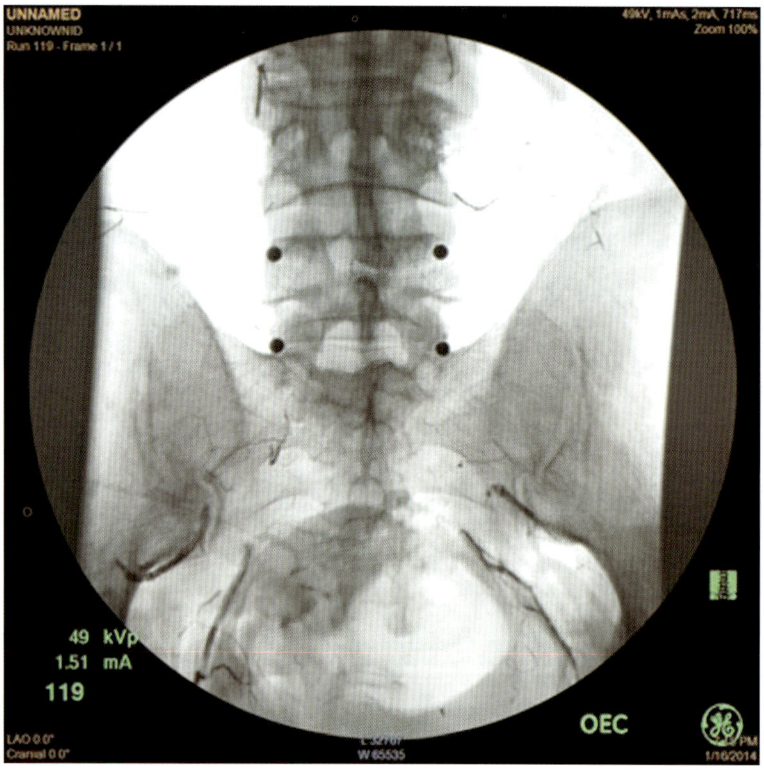

• 根据解剖标志选择骶椎椎弓根螺钉入点。S1椎弓根螺钉入钉点为S1关节突关节的尾侧和外侧缘（图5-1-8）。

• S1椎弓根螺钉水平方向角度：合适的角度是避免神经血管损伤的保证。一般内倾约20°，在实际操作中应根据入钉点及术中透视做适当调整（图5-1-8）。

图 5-1-8
L5及S1椎弓根螺钉入钉点（钢珠标记）术中透视

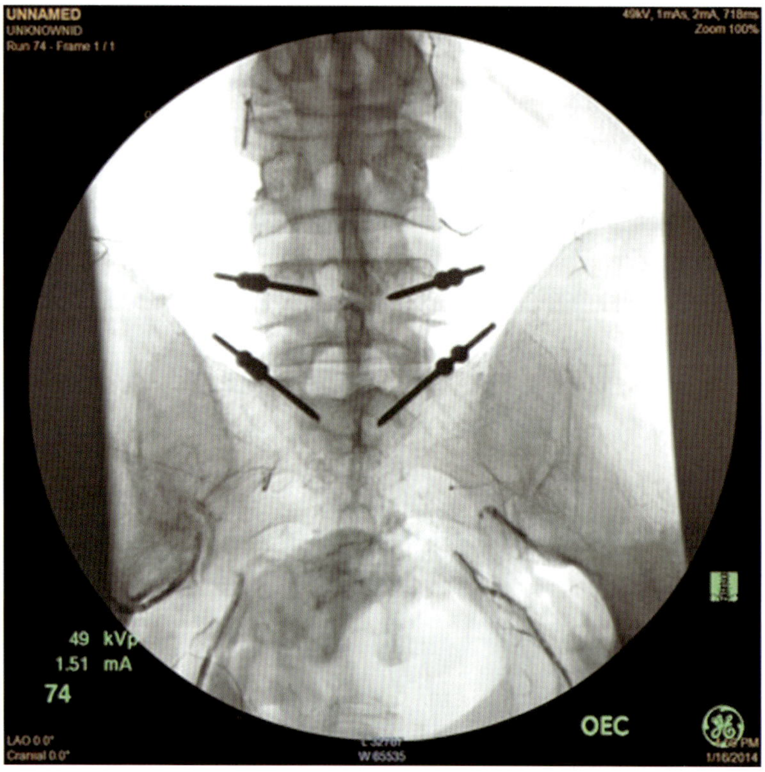

• S1椎弓根螺钉矢状方向角度：矢状位上使螺钉轻微斜向S1上终板前缘，这样能使螺钉位于致密软骨下骨区，而获得更强的把持力（图5-1-9、图5-1-10）。

图 5-1-9
L5及S1椎弓根螺钉水平方向角度（Mark）术中透视

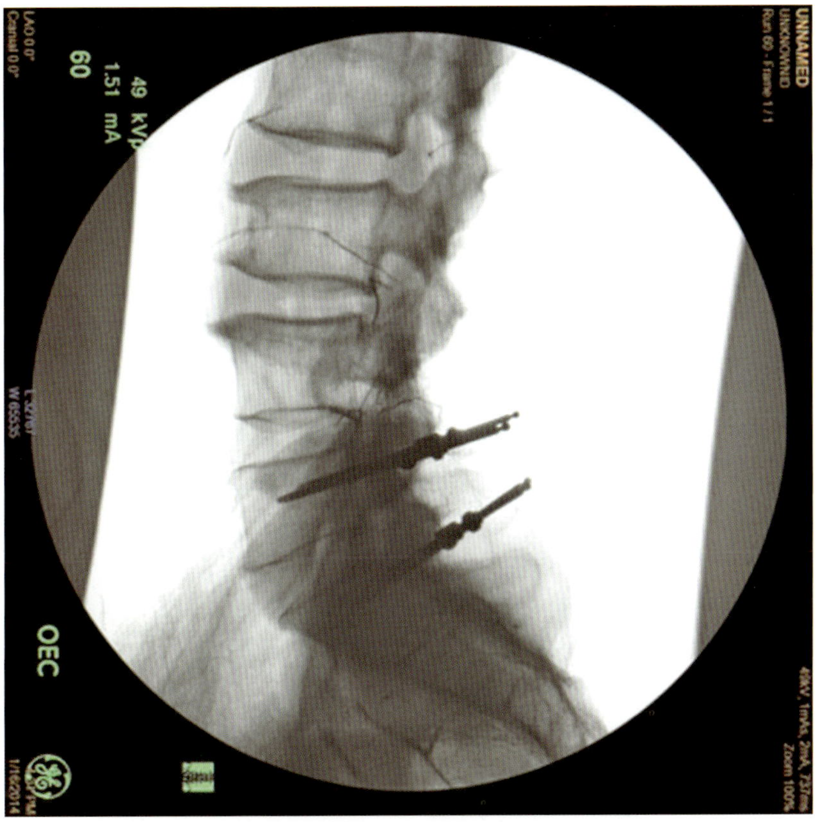

· 置入 Mark 透视无误后，置入椎弓根螺钉（图5-1-11）。

图 5-1-10
L5 及 S1 椎弓根螺钉矢状方向角度透视图

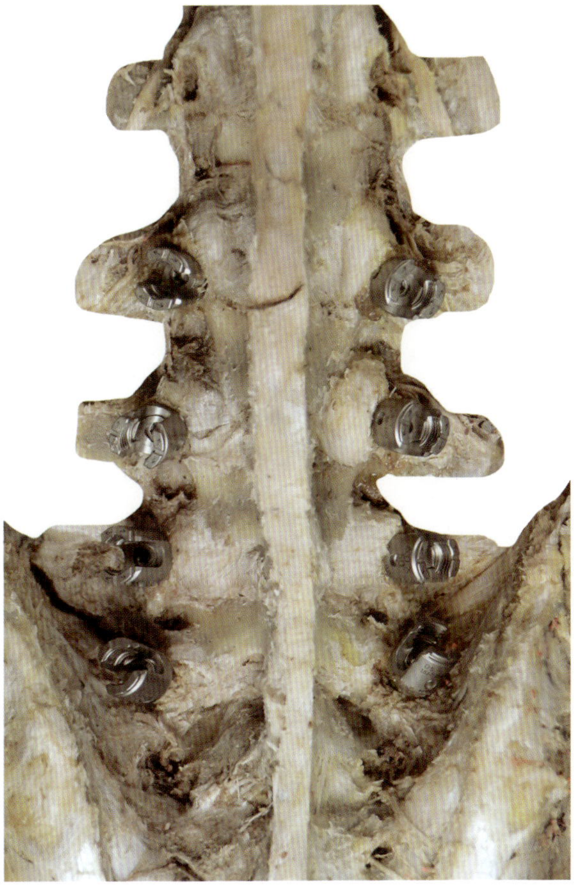

· 髂骨螺钉：将髂后上棘的后方皮质适当切除以平行于骶骨有助于置钉及钛棒连接，入钉点位于骶髂关节外侧5mm，钉道位于髂翼的两层皮质之间。水平面上外倾20°~40°，矢状面上螺钉指向髂前下棘。

图 5-1-11
L3-S1 椎弓根螺钉置入后大体标本

第二节
骶骨前方经腹腔显露技术

[概述]

骶骨前方经腹腔显露多应用于骶骨肿瘤的手术切除。骶骨肿瘤的术式选择包括单纯前方入路、单纯后方入路以及前后方联合入路。单纯前路适用于原发于盆腔软组织、骶骨仅前缘表面侵蚀的肿瘤，且从腹腔内能彻底切除的；单纯后路适用于S3以下原发于骶骨的肿瘤，且肿瘤较小；前后联合入路适用于盆腔内肿瘤较大，S2以上骶骨肿瘤，原发于盆腔而骶骨破坏严重的肿瘤。

骶骨前方的盆腔结构极为复杂，存在重要的脏器、血管、神经，因此骶骨前方经腹腔显露肿瘤切除难度高、风险大，但是如果熟练掌握应用，则可有效降低单纯后路肿瘤切除损伤骶骨前方重要脏器组织的风险。

[体位]

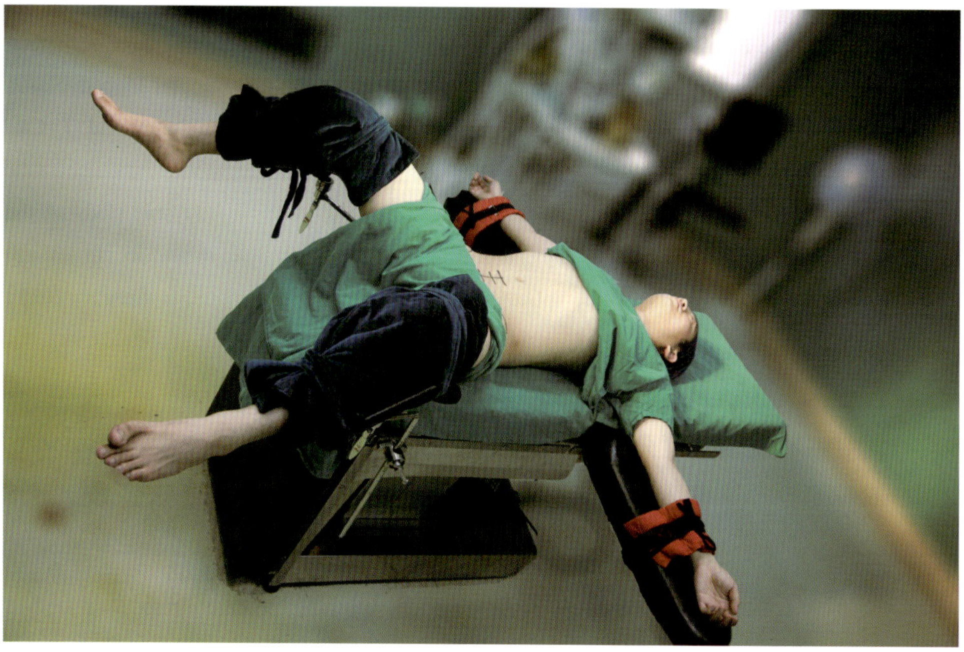

· 患者取平卧位或截石位，以利于盆腔深部操作（图5-2-1）。

图 5-2-1
骶骨前方显露体位——截石位

[切口]

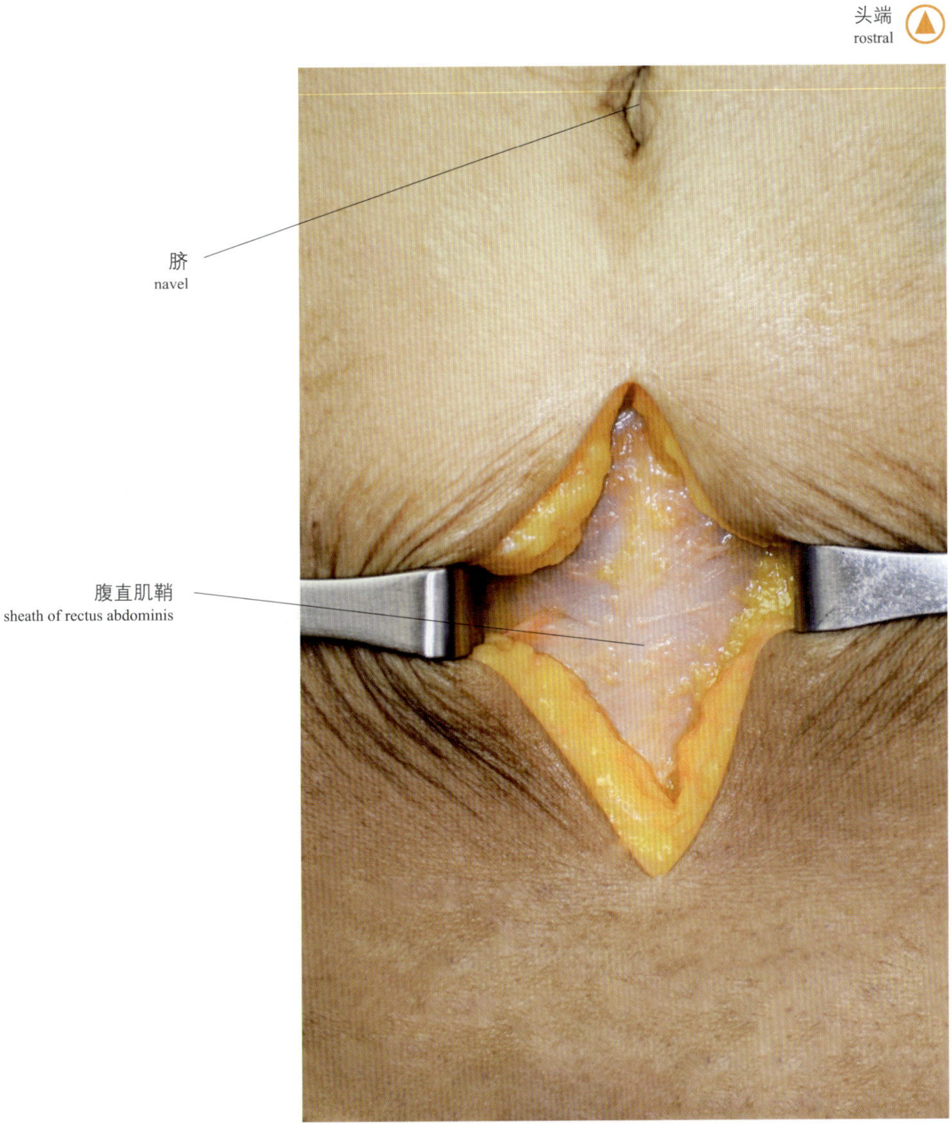

图 5-2-2
切开皮肤皮下组织显露腹直肌鞘

• 自脐下方 2~3cm 向下作正中切口至耻骨联合上方，沿皮肤切口经皮下脂肪加深切开至腹白线（图 5-2-2）。

[显露]

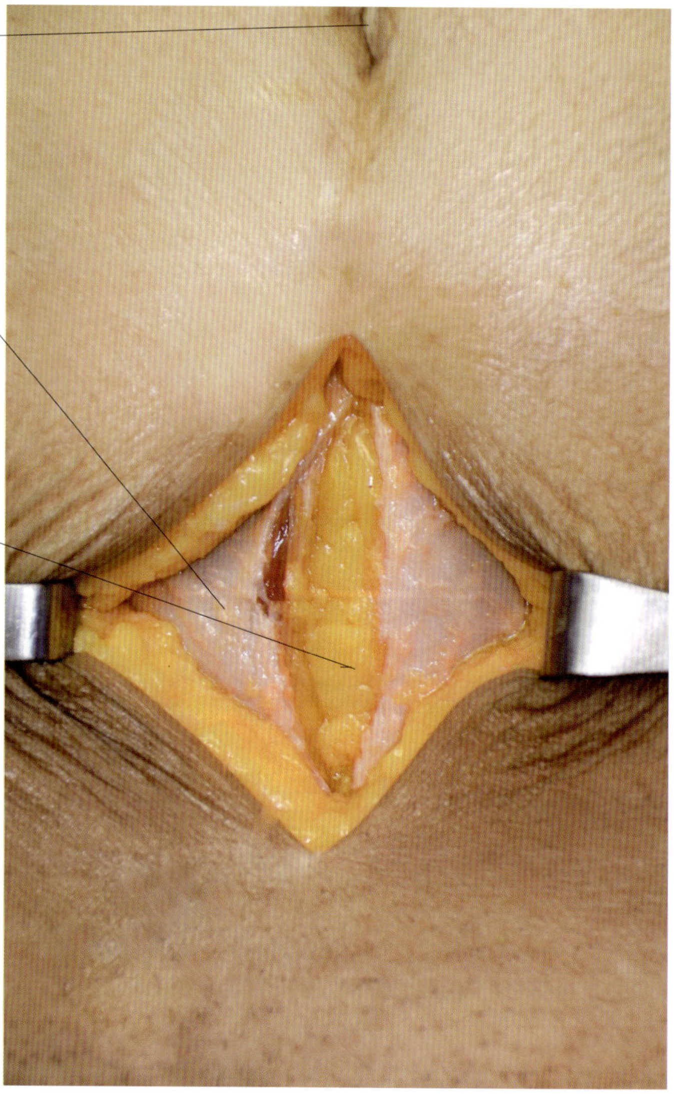

图 5-2-3 进入腹膜前解剖结构

• 沿切口切开皮肤、皮下组织，显露腹直肌鞘。腹直肌鞘正中为腹白线（图5-2-2）。

• 切开腹白线，将腹膜前脂肪组织推向两侧，交替提起腹膜并切开，进入腹腔（图5-2-3）。

• 将肠管保护和隔离于腹腔两侧，将盆腔内脏器牵开，显露盆腔后壁。

• 剪开后腹膜，逐渐将髂内动静脉、骶正中动静脉、骶交感干、骶丛神经和骶骨前组织显露出来（图5-2-4、图5-2-5）。

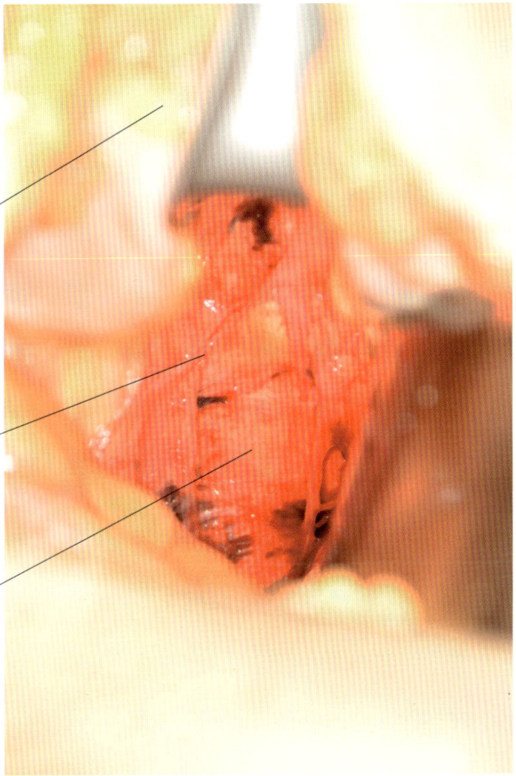

图 5-2-4
骶骨前壁解剖结构

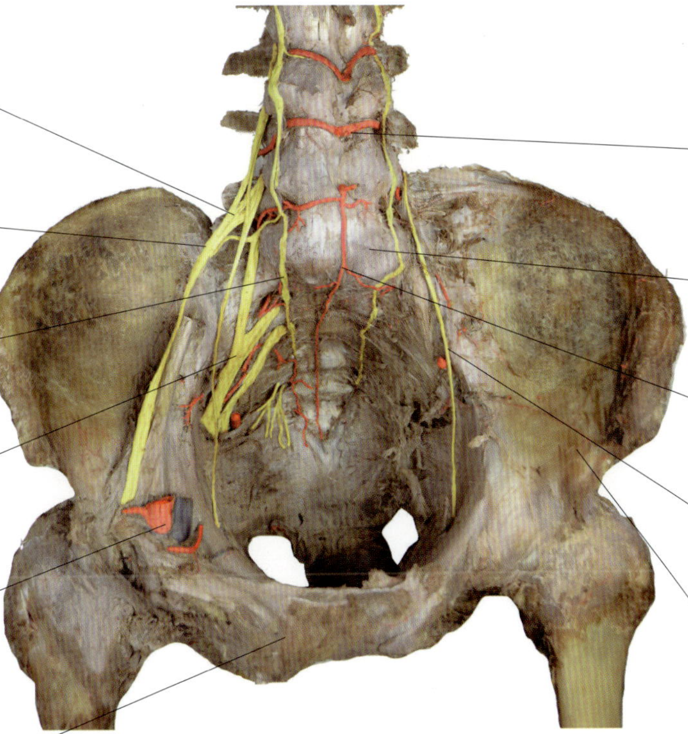

图 5-2-5 盆腔神经血管骨骼结构

▪ 股神经（图5-2-5）：由L2-L4神经根分支组成，是腰丛最大的分支，自腰大肌外缘穿出，继而在腰大肌和髂肌之间下行，在腹股沟韧带中点稍外侧经韧带深面、股动脉外侧进入股三角区。

▪ 闭孔神经：从腰丛发出后自腰大肌内侧缘穿出，贴小骨盆内侧壁前行，与闭孔血管伴行穿闭膜管出小骨盆。

▪ 腰骶干：由第4腰神经前支的一部分和第5腰神经前支合成，加入骶丛。

▪ 骶丛：由腰骶干（L4、L5）以及全部骶神经和尾神经的前支组成。骶丛位于盆腔内，在骶骨及梨状肌前面，髂内动脉的后方，左侧骶丛前方有乙状结肠，右侧者前方有回肠袢。

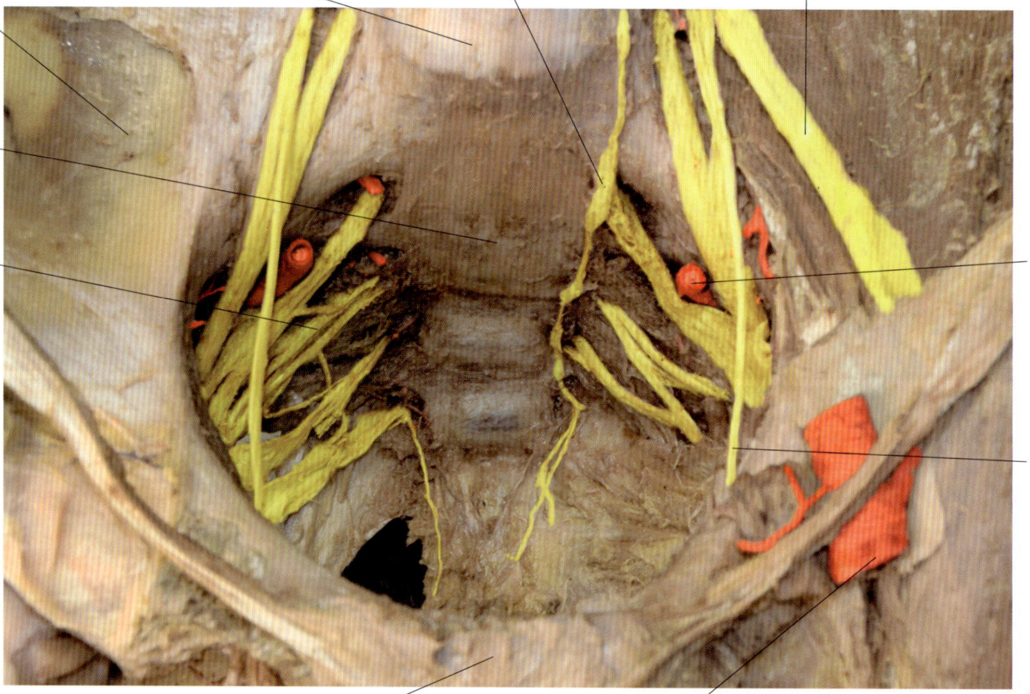

图 5-2-6 盆腔神经血管骨骼结构

▪ 骶副交感神经（图5-2-6）：为S2-S4神经发出的盆内脏神经，其纤维散在于盆腔内的内脏神经丛中，此丛绕腹主动脉分叉部向下，沿L5-S1椎间盘、骶骨前面及腹膜后面下行，因显露此区而容易损伤。由于该丛具有维持性功能的作用，损伤后对男性可发生逆行射精及阳痿，而对女性则危害不大。

▪ 髂总动脉：由腹主动脉分出后，沿腰大肌内侧下至骶髂关节处分为髂内动脉和髂外动脉。

▪ 髂内动脉（图5-2-6）：是盆部的动脉主干，为一短干，沿盆腔侧壁下行，发出壁支和脏支。

▪ 闭孔动脉：髂内动脉壁支，沿骨盆侧壁行向前下穿闭膜管至大腿内侧，分支至大腿内侧群肌和髋关节。

▪ 臀上动脉和臀下动脉：髂内动脉壁支，分别经梨状肌上、下孔穿出至臀部，分支营养臀肌和髋关节等。

▪ 骶外侧动脉：髂内动脉壁支，分布于髂腰肌、盆腔后壁以及骶管内结构。

▪ 阴部内动脉：髂内动脉脏支，在臀下动脉前方下行，穿梨状肌下孔出盆腔。

▪ 子宫动脉：沿盆腔侧壁下行，进入子宫阔韧带底部两侧腹膜之间。

▪ 骶正中动脉：起自腹主动脉终端后壁的上方，沿第5腰椎体及骶骨前面下行，因妨碍骶椎椎体的显露，常需先行结扎切断以免大出血。

[小结]

• 骶骨前方脏器：输尿管、膀胱、直肠、男性前列腺、女性卵巢、输卵管、子宫。

• 骶骨前方神经：腰骶干、骶丛、骶副交感神经。

• 骶骨前方血管：双侧髂总动、静脉，双侧髂内动、静脉及其分支，骶正中动脉。

• 血管保护及出血控制：骶骨及其周围的血供非常丰富，主要来源于双侧髂内动脉、骶正中动脉及其与腹主动脉、髂外动脉的侧支循环。术中结扎髂内动脉，创面出血减少，但因有丰富的侧支循环，所以只有阻断腹主动脉的同时结扎髂内动脉才能达到理论上满意的术中止血。减少术中出血的常用方法有：控制性低血压或者低温、低压麻醉；术中结扎双侧髂内动脉或骶正中动脉，同时暂时阻断腹主动脉。

• 神经的保留：骶骨切除应以肿瘤彻底切除为原则，尽可能保留部分骶神经。S4、S5肿瘤可将S4、S5神经一并切除，S3以上肿瘤可尽可能保留上方神经。

• 内脏结构的保护：骶部解剖结构复杂，术前应进行详细的检查和准备，借以判断肿瘤的部位、大小和毗邻关系。CT及MRI均是必要的。静脉肾盂造影显示肿瘤压迫输尿管情况和肾盂有无积水。术前标准肠道准备更是必需的。术前留置输尿导管，利于术中辨认防止损伤。术中对内脏必须进行小心保护，包括输尿管、小肠和直肠。如果直肠与肿瘤粘连难以分开，则需要进行肠切除术。

◇参◇考◇文◇献◇

［1］华莹奇，张治宇，李健，等. 骶部肿瘤的手术治疗［J］. 中华骨科杂志，2009，16（5）：487-491.

［2］肖建如. 脊柱肿瘤外科学［M］. 上海：上海科学技术出版社，2004，519-529.

［3］Varga PP，Szövérfi Z，Lazary A. Surgical treatment of primary malignant tumors of the sacrum［J］. Neurol Res，2014，36（6）：577-587.

第三节
iFuse微创骶髂关节融合技术

[概述]

据文献报道，约25%的下腰痛来源于髋关节和/或骶髂关节。骶髂关节炎典型病史为不能患侧卧位、夜间难以入睡、不能久坐、不能抬高患髋、打软腿，体格检查诱发试验多为阳性，MRI检查双侧骶髂关节不对称。骶髂关节炎诊断金标准为X线引导下的骶髂关节注射约1ml麻药可有效缓解。其治疗方法包括NSAIDS类镇痛药、按摩、骨盆绷带、激素局部注射等。如以上治疗均无效，需考虑骶髂关节融合术。

既往的开放切口前路或后路骶髂关节融合术存在手术切口大、创伤大的问题，而传统的微创骶髂关节螺钉固定术则只是单纯固定、难以达到关节融合。而iFuse微创骶髂关节融合技术使用骨涂层钛合金植入物，不仅切口小，且融合率高。

适应证：造成骶髂关节破坏的骨盆骨折以及退变性骶髂关节炎。

禁忌证：畸形、肿瘤、感染。

一般需植入3~4个内固定物。

[体位及切口]

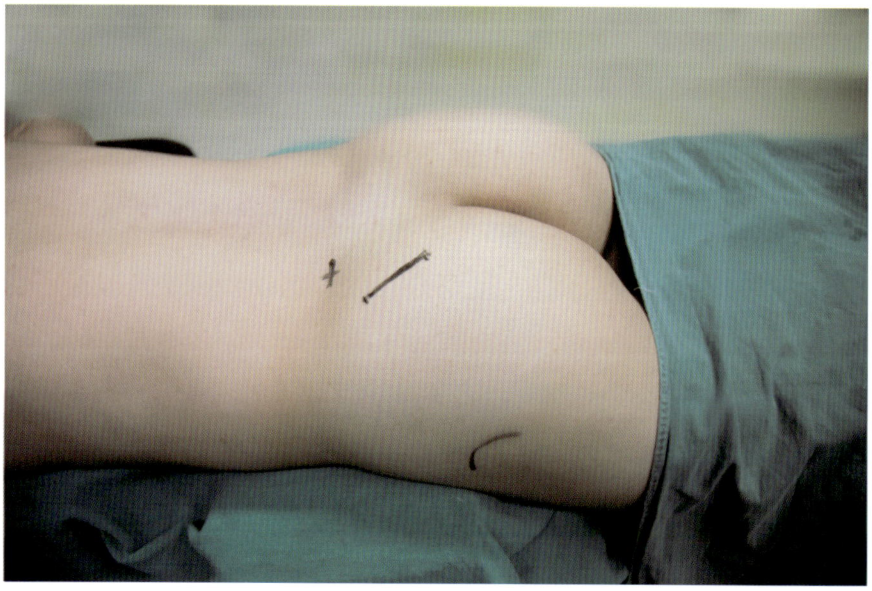

• 体位：患者取俯卧位。体表标记髂后上嵴和股骨大转子（图5-3-1）。术前C臂机侧位透视下体表标记切口位置。

图 5-3-1
iFuse微创骶髂关节融合技术体位及切口

[切口定位]

• 第一条线：用针在体表定位平行标记 S1 上终板（图 5-3-2）。

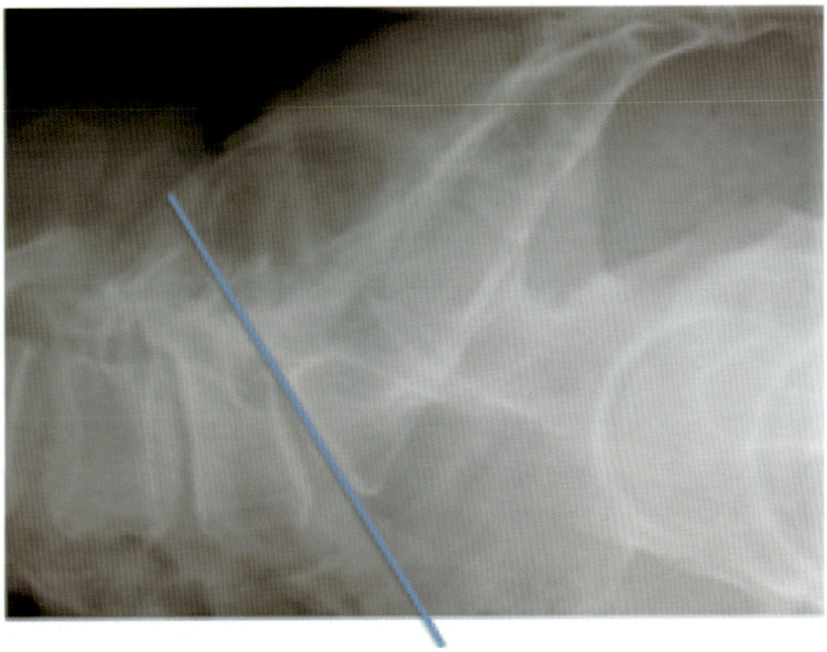

图 5-3-2
透视下定位

• 第二条线：用针在体表定位平行标记骶骨后皮质层。根据患者体型，此定位线可平行后移 1cm~2cm（图 5-3-3）。

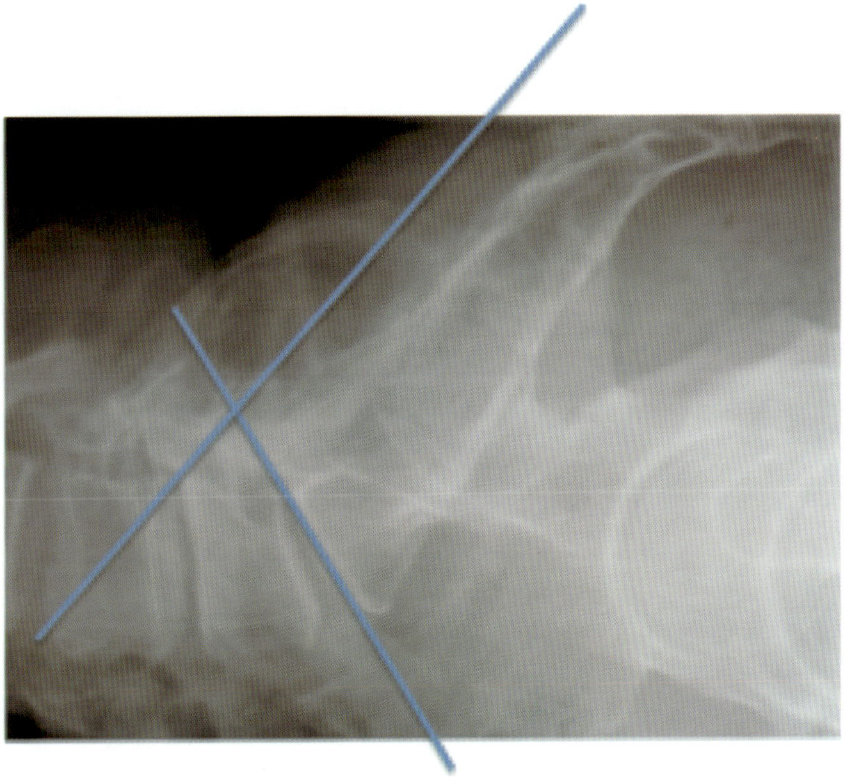

图 5-3-3
透视下体表标记

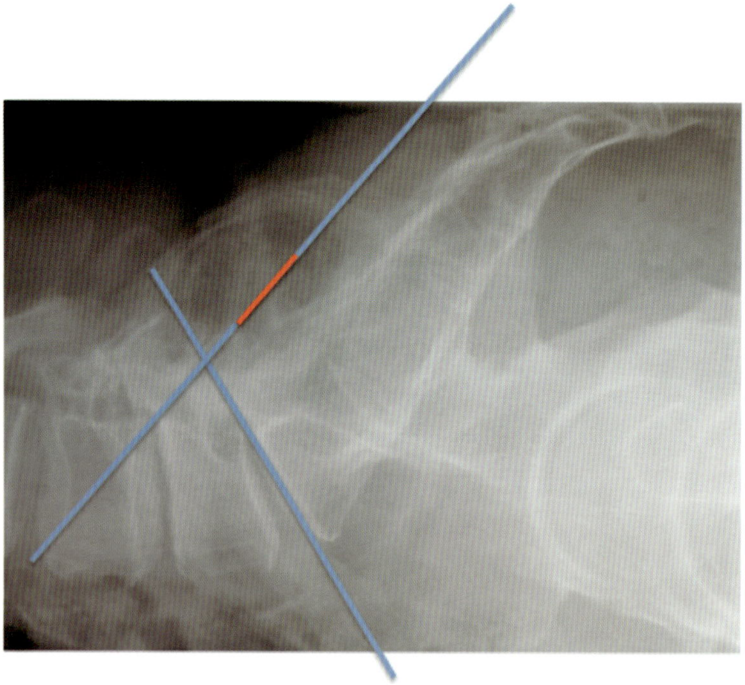

• 距离第一条线 1cm 开始沿第 2 条线做一长 3cm 手术切口（图 5-3-4）。

图 5-3-4
透视下体表标记切口位置

[iFuse]

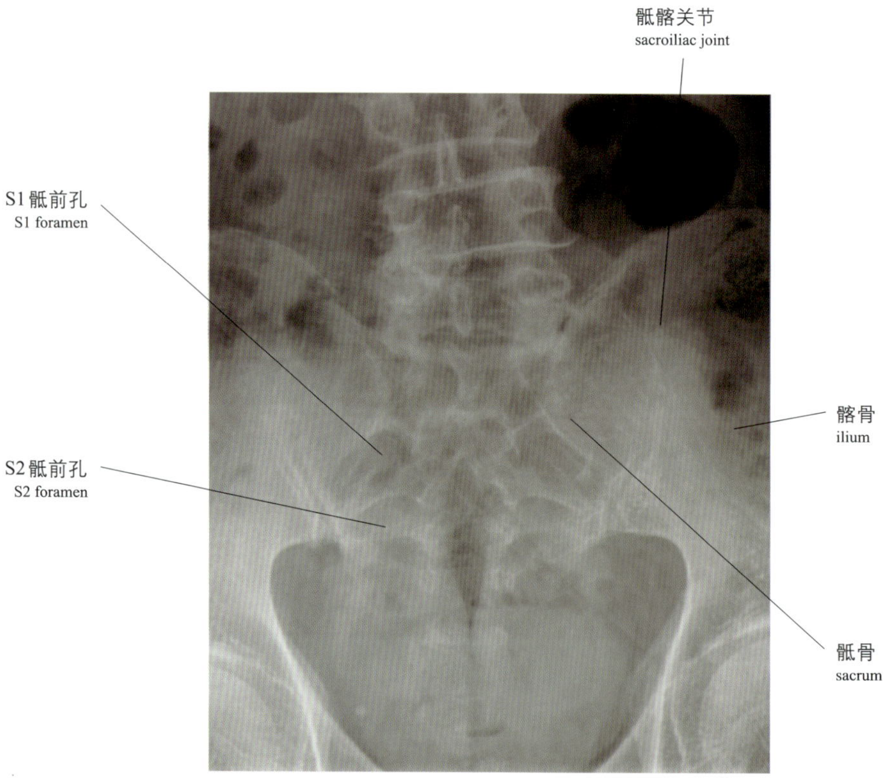

图 5-3-5
骶骨正位片解剖结构

• 骶骨平片重要定位标志：骶髂关节、S1 骶前孔、S2 骶前孔、L5 下终板、S1 上终板（图 5-3-5）。

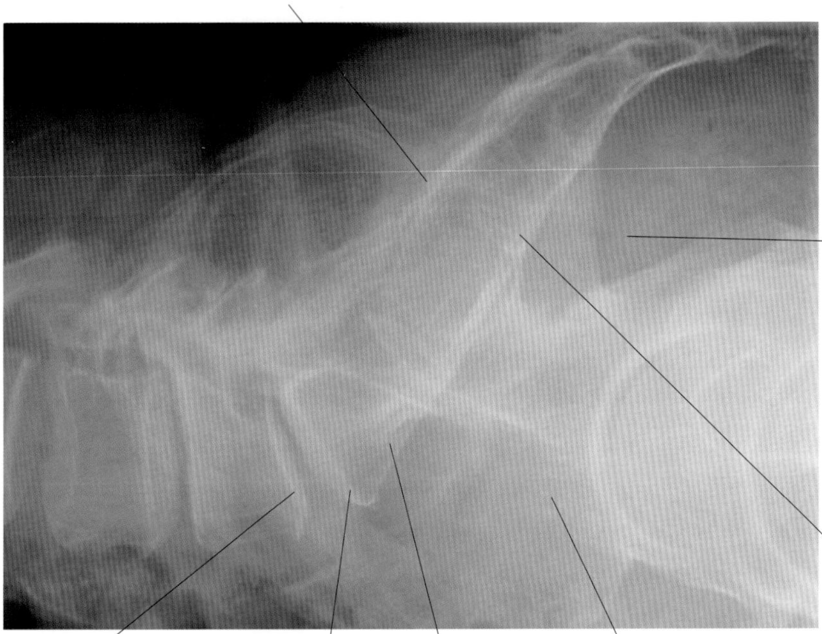

图 5-3-6
骶骨侧位片解剖结构

▪ 骶骨侧位片重要定位标志：骶骨后壁、骶骨前壁、坐骨大切迹、骶翼、L5 下终板、S1 上终板（图 5-3-6）。

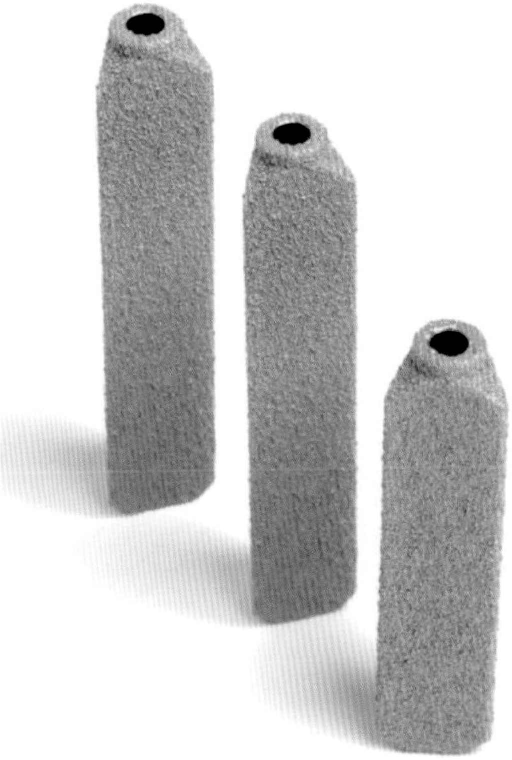

▪ iFuse 骶髂关节融合系统®（图 5-3-7，SI-BONE 公司，美国）。融合器直径可选择 4mm 或 7mm，长度包括 30mm 至 70mm。

图 5-3-7
iFuse 骶髂关节融合系统

• iFuse 器械见图 5-3-8。

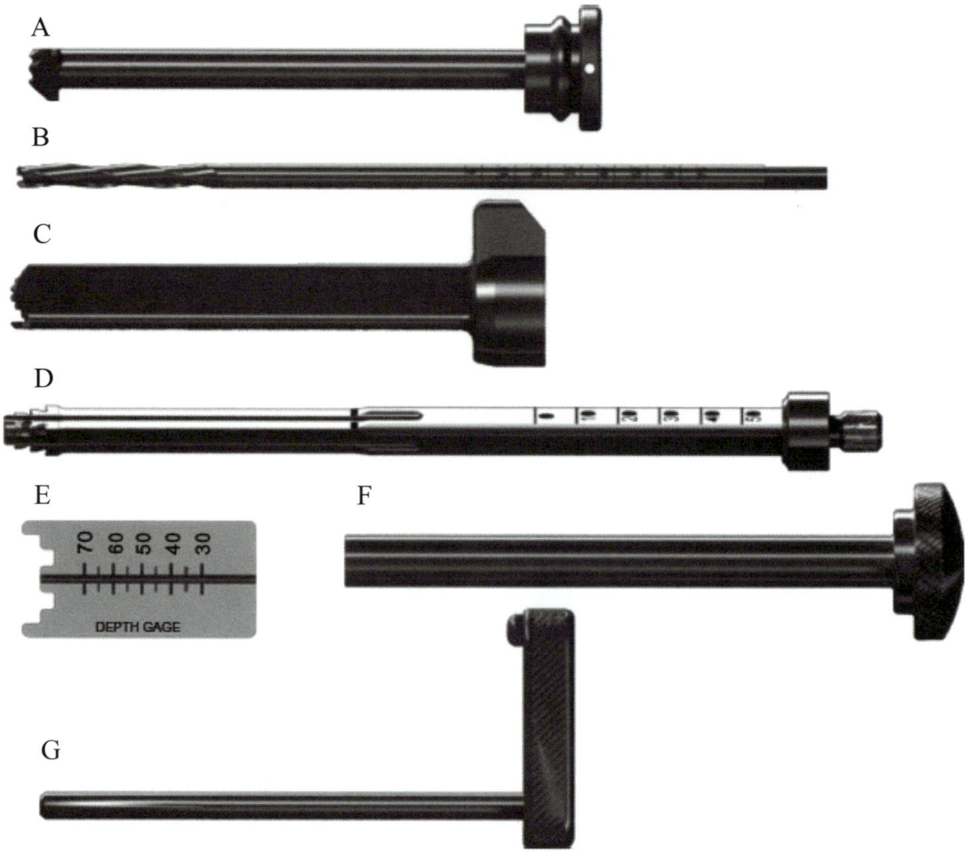

图 5-3-8

iFuse内置物辅助器械

A. 钻头套管；
B. 钻头；
C. 软组织保护器；
D. 开路器；
E. 测深器；
F. 融合器推杆；
G. 定位针平行导向器。

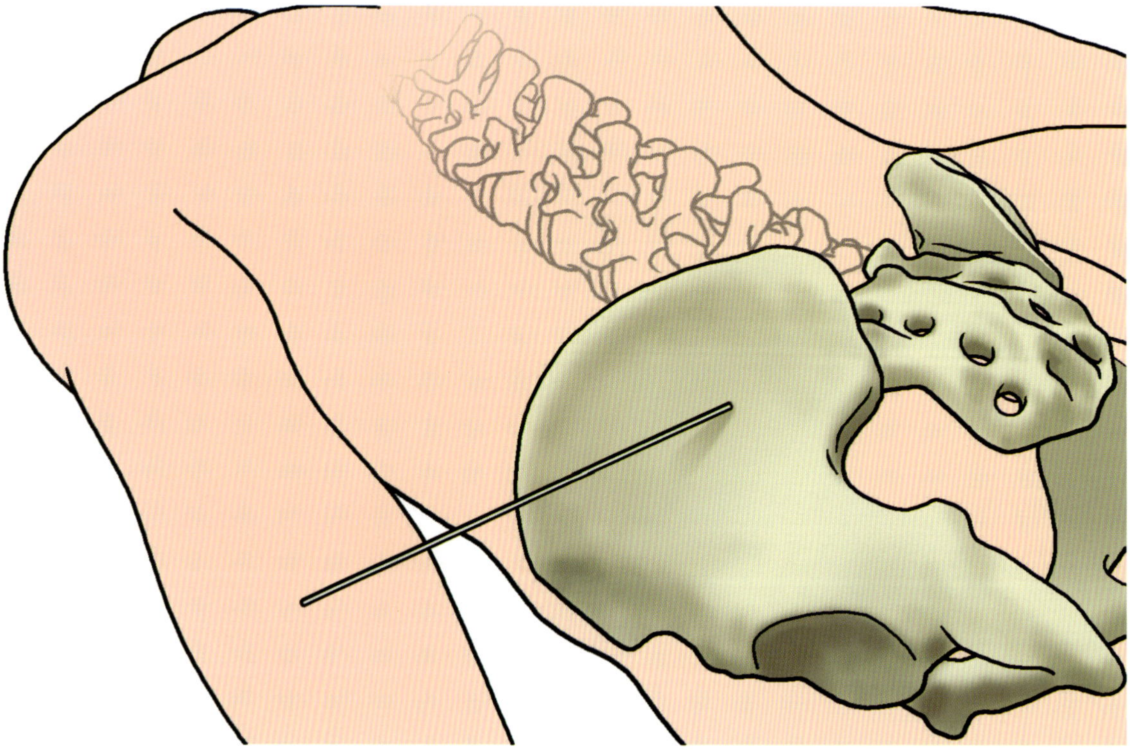

图 5-3-9 插入斯氏针

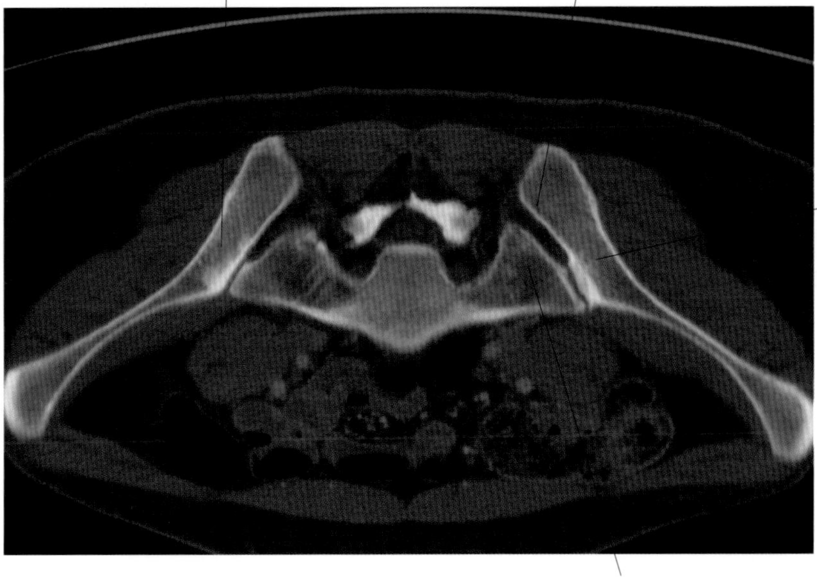

・斯氏针平行第一条线，避免插入椎管。

・斯氏针插入深度：头端距骶骨前壁约1cm。

图 5-3-10
CT骶髂关节平面解剖结构及斯氏针置入位置

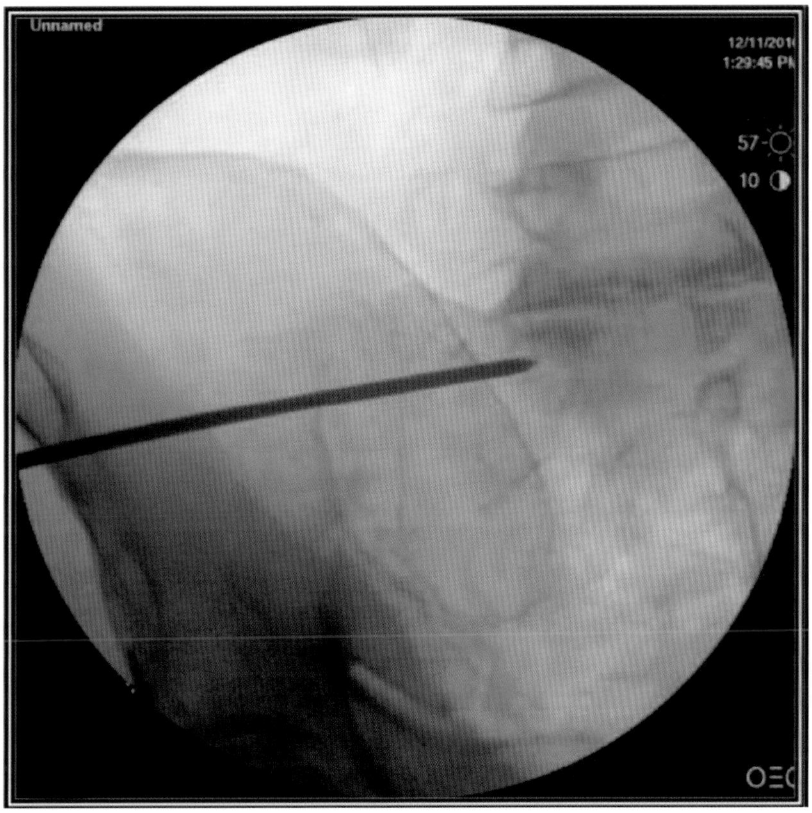

・术中透视确定斯氏针位置良好（图5-3-11，见参考文献8）。

图 5-3-11
术中监测斯氏针置入位置及方向

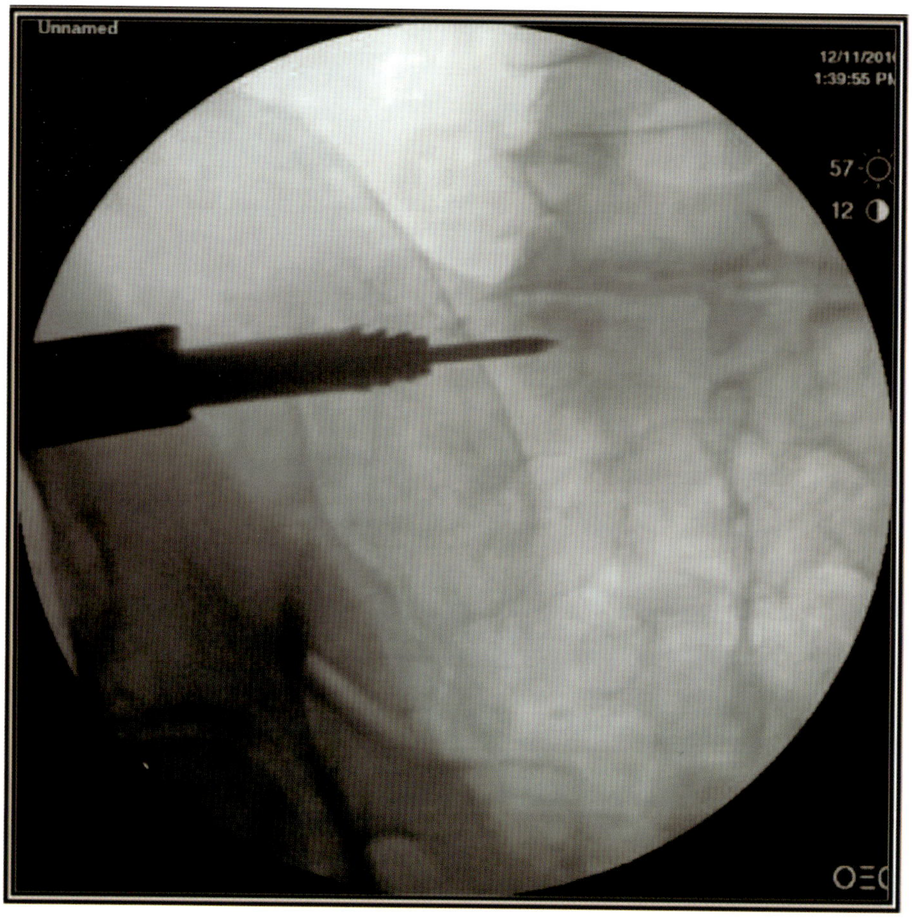

·透视见开路器沿斯氏针及钻孔方向进入骨质，穿过骶髂关节至理想深度（图5-3-16，见参考文献8）。

图 5-3-16
透视下监测开路器敲入深度

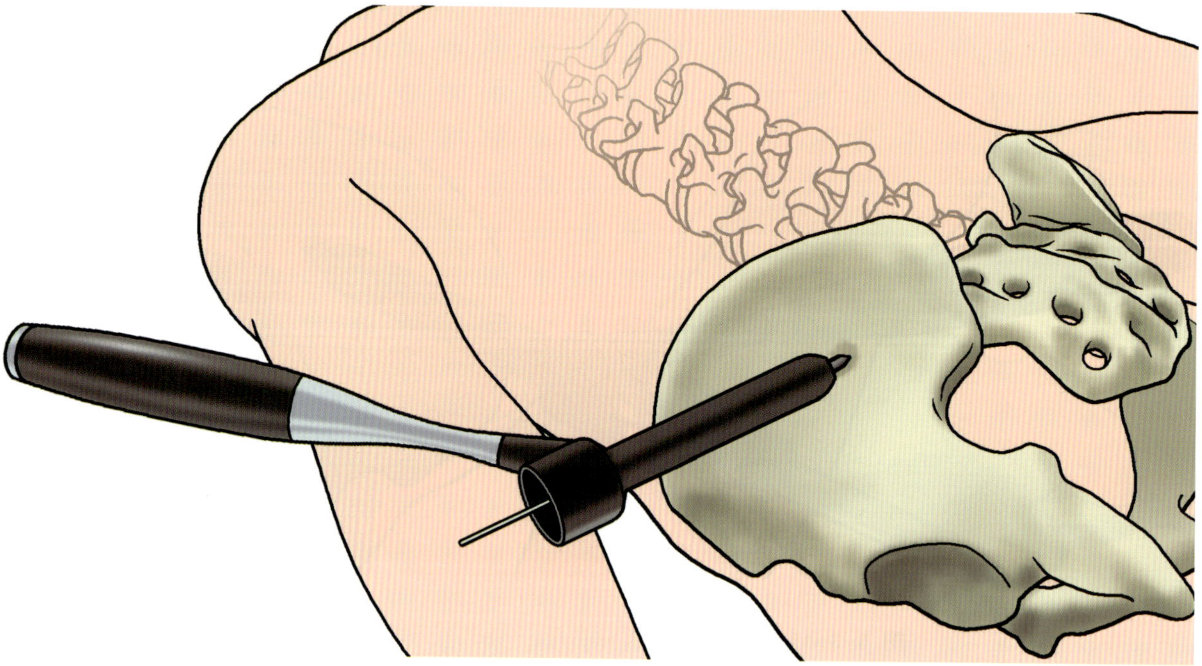

图 5-3-17
取出开路器

·开路器取出后，植入融合器的通道即准备完毕（图5-3-17）。

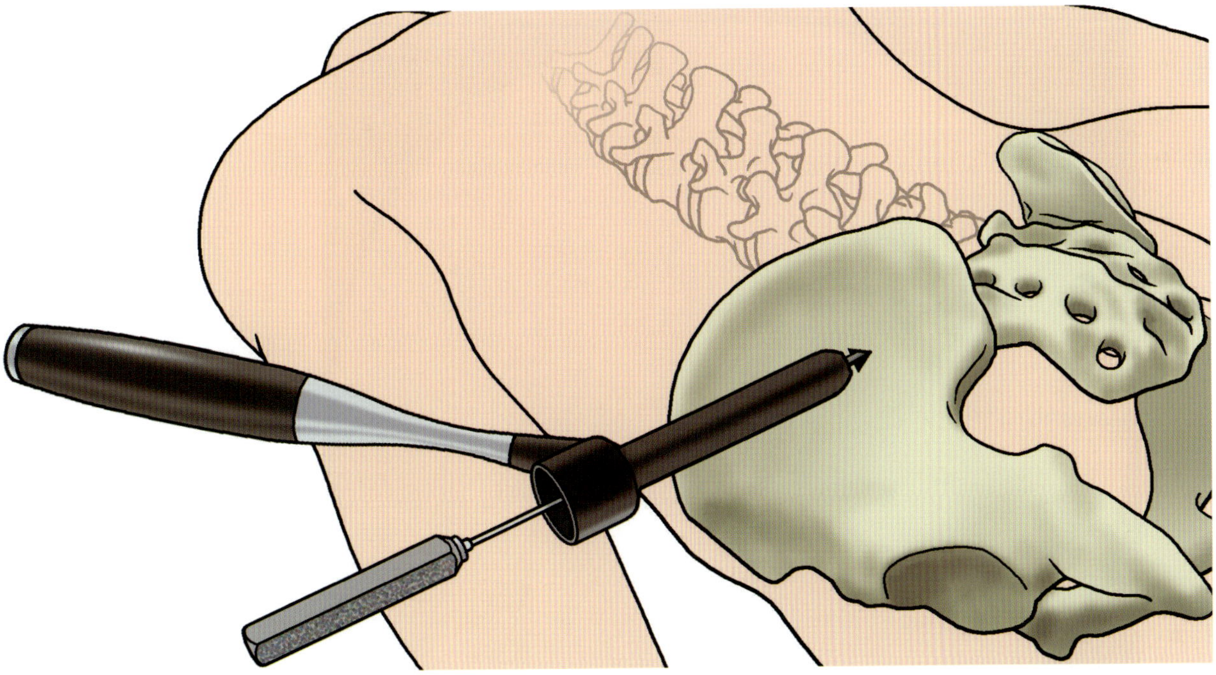

图 5-3-18
选取合适型号的iFuse融合器

• 选取合适型号的iFuse融合器沿准备好的通道植入（图5-3-18）。

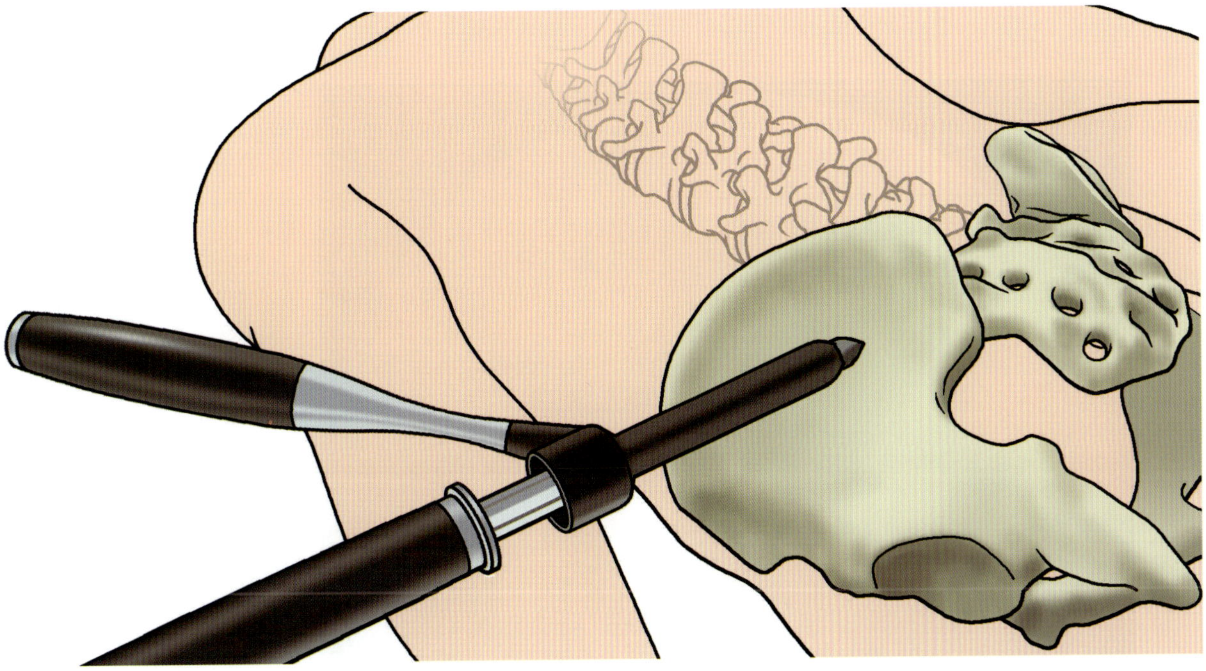

图 5-3-19
植入iFuse融合器

• 使用融合器推杆将合适型号的iFuse融合器推入预留通道（图5-3-19）。

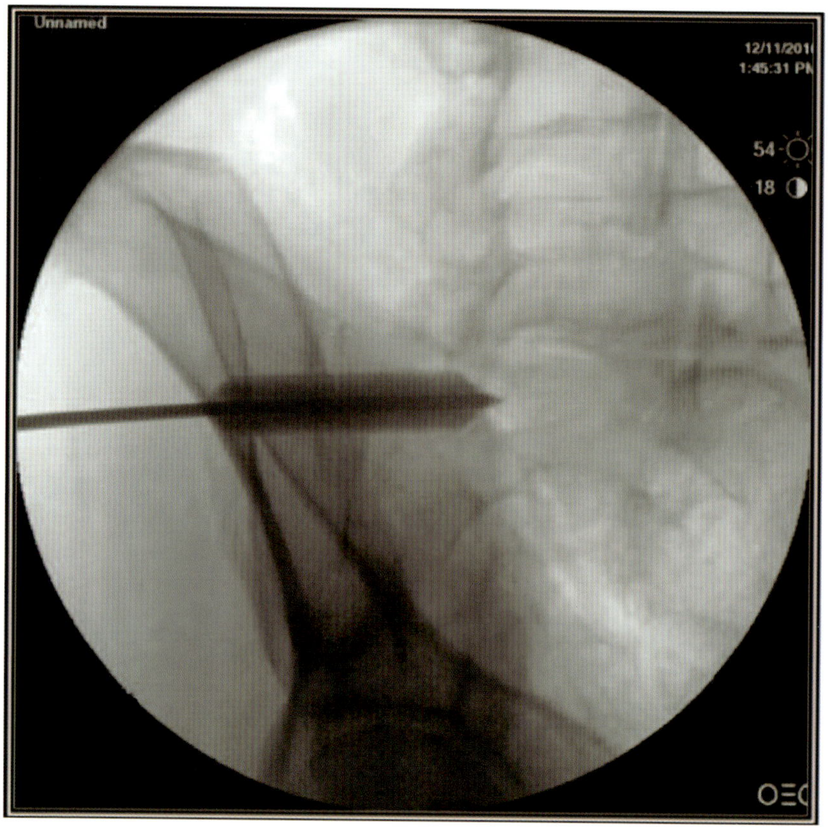

· 透视见 iFuse 融合器位置良好（图 5-3-20，见参考文献 8）。

图 5-3-20
透视见内置物位置良好

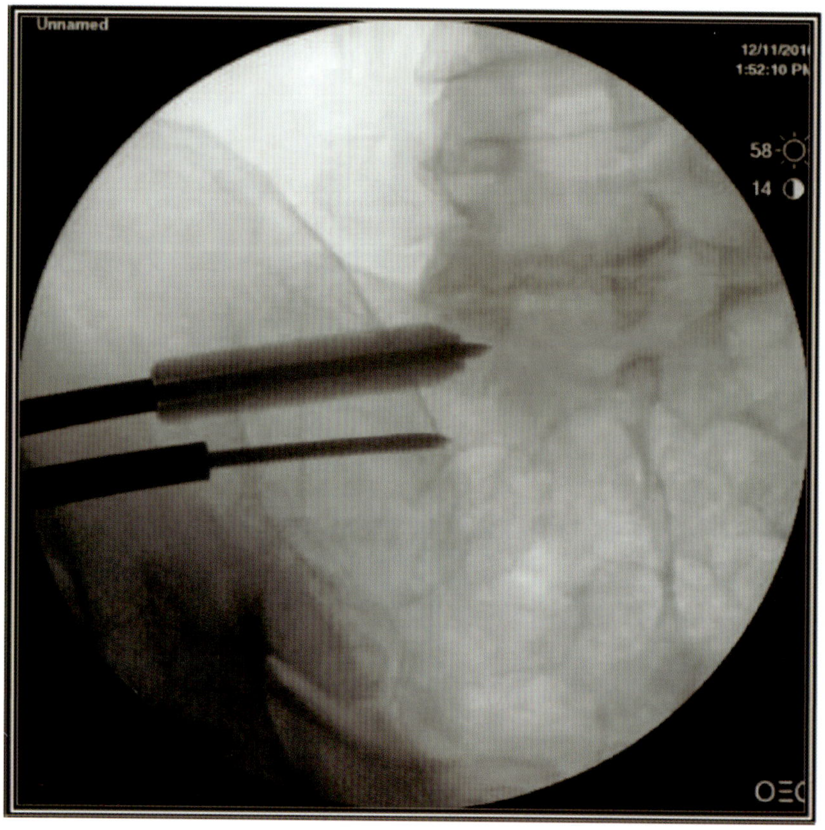

图 5-3-21
定位针平行导向器的引导下植入第 2 枚内置物（参考文献 8）

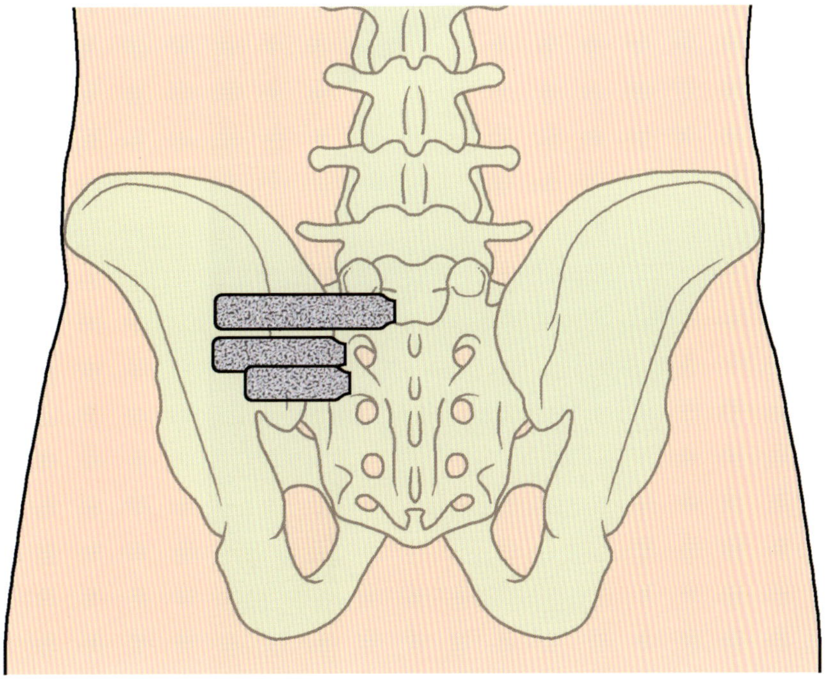

图 5-3-22
同法植入另两枚内置物

• 在定位针平行导向器的引导下，同法植入另两枚内置物（图5-3-21、图5-3-22）。

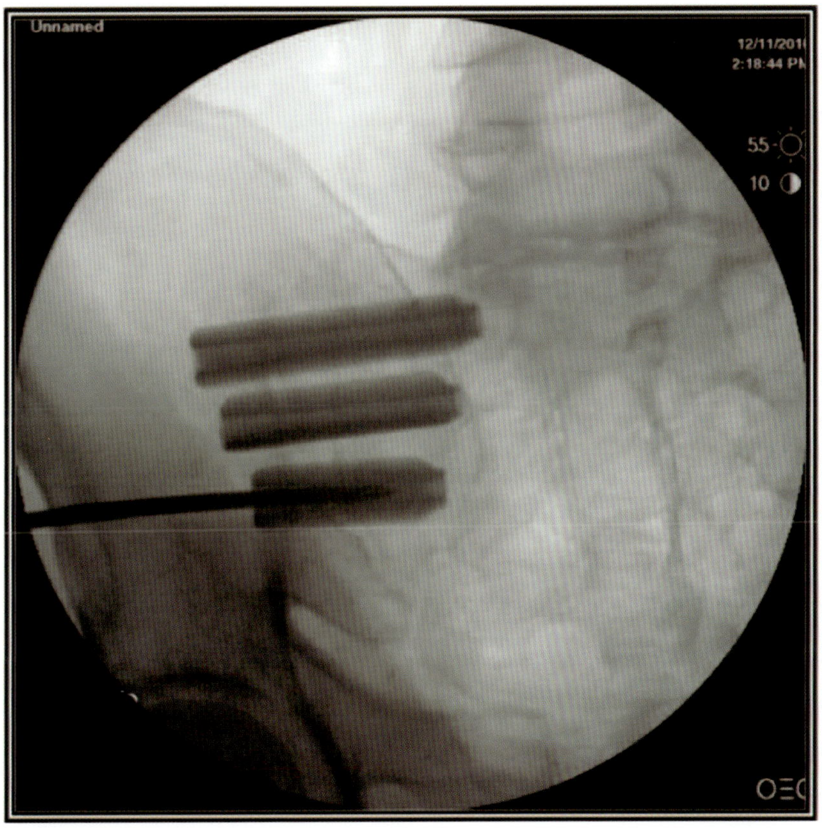

图 5-3-23
正位透视见3枚iFuse融合器位置良好

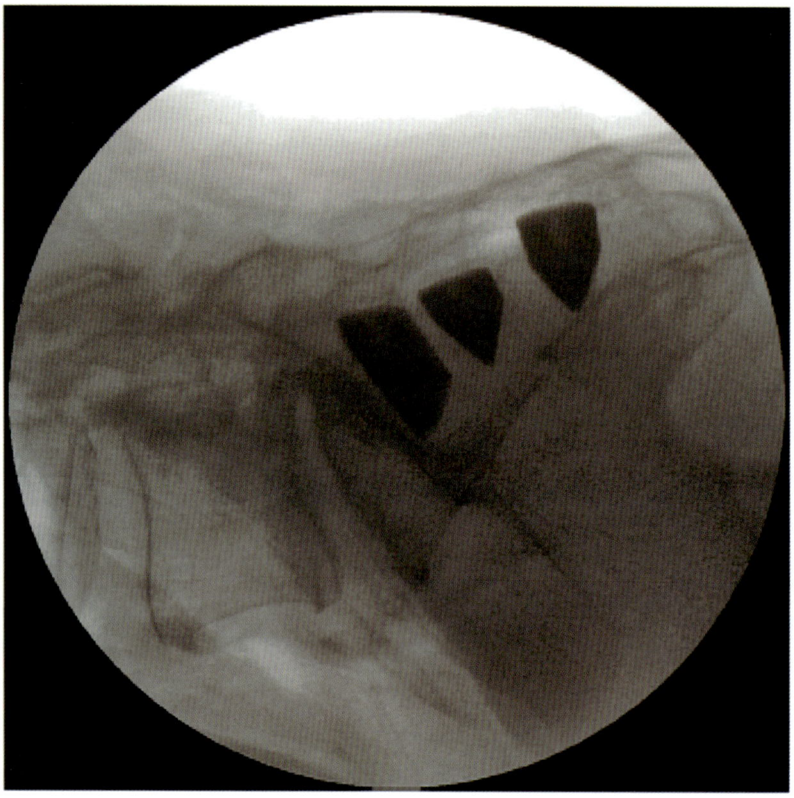

• 正侧位片示内置物位置良好（图 5-3-23、图 5-3-24，见参考文献 8）。

图 5-3-24
侧位透视见 3 枚 iFuse 融合器位置良好

[小结]

• 肠道准备：术前 36h 内流质饮食，灌肠剂灌肠作为术前准备的一部分。
• 当开路时斯氏针可能脱出。
• 避免植入内固定太靠上或靠下。
• 通过来回滑动电钻来确认电钻和斯氏针在同一直线上。
• 避免多个内固定位置靠得太近或太远。
• 如果电钻未能与斯氏针平行或患者骨质疏松，可能造成斯氏针移位，这时可将斯氏针替换为钝性的冲针。
• 在每个步骤开始、结束时均应在骶骨正位及侧位片上确认位置良好。
• 术后 6~8 周内禁止负重，8 周后部分负重，12 周后适应性负重。

参考文献

［1］ Sachs D，Capobianco R. Minimally invasive sacroiliac joint fusion：one-year outcomes in 40 patients［J］. Adv Orthop，2013，2013：536128.

［2］ Smith AG，Capobianco R，Cher D，et al. Open versus minimally invasive sacroiliac joint fusion：a multi-center comparison of perioperative measures and clinical outcomes [J] . Ann Surg Innov Res, 2013, 7 (1): 14.

[3] Cummings Jr J, Capobianco R A. Minimally invasive sacroiliac joint fusion: one-year outcomes in 18 patients. Ann Surg Innov Res, 2013, 7: 12.

[5] L. Rudolf. Sacroiliac joint srthrodesis-MIS technique with titanium implants: report of the first 50 patients and outcomes [J] . The Open Orthopaedics Journal, 2012, 6 (1): 495-502.

[6] Sachs D, Capobianco R. One year successful outcomes for novel sacroiliac joint arthrodesis system [J] . Annals of Surgical Innovation and Research, 2012, 6 (1): 13.

[7] L. Rudolf. MIS fusion of the SI Joint: does prior lumbar spinal fusion affect patient outcomes [J] ? The Open Orthopaedics Journal, 2013, 7: 163-168.

[8] Miller LE, Reckling WC, Block JE. Analysis of post market complaints database for the iFuse SI Joint Fusion System ®: a minimally invasive treatment for degenerative sacroilitis and sacroilac joint disruption [J] . Med Devices, 2013, 29 (6): 77-84.

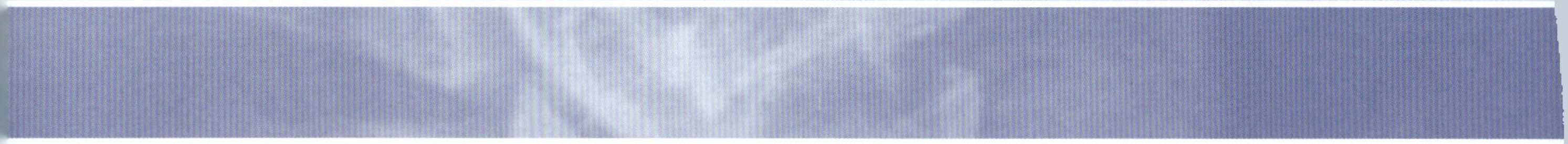